Uni-Taschenbücher 1173

UTB

Eine Arbeitsgemeinschaft der Verlage

Birkhäuser Verlag Basel und Stuttgart
Wilhelm Fink Verlag München
Gustav Fischer Verlag Stuttgart
Francke Verlag München
Harper & Row New York
Paul Haupt Verlag Bern und Stuttgart
Dr. Alfred Hüthig Verlag Heidelberg
Leske Verlag + Budrich GmbH Opladen
J.C.B. Mohr (Paul Siebeck) Tübingen
C.F. Müller Juristischer Verlag – R. v. Decker's Verlag Heidelberg
Quelle & Meyer Heidelberg
Ernst Reinhardt Verlag München und Basel
K. G. Saur München · New York · London · Paris
F. K. Schattauer Verlag Stuttgart · New York
Ferdinand Schöningh Verlag Paderborn · München · Wien · Zürich
Eugen Ulmer Verlag Stuttgart
Vandenhoeck & Ruprecht in Göttingen und Zürich

Gerd und Renate Biermann

Das kranke Kind und seine Umwelt

Ernst Reinhardt Verlag München Basel

Gerd Biermann, Prof. Dr. med., Kinderarzt und -analytiker, 1. Vorsitzender der Ärztlichen Akademie für Psychotherapie von Kindern und Jugendlichen, München
Renate Biermann, Dr. med., Ärztin

CIP-Kurztitelaufnahme der Deutschen Bibliothek

Biermann, Gerd:
Das kranke Kind und seine Umwelt / Gerd u. Renate Biermann. – München; Basel : E. Reinhardt, 1982.
(Uni-Taschenbücher; 1173)
ISBN 3-497-00984-9
NE: Biermann, Renate; GT

ISBN 3-497-00984-9

Einbandgestaltung: Alfred Krugmann, Stuttgart
Satz: Filmsatz Schröter GmbH, München
Druck: Presse-Druck, Augsburg
Aufbindung: Grimm & Bleicher, München
Printed in Germany

Inhalt

Zum Geleit

Der rechte Umgang mit dem Kinde ist nicht immer leicht. Nicht jeder beherrscht ihn. Wer im Jüngeren nur einen unreifen Gesprächspartner vermutet, wird irren. Wer ständig der Belehrende sein will, verfehlt bald den Zugang zu Jüngeren. Wie erfreut kann man am unbeschwerten Frohsinn eines Kindes werden! Heiterkeit ist ein wesentlicher Bestandteil kindlichen Wesens. Ernste Überlegungen hingegen müssen Platz greifen, sobald es sich um das kranke Kind handelt. Krankheit durchbricht sehr oft alle Regeln des ungestörten Daseins. Mit doppeltem Gewicht trifft Krankheit ein Kind. Der im Wachstum befindliche Körper, die in Entwicklung stehenden Organe und deren Funktionen, aber ebenso auch die Ausbildung der heranreifenden Persönlichkeit werden durch eine Krankheit Gefahren gegenübergestellt. Zum Glück sind viele, vielleicht die meisten Kinder imstande, diesen mit eigenen Kräften zu trotzen und an ihnen sogar Stärkung zu erfahren, doch nicht immer. Dann gilt es, nach Hilfe Ausschau zu halten. In allem Leben ist die Mutter der erste natürliche Helfer. Nur Blinden kann es entgehen, wie dicht das Fohlen auf der Weide der Mutterstute und das Küken im Hühnerhof seiner Henne folgt und wie rasch das Junge im Augenblick einer Gefahr den Schutz der Mutter sucht und findet. Unter natürlich lebenden Menschen sind diese Gegebenheiten nicht anders. Eine Mutter trennt sich von ihrem Kinde in Tagen der Krankheit noch weniger als sonst. Sie will im Arzt nicht einen Techniker und – wenn schon unerläßlich – im Krankenhaus keine Gesundheitsfabrik haben. Sie erhofft sich dort Hilfe, und als Mensch erwartet sie *menschliche* Hilfe. Alles, was Gerd und Renate Biermann in ihrem überaus verdienstvollen Buch an psychologischem Feingefühl bieten und als Psychohygiene auffassen, ist in letzter Ausprägung die hohe Achtung vor dem Leben und der Hilfsbedürftigkeit des Nächsten, es ist *Humanität* – in besonders hohem Maße dem Kinde gegenüber. Auf diesem Hintergrund betrachtet mögen die zahlreichen, in großer Erfahrung gesammelten Einzelbeispiele nachahmenswert und belehrend oder abschreckend und doch läuternd wirken, mögen als seltene Vorkommnisse gelten oder Verallgemeinerungen verdienen. Es gibt nur wenige Menschen, die im Laufe ihres Lebens mit Kindern gar nichts zu tun haben. Alle anderen aber werden die Lektüre dieses Buches nicht ohne starke Berührung beenden, seien es Eltern oder Lehrer, Ärzte oder Krankenschwestern, Journalisten oder Politiker. Diese alle und viele andere sind die lebenden Elemente unserer Gegenwart, in die unsere Kinder hineinwachsen und die sie demnächst tragen müssen. Sehr vielen wird das vorliegende Buch von Gerd und Renate Biermann zu einem zuverlässigen Wegweiser in der Zuwendung zum kranken Kinde werden.

Münster, Frühjahr 1982 Hermann Mai

Vorwort

Krankheit gehört zum Leben so mancher unserer Kinder. Nicht nur ihr eigenes Dasein, sondern das ihrer gesamten Umwelt kann dadurch geprägt sein. Zu dieser rechnen der innere Kreis der Familie, die Schule, die Gruppe der Freunde und nicht zuletzt auch einmal das Krankenhaus, in dem chronisch kranke und behinderte Kinder oft einen langen, schmerzens- und entbehrungsreichen Abschnitt ihres Lebensweges verbringen müssen. Familie und Krankenhaus standen sich lange im Erlebnisraum des Kindes, mit ihren so unterschiedlichen Strukturen fremd, wenn nicht gar feindselig gegenüber, was mit der Krankenhausaufnahme Trennungs- und Verlassenheitsängste bei den durch Krankheit und Kranksein in ihrer Identität bedrohten Kindern auslösen mußte. Krankenhaus- und Operationstrauma, die nicht selten, in irgendeiner Form ein Leben lang nicht verarbeitet wurden, waren Folgen, die resignierend in Kauf genommen wurden. Seit uns Kinderpsychologen und -psychiater mehr mit diesen psychologischen Zusammenhängen vertraut gemacht haben und aus psychohygienischer Sicht auf mögliche Vermeidungen und Verbesserungen im Umgang mit kranken Kindern und ihren Familien hingewiesen haben, ist es in den zurückliegenden anderthalb Jahrzehnten zu weitgehenden Veränderungen der psychologischen Situation des kranken Kindes, in der Familie wie im Krankenhaus gekommen, woraus besonders die schwerstkranken Kinder einen Nutzen ziehen konnten. Verfasser haben in einer aktiven klinischen Tätigkeit in den zurückliegenden drei Jahrzehnten diese Entwicklung aufmerksam verfolgt. Sie hatten das Glück, vor 15 Jahren maßgebend an der Einführung notwendiger psychohygienischer Reformen an den Kinderkliniken der Bundesrepublik Deutschland mitwirken zu können. Nach einer längeren Hospitantentätigkeit an der von Anna Freud geleiteten Kindertherapieklinik in London-Hampstead und wertvollen Kontakten mit englischen Kinderpsychologen und -therapeuten wurden die Kinderärzte unseres Landes auf der von Professor Hermann Mai geleiteten Tagung der Deutschen Gesellschaft für Kinderheilkunde, im Herbst 1965 mit den Möglichkeiten und Notwendigkeiten psychohygienischen Reformen an Kinderkliniken, im Sinne einer psychosomatischen Prophylaxe vertraut gemacht (27). Es ging damals im wesentlichen um die Einführung einer täglichen Besuchszeit, sowie die Möglichkeit einer Mitaufnahme von Müttern erkrankter Kinder. Darüber hinaus konnten Eltern als Co-Therapeuten von Ärzten und Schwestern in der Umsorgung der jungen Säuglinge auf den Intensivstationen, wie der zu operierenden Kinder gewonnen werden. Eine von uns 1979/80 durchgeführte Untersuchung an zahlreichen Kinderkliniken der Bundesrepublik bestätigte Richtigkeit und Erfolg der eingeführten Reformen, im Sinne der von Robertson geforderten Humanisierung des Lebens des Kindes und seiner Familie im Krankenhaus. Viele Probleme stehen noch an, speziell was eine heilpädagogisch-psychotherapeutische Betreuung gefährdeter Kinder im Krankenhaus, die sogenannten Problemkinder betrifft, von denen es in unserer so allgemein gefährdenden Zeit nur allzuviele gibt. Dieser Situationsbericht soll allen Verantwortlichen Anregungen vermitteln, bislang noch Versäumtes zum Wohle unserer Kinder nachzuholen. Unsere Arbeit basiert auf den wertvollen Erfahrungen, welche uns von der klinischen Arbeit mit kranken Kindern zahlreiche Eltern und Kollegen vermittelten. Eine spezielle Danksage geht in zwei Richtungen:

Es seien zunächst alle Mitarbeiter des von mir in den Jahren 1970–1978 geleiteten Institutes für Psychohygiene – Heinrich-Meng-Institut – des Erftkreises in Brühl genannt, sodann die Kinderärzte der von mir seit 1965 betreuten Balintgruppen in München, Nürnberg, Brühl-Köln sowie in Kärnten. Ihre reichen Erfahrungen im Umgang mit verhaltensgestörten und kranken Kindern haben uns eine Fülle von Anregungen gegeben, ohne welche dies Buch nicht entstanden wäre.

Brixen, Ostern 1982 — Gerd und Renate Biermann

Die Besonderheiten der kindlichen Entwicklung

Die Reifung und Entwicklung des Menschenkindes steht unter einmaligen Gesetzmäßigkeiten, die es von allen anderen Säugetierkindern unterscheiden, die Primatenkinder eingeschlossen.

Schon früh haben die Psychologen bemerkt, daß Kinder keineswegs lediglich kleine Erwachsene sind, wenn sie auch auf mittelalterlichen Bildern als solche dargestellt werden. Auf die eigenständige Reifung und Entwicklung des Kindes hat die Konstitutionsbiologie hingewiesen, während *S. Freud* und seine Schüler das tiefenpsychologische Konzept der psychischen Entwicklung des Kindes entworfen haben, für das in neuerer Zeit das Modell der Phasenlehre *Eriksons* wegweisend geblieben ist.

Zu Beginn steht die biologisch fundierte Tatsache, daß das Menschenkind als ein zu früh geborenes Wesen zur Welt kommt und ein ganzes Jahr, das extra-uterine Frühjahr *(Portmann, Hassenstein, Renggli),* benötigt, um mit dem Stehen und Laufen jenen Stand der motorischen Entwicklung nachzuvollziehen, den viele Säugetiere schon kurz nach der Geburt erreicht haben.

Bis dahin befindet sich das Menschenkind noch in einem Zustand der absoluten Hilflosigkeit, in welchem ihm nur die innige Zuwendung der Mutter oder einer Muttersatzperson das Überleben garantiert, zumal in einer zunehmend inhumanen, kindfeindlichen Umwelt wie der modernen Industriegesellschaft, die mit ihren technischen Errungenschaften die Aufzucht von Kindern nur scheinbar erleichtert.

In diesem Jahr absoluter Daseinsgefährdung bedarf das Kind des bergenden Schutzes der »sozialen Gebärmutter«, der Fortsetzung intra-uteriner Geborgenheit, was am ehesten durch die Umsorgung seitens der eigenen, leiblichen Mutter gewährleistet wird. In diesem extra-uterinen Frühjahr entwickelt und festigt sich die zum Überleben notwendige Symbiose *(Mahler)* bzw. Dyade *(R. Spitz)* von Mutter und Kind, aus welcher das Kind erst im zweiten und dritten Lebensjahr nach und nach im Autonomiestreben *(Erikson)*, der Verwirklichung seiner Individuation *(Mahler),* heraustritt.

Die totale Abhängigkeit, in der sich auch ein nach dem Urteil der Neonatalogen »lebensreifes« Neugeborenes und der junge Säugling befinden, erfordert in jedem Falle die intensive, fürsorglich-pflegerische Zuwendung der Mutter zu ihrem Kind, die all das beinhaltet, was der Ausdruck »Mutterliebe« besagt. Sie hat ihre Vorläufer in jenen irrationalen Gefühlen, die jede seelisch gesunde, nicht mit psychischen Konflikten belastete Mutter im Verlaufe der zweiten Hälfte der Schwangerschaft für ihr werdendes Kind entwickelt. Es ist der Zustand, den der Londoner Kinderarzt und Analytiker *Winnicott* als »primäre Mütterlichkeit« beschrieben hat. Er läßt die Mutter aus dem Brutpflegeinstinkt heraus all jene vorsorglichen Maßnahmen treffen, die zur Bereitung des »Nestes« für das Kind erforderlich sind. Die Wahrnehmung der Kindesbewegungen verstärkt diese frühe Liebesbeziehung der Mutter zu ihrem Kind.

Tierpsychologische Beobachtungen *(Lorenz, Tinbergen, Eibl-Eibesfeld)* lehren, daß diese Instinktmechanismen des Menschenkindes und seiner Mutter weitgehend als Prägungsverhalten genetisch programmiert sind. Sie lassen schon früh das Zusammenspiel von Erbe und Umwelt in seiner Bedeutung für die ganze weitere Entwicklung des Menschen erkennen.

Wo immer aber das Verhältnis einer Mutter zu ihrem werdenden Kind gestört ist, wird dadurch auch die für das gesunde leibseelische Gedeihen des Kindes notwendige Ausbildung der primären Mütterlichkeit behindert. Es sind jene Kinder, die – nach einer von Anbeginn gestörten Beziehung ihrer leiblichen Eltern zueinander – früher oder später eine Trennung derselben erfahren und damit in den Zustand der »seelischen Heimatlosigkeit im Kindesalter« *(Julia Schwarzmann)* geraten. Hierzu rechnen Kinder aus einem Kindesmißhandlungsmilieu, die bisweilen schon im ungeborenen Zustand – über die Mutter – körperliche Mißhandlungen durch den Erzeuger erfahren mußten (*Biermann,* 35, 69).

Schon im Mutterleib steht das werdende Kind, auch auf neurohormonalem Wege, in einer ständigen Wechselbeziehung zum Organismus seiner Mutter. Nicht allein Infektionen und andere Gifte, sondern auch psychische Regungen übertragen sich während der Schwangerschaft von der Mutter auf das Kind. So kommen Kinder nervöserregter Mütter mit einem Syndrom gestörter Psychomotorik zur Welt. Wo eine Mutter aber während der Schwangerschaft ihr Kind ablehnt, besteht die Gefahr, daß diese Abwehrhaltung später den Geburtsablauf erschwert und beim Kind geburtstraumatische Schäden nach sich zieht.

Der pränatalen Psychologie wurde in letzter Zeit in zunehmendem Maße Aufmerksamkeit zugewandt *(Graber, Kruse).* Nervöse Erregungszustände, demonstriert im beschleunigten mütterlichen Herzschlag, übertragen sich seismographisch auf das Kind.

Tieferliegende seelische Konflikte der jungen Mutter hat der Frauenarzt und Analytiker *Molinski* beschrieben. Ihre Angst vor dem werdenden Kinde ist nicht selten die Wiederauflage eines ungelösten Konfliktes mit der eigenen Mutter.

Die intensive innere Beschäftigung der Mutter mit ihrem werdenden Kind führt auch zu einer veränderten Einstellung zum Manne und werdenden Vater. Er registriert eifersüchtig ihre veränderte Haltung und die damit verbundene Einschränkung der sexuellen Beziehungen. So fällt es jungen Vätern schwer, schon während der Schwangerschaft eine ungetrübte Beziehung zu ihrem Kinde aufzunehmen. Hierzu rechnet zum Zeitpunkt der Geburt das männliche Kindbett, die Couvade, ein nicht nur bei sogenannten primitiven Völkern beobachtetes Verhalten des Mannes, in dem er dasjenige der Mutter während des Geburtsablaufes imitiert. Abgeschwächt kommt es in krankhaften Reaktionen des Mannes auf die Geburt seines Kindes, von psychosomatischen Störungen bis zu psychotischen Erlebnissen, zum Ausdruck (84). Diese Couvade soll als Abwehrmechanismus verhindern, daß väterliche Aggressionen gegenüber dem wehrlosen Neugeborenen ausgelebt werden.

Um möglichst frühzeitig die Familienbildung der werdenden Eltern mit ihrem Kinde zu fördern, sollten daher junge Väter in alle von den Frauenkliniken und verwandten Institutionen getroffenen Maßnahmen der Schwangerenfürsoge unter entsprechender psychologischer Aufklärung miteinbezogen werden (87).

1. Erste Krankenhauserfahrungen des Kindes mit Geburt und Wochenbett der Mutter

Über 90 Prozent aller Kinder werden in der Bundesrepublik Deutschland im Krankenhaus geboren. Im modernen Klinikmilieu, mit einem apparatebesetzten Computer-Kreißsaal, fühlen sich manche Mütter mit ihrem Kind starken, angstauslösenden Verfremdungseffekten ausgesetzt. Dies kann zu frühen Störungen des Mutter-Kind-Verhältnisses, unter Umständen von Krankheitswert, führen, wenn die Situation zusätzlich mit einer Trennung von Mutter und Neugeborenem verbunden ist. Das war bis vor kurzem, bis zur Wiedereinführung des rooming-in von Mutter und Neugeborenem, in den meisten Frauenkliniken die Regel (87). Die Mutter fühlte sich im Kreißsaal, ohne den fürsorglichen Schutz des bei der Geburt seines Kindes anwesenden Vaters hilflos allein gelassen, wobei die Einwirkung narkotisierender Medikamente das Gefühl von Abhängigkeit und Ausgeliefertsein noch verstärkte.

Schon vor zweihundert Jahren bezeichnete der Philosoph *Herder* das Menschenkind als das »verwaisteste Kind der Natur«, das nach Ansicht der Daseinsanalytiker auch heute noch in eine ihm feindliche Welt hinausgeworfen wird. *S. Freud* (1926) hat das Trennungstrauma des Neugeborenen als das Urtrauma aller späteren Ängste des Menschen bezeichnet (149)

Die frühe Trennung der Mutter von ihrem Neugeborenen war in nahezu allen Frauenkliniken bis vor einigen Jahren die Regel. Aus dem Kreißsaal wurde das Kind direkt auf das Kinderzimmer der Wochenbettstation gebracht. Von dort bekam die Mutter es oft erst nach Tagen zum ersten Stillen gebracht. Die schlechten Stillergebnisse, durch zwischenzeitliches Zufüttern seitens der Schwestern noch verstärkt, führten zur frühen Entfremdung der jungen Mütter in ihren Beziehungen zum Kinde, bis hin zur Ausbildung von Wochenbettdepressionen.

Erst jetzt wird die These des Psychoanalytikers *Rank* vom Trauma der Geburt wieder aufgegriffen, nachdem der Schweizer Kinderarzt *Stirnimann* (1940) auf Grund subtiler Beobachtungen im Kreißsaal früheste Angstzeichen beim Neugeborenen in der Stress-Situation der Geburt aufgezeigt hatte.

Um den Trennungsschock nach der Geburt zu mildern, hatte die Kinderärztin und *Freud*-Schülerin *Edith Jackson* in den 40er Jahren an einer New Yorker Frauenklinik das rooming-in eingeführt, in welchem Mutter und Neugeborenes von Anfang an beisammen waren. Es ist den Frauenärzten und Analytikern *Leboyer* und *Odent* zu danken, daß sie mit der von ihnen propagierten »sanften Geburt« psychohygienische Reformen im Kreißsaal einführten, um weitmöglichst traumatisierende Erfahrungen für Mutter und Kind auszuschließen: Das Kind wird in einer ruhigen, entspannten Atmosphäre im abgedunkelten Traum entbunden und der Mutter sogleich wieder auf den Leib gelegt, um so die mit dem Geburtsvorgang unterbrochene Symbiose von Mutter und Kind wieder herzustellen.

In krassem Gegensatz hierzu stand die bisher geübte Gepflogenheit, das mit dem Kopf nach unten hängende Neugeborene durch einen Schlag auf das Gesäß »zum Leben zu erwecken«. Dies war die erste Begegnung des Kindes mit einer ihm feindlich gesinnten Umwelt, in der nicht selten diesem ersten Schlag später eine Kette weiterer folgte – bis hin zur Kindesmißhandlung –, in einer Welt, in welcher körperlicher Strafvollzug zu den gewohnten Erziehungsmaßnahmen gehörte.

Bei der sanften Geburt machte man eine bemerkenswerte Erfahrung, die den Frauenärzten bislang entgangen war, da sie sogleich mit der »Toilette des Neugeborenen« und zwar relativ fern der Mutter in einer anderen Ecke des Kreißsaales begannen und das Kind medizinisch versorgten: Auf den Leib der Mutter gelegt, suchte das Kind im Rooting-Reflex schon nach kurzer Zeit instinktiv die mütterliche Brustwarze, um an ihr zu saugen. Dies ist ein erster Liebesakt der Zuwendung, der von der Mutter mit Beglückung erfahren wird.

Damit wird sehr früh der Vorgang des Bruststillens eingeleitet, der im rooming-in von Mutter und Kind kontinuierlich ausgebaut wurde, während dies beim früheren System der Trennung von Mutter und Kind meist vernachlässigt blieb.

Cretius und seine Mitarbeiter, die schon in den 50er Jahren in der Bundesrepublik Deutschland, zunächst an der Universitäts-Frauenklinik in Mainz, später an der Universitäts-Frauenklinik in Würzburg das rooming-in von Mutter und Neugeborenem eingeführt hatten, berichteten, daß die überwiegende Mehrzahl der Mütter sich zu dieser humanen Form der Wochenbettpflege bekannten, weil sie sich bei einer frühen Entwicklung der Mutter-Kind-Beziehung wohler fühlten und die Kinder besser gediehen. Gleichzeitig wurde dadurch die Stillbereitschaft und -fähigkeit der Mütter gefördert, zumal wenn sie zum »freien Stillen« (free demand) angehalten wurden.

Die Fortschritte der Psychohygiene in den Frauenkliniken (87), deren Einführung seinerzeit bei dem Rückgang der Geburten als Auswirkung des »Pillenknickes«, d.h. der Anwendung empfängnisverhütender Maßnahmen im Rahmen der Familienplanung, erleichtert wurde, kamen den Gedankengängen des schwedischen Kinderarztes *Lind* entgegen, der schon vor Jahren die »Geburt der Familie in der Klinik« empfohlen hatte. Dies betrifft die Anwesenheit des Vaters im Kreißsaal sowie nachfolgend beim rooming-in von Mutter und Neugeborenem und das Bruststillen des Kindes, zumal im freien

Stillen, was den Bedürfnissen des Kindes eher entspricht und im rooming-in auch leichter gelingt.

Diese psychohygienischen Reformen mit dem Ziel eines möglichst ununterbrochenen Kontaktes zwischen der Mutter und ihrem Neugeborenen haben übrigens dazu geführt, daß nur noch selten die früher so gefürchteten Wochenbettdepressionen bei Müttern auftreten.

Zur »Geburt der Familie in der Klinik« gehört aber auch die Anwesenheit der Geschwister des Neugeborenen im rooming-in der Klinik, um möglichst bald ein ungetrübtes Geschwisterverhältnis herzustellen und sonst leicht entstehende Rivalitäten zu vermeiden.

Die Rolle der Geschwister während der Schwangerschaft und Geburt ist bisher allzusehr vernachlässigt worden. Beim Kleinkind ist diese Zeit mit dessen Phantasien besetzt, zumal wenn es als Einziges bzw. Jüngstes aus seiner bisher erlebten ungeteilten Verwöhnung seitens der Mutter verdrängt wird.

Ein fünfjähriges Asthmakind, jüngeres von zwei Kindern, bekam einen schweren Anfall von Atemnot, als es – trotz rechtzeitiger Aufklärung durch die Mutter – im elterlichen Schlafzimmer plötzlich mit der Realität des bevorstehenden Geburtsgeschehens konfrontiert wurde. Das Kind hatte bemerkt, daß die Mutter nachts beim Einsetzen der Wehen die Sachen für die Klinik zusammenpackte. Durch eine sofort einsetzende psychotherapeutische Hilfe im Sinne der Krisenintervention konnten der Asthmaanfall ohne Medikamente kupiert und weitere Anfälle verhindert werden.

Wie weit eine Fehleinstellung zu Schwangerschaft und Geburt das ganze weitere Schicksal eines Geschwisters prägen kann, zeigt die folgende Familiengeschichte:

Eine Mutter mußte wegen drohenden Abortes sechs Monate in der Klinik zubringen, nachdem schon eine vorangegangene Schwangerschaft mit längerem Klinikaufenthalt und Tod des Kindes kurz nach der Geburt die Familie belastet hatte. Der Vater versorgte unterdessen zu Hause die vierjährige Schwester. Diese entwickelte eine ambivalente Einstellung zum lang erwarteten Geschwister, das ihr für eine so lange Zeit die Mutter weggenommen hatte. Über Jahre blieb eine Rivalität der Älteren zu der von allen geliebten kleinen Schwester; Aggressionen entluden sich in Rezidiven einer Ekzemneigung der älteren Schwester.

Unaufgeklärt mag sich ein Kind auch einmal mit der zur Entbindung in das Krankenhaus eingelieferten Mutter identifizieren und entsprechende Beschwerden von Krankheitswert entwickeln.

Ein sechsjähriges Mädchen wurde zur Blinddarmoperation aufgenommen. Es hatten sich im Zusammenhang mit der Einweisung der schwangeren Mutter zur Geburt ihres nächsten Kindes bei Angela heftige Leibschmerzen eingestellt. Als das Kind nach der Operation und der glücklich verlaufenen Geburt einer kleinen Schwester vom besuchenden Vater mit dem Geschenk einer großen Puppe überrascht wurde, stand es für das kleine Mädchen fest, daß dies ihr gemeinsames Kind mit dem Vater war.

Es war früher die Regel, ein Kind zur Entlastung der Familie bei Verwandten oder Bekannten, nicht selten sogar vom Heimatort entfernt, unterzubringen, wenn die Mutter zur Entbindung in die Klinik mußte. Bisweilen wurde aber auch der Krankenhausaufenthalt der Mutter dazu benutzt, eine ohnehin anstehende Operation beim Kind zu diesem Termin durchführen zu lassen. So wurde z.B. eine Tonsillektomie geplant und das Kind gleichzeitig mit der Mutter in das Krankenhaus eingewiesen. Dieses Kind mußte zwangsläufig das neugeborene Geschwister in die Phantasiewelt seiner eifersüchtigen Aggressionen mit einbeziehen.

Um solchen Komplikationen vorzubeugen, sollte man daher möglichst bald die Geschwister am rooming-in im Krankenhaus teilnehmen lassen.

Psychologische Untersuchungen haben inzwischen ergeben, daß sich Kinder nach der »sanften Geburt« (nach *Leboyer*) ausgeglichener und zufriedener entwickeln *(Rapoport)*.

Das Krankenhaustrauma für Mutter und Neugeborenes kann durch eine Hausgeburt oder eine ambulante klinische Entbindung verhindert oder doch gemildert werden.

Hausgeburten sind zur Zeit in der Bundesrepublik Deutschland noch relativ selten, wenn auch ein Trend in diese Richtung nicht zu verkennen ist. Es erscheint allerdings fraglich, ob grundsätzlich eine Rückkehr zu dieser früher üblichen Form der Entbindung möglich ist. Zuviel an Technik der apparativen Medizin ist in den Frauenkliniken investiert. Daß eine Umkehr aber auch in einem hochindustrialisierten Land möglich ist, zeigen die Niederlande. Unter weitgehender Absicherung vor Risikogeburten auf Grund einer fortschrittlichen Sozialbetreuung der Schwangeren und Wöchnerinnen und eines vorzüglichen Hebammensystems erfolgen dort ca. 40% der Entbindungen als Hausgeburten *(Kloosterman)*.

So erscheint die ambulante klinische Geburt, bei der die Mutter lediglich zur Geburt in eine sogenannte Tages- bzw. Nachtklinik aufgenommen wird, als ein Modell der Zukunft: Ist es doch wenig sinnvoll, eine gesunde Mutter für eine Woche in einem Krankenhaus aufzunehmen, das in erster Linie der Behandlung von Kranken dienen soll (87).

Diejenigen Länder, die wie die Niederlande und die skandinavischen Länder die Psychohygiene um Schwangerschaft, Geburt und Wochenbett am weitesten entwickelt haben, weisen im übrigen unverändert die niedrigste Säuglingssterblichkeit auf, während sie in der Bundesrepublik Deutschland immer noch relativ hoch ist (14). Von seiten der Kinderärzte und Frauenärzte wird immer wieder auf die Gefahren einer operativen Geburtshilfe wie der Schnittentbindung, der programmierten Geburt u. a., hingewiesen.

2. Das Frühgeborene/Risikokind in der Kinderklinik

Die erste Begegnung des Kindes mit dem Krankenhaus erfolgt mit der Verlegung eines Frühgeborenen/Risikokindes in die Kinderklinik.

Der Ausbau der Neonatologie mit dem Ziel einer weitestmöglichen Verhütung geburtstraumatischer Schädigungen und deren Folgen hat zu einer engen Zusammenarbeit von Frauenklinik und Kinderklinik geführt. An größeren Frauenkliniken übernehmen Kinderärzte die Betreuung der Neugeborenen auf den Kinderzimmern, bei Risikokindern werden sie unmittelbar konsiliarisch hinzugezogen.

Während in einzelnen ausländischen Kliniken, so in Amsterdam *(Kloosterman)*, die erste medizinische Versorgung gefährdeter Neugeborener auf der Intensivstation der Frauenklinik erfolgt, ist es in der Bundesrepublik Deutschland die Regel, daß diese Kinder möglichst umgehend auf die Frühgeborenen-/Intensivstation der Kinderklinik gebracht werden. Hier erweist es sich als optimale Lösung, wenn beide Kliniken im selben Krankenhausareal liegen, eventuell sogar räumlich miteinander verbunden sind. In der Düsseldorfer Studie über die Säuglingssterblichkeit (1973) weisen *Schmidt* und seine Mitarbeiter darauf hin, wie sehr die Senkung der immer noch relativ hohen Säuglingssterblichkeit – neben einer verbesserten Schwangerenbetreuung – von einem reibungslosen, schnellen Zubringerdienst zwischen Frauenklinik und Kinderklinik abhängig ist (316).

In den zurückliegenden Zeiten einer vorwiegend organmedizinischen Einstellung zur Frühgeborenenproblematik, insbesondere einer überbetonten Sorge um die Infektionsgefährdung der Risikokinder, waren die Frühgeborenenabteilungen strengstens vor Besuchern abgeschirmt; zum Schutz vor Infektionen wurden sie von den behandelnden Ärzten und Schwestern nur über ein Schleusensystem betreten. Die Eltern sahen über Wochen hinweg ihr Kind nur aus der Entfernung, im sogenannten Scheibenbesuch, indem sie sich auf den Fluren oder den Besucherbalkons aufhielten. Dies führte dazu, daß Mütter auf Grund der ständigen Sorge um ihr Kind und um dessen verzögertes und gefährdetes Gedeihen verunsichert wurden. Dadurch wurde ihr Verhältnis zum Kind häufig gestört. Kehrten sie nach Wochen mit dem aus der Klinik entlassenen Säugling nach Hause zurück, überfiel sie eine ängstliche Ratlosigkeit, so daß sie sehr bald wieder mit ihrem Kind den Arzt aufsuchten.

Die Ausbildung eines »Urvertrauens« *(Erikson)* beim Kinde, im Aufbau der schützenden Mutter-Kind-Symbiose, wurde durch die geschilderte Situation von Anfang an gestört.

Diese Unsicherheit durch ein gestörtes Mutter-Kind-Verhältnis hat so manche Mutter eines Frühgeborenen ein Leben lang nicht verlassen bzw. eine neurotische Mutter-Kind-Beziehung fixiert.

Die Clevelander Kinderärzte *Klaus und Kennell* berichteten, daß von einer größeren Gruppe mißhandelter Kinder 39 Prozent als Risikokinder infolge längeren Krankenhausaufenthalts und daraus resultierenden Gefühlsentbehrungen ein derartiges Trennungstrauma erfahren hatten.

Klaus und Kennell verdanken wir außerdem systematische Untersuchungen an Neugeborenen, darunter auch Frühgeborenen, welche die Bedeutung eines frühen Hand-Haut-Kontaktes bei der unmittelbaren pflegerischen Betreuung des jungen Kindes, auch des Kindes im Brutkasten, durch die Mutter bzw. eine Muttersatzperson aufzeigen. Diese frühe emotionale Beziehungsaufnahme über die so wichtigen Reize der Zärtlichkeit am hierfür speziell empfindlichen Kontaktorgan, der Haut, führt, in früher Aufnahme der Mutter-Kind-Beziehung und deren Ausbau nachgewiesen, zu einer schnelleren Reifung des Säuglings bzw. Nachreifung des Frühgeborenen/Risikokindes. Diese Untersuchungsergebnisse wurden inzwischen von Kinderkliniken in der Bundesrepublik Deutschland bestätigt *(v. Lüpke, Eisenberg)*.

Seither wurde an zahlreichen Kinderkliniken der Bundesrepublik Deutschland dieser Hand-Haut-Kontakt durch die Mütter/Väter von jungen Säuglingen und Frühgeborenen, die sich im Brutkasten befinden, eingeführt. Wegweisend hierfür waren die Untersuchungen *von Lüpkes* an der Städtischen Kinderklinik Offenbach/Main, deren Ergebnisse als sogenanntes Offenbacher Modell inzwischen von vielen Kinderkliniken übernommen wurden.

Nach einer von uns 1979/80 durchgeführten Enquête an 140 Kinderkliniken in der Bundesrepublik Deutschland haben von diesen inzwischen 116 eine diesbezügliche Elternmitarbeit auf den Frühgeborenenstationen eingeführt, an 82 der 140 Kinderkliniken betreuen Eltern ihre Kinder im Brutkasten im Hand-Haut-Kontakt. Nur 17 Kliniken lehnten diese Form der Frühgeborenenbetreuung noch aus grundsätzlichen Erwägungen heraus ab. Es bestätigte sich dabei vielerorts die starke emotionale Anteilnahme der Eltern, Mütter wie Väter, am Gedeihen ihrer Kinder, aber auch die Bedeutung einer individuellen psychologischen Beratung der Eltern zum Abbau von Ängsten und Sorgen um ihre gefährdeten Kinder. Dies setzt auf den Spezialstationen eine besonders gute Zusammenarbeit von Ärzten und Schwestern mit den betroffenen Eltern voraus (*von Lüpke,* 236). Nur vereinzelt wurde über Infektionen auf Frühgeborenenabteilungen berichtet, deren Aetiologie zudem ungeklärt blieb.

Wie sehr Infektionsgefährdung und Infektionsschutz auch von emotionalen Faktoren abhängig sind, berichtete *R. Spitz:* Im Bellevue-Hospital in New York wurden Mütter zu strengem Infektionsschutz beim Besuch ihrer Kinder auf der Säuglingsstation angehalten, während eine andere Gruppe von Müttern unter Mißachtung jener Maßnahmen gebeten wurde, ihre Kinder beim Besuch liebevoll auf den Arm zu nehmen. Die erste Gruppe von Kindern erkrankte ungleich häufiger an zusätzlichen Infektionen (332).

3. Bindung und Trennung im frühen Kindesalter, Heim- und Krankenhauserfahrungen des jungen Kindes

Je jünger das erkrankte Kind ist, desto gefährdeter erscheint es der Mutter im Hinblick auf seine Hilflosigkeit und Abhängigkeit von ihr. Sie ist um so eher geneigt, deshalb ihren Arzt, meist den Kinderarzt, in dessen Rolle als Familienarzt aufzusuchen und bei schwerer Erkrankung – aber auch bei sozialer Notlage der Familie oder Berufstätigkeit der Mutter (40, 54), z. B. Schwierigkeiten in Gastarbeiter- oder

Randschichtenfamilien (176) – das Kind in ein Krankenhaus einweisen zu lassen. Dies hat in frühem Alter aus psychologischer Sicht nachhaltige Folgen. Sie erklären sich aus den Besonderheiten der Entwicklungsphasen des jungen Kindes. Im ersten Lebensjahr ist das Kind in der Bindung an seine nächste Liebesbezugsperson, vornehmlich die Mutter, von frühen Prägungen abhängig, die sich über Kindheit und Jugend hinaus auf sein ganzes Leben auswirken.

4. Bruststillen des Kindes

Zu den psychohygienischen Reformen in den Frauenkliniken gehört die Wiederaufnahme des Bruststillens. Ihr kommt eine große Stillbereitschaft junger Mütter entgegen, über die auch Kinderärzte aus ihrer Praxis berichten. Das rooming-in von Mutter und Neugeborenem hat hierzu wesentlich beigetragen. Heute stillt die Mehrzahl der Mütter wieder, sie werden dazu von Ärzten und Schwestern ermuntert. Laut unserer Umfrage war auf 129 der 140 Kinderkliniken das Stillen auf den Säuglingsstationen möglich.

Dem Hand-Haut-Kontakt wie allgemein dem Zärtlichkeitsaustausch, dem ersten Liebesspiel zwischen Mutter und Kind, kommt dabei eine große Bedeutung zu, den das Kind bei der Flaschenernährung meist entbehren muß. Darüber hinaus hat man beim Bruststillen die bemerkenswerte Erfahrung gemacht, daß die überwiegende Zahl der Mütter – auch Linkshänderinnen – das Kind spontan an der linken Brust zum Stillen anlegen. Dort spürt das Kind unmittelbar den mütterlichen Herzschlag, ihm wohlvertraut aus intra-uteriner Geborgenheit, und ist augenblicks »gestillt«.

Das Bruststillen des Kindes ist im Bereich der Mundwelt (Oralität) die erste und wichtigste Kontaktaufnahme zu seiner Mutter. Im Gewähren und Versagen erfährt es die primären Gefühlsqualitäten seiner Erlebnis- und Erfahrungswelt, im Bilde der »guten« und »bösen« Mutter *(Melanie Klein),* die sein ganzes weiteres Dasein, bis hin zu neurotischen und psychotischen Fehlentwicklungen, bestimmen.

Daß auch Mutterliebe und Zuwendung zum Kinde erlernbar ist, bestätigte *René Spitz,* der von einer 16jährigen ledigen Mutter (332) berichtet, die, ihr Kind primär ablehnend, sich beim Trinken des Kindes so ungeschickt verhielt, daß sie es ständig bei seinen Saugversuchen frustrierte. Sie wurde angehalten, das Kind richtig zu stillen und lernte damit, ihr Kind emotional echt anzunehmen.

Die Wiedereinführung des Bruststillens in den Frauenkliniken erfordert neben der Hygiene um den Vorgang des Stillens eine psychologische Schulung der Schwestern im Umgang mit Mutter und Kind. Unbewußte eifersüchtige Rivalitäten einer Schwester gegenüber der jungen Mutter können dies erschweren. Wenn eine ungeduldige Schwester das Kind mit einem leichten Schlag auf das Gesäß und Schubs gegen die mütterliche Brust zum Trinken anregen will, muß dies das Kind, besonders nach einer soeben erfahrenen »sanften Geburt«, schmerzlich berühren. Welche pädagogische »Anregung« zudem für eine, solches miterlebende Mutter, von der negativen Besetzung primärer Gefühlsqualitäten im Bereich der Mundwelt des Kindes ganz zu schweigen!

5. Die Mundwelt des Kindes

Die Bedeutung der Mundwelt (Oralität) des Kindes für die ganze weitere Entwicklung des Menschen ist in der psychoanalytischen Phasenlehre eingehend gewürdigt worden. Sie erfordert eine entsprechende Berücksichtigung beim kranken und behinderten Kinde (80). Sie steht im Mittelpunkt der psychohygienischen Bemühungen um Kinder mit Lippen-, Kiefer- oder Gaumenspalten, die von Anfang an und über längere Zeit unerläßlich auf eine Sondenernährung angewiesen sind. Um der Mutter zu helfen, den Initialschock beim Anblick ihres geschädigten Kindes zu überwinden, wird sie angeleitet, in Aktivierung der primären Mütterlichkeit all ihre Zärtlichkeit dem hilflosen Kind über die Haut als Kontaktorgan zuzuwenden. Darüber hinaus hilft das diesen Müttern vermittelte Wissen um die Möglichkeit der späteren völligen Beseitigung dieses Schadens bei ihrer Angstüberwindung und erleichtert die ungeteilte Annahme des Kindes. Bildliche Darstellungen gelungener Operationen können diese Bemühungen unterstützen.

Risikokinder auf Frühgeborenen- und Intensivstationen sind ebenfalls häufig langfristig auf Sondenernährung angewiesen. Für eine im Klinikalltag überforderte Schwester wird die Darreichung der Sondennahrung leicht zu einer routinemäßigen Pflegemaßnahme, wobei das »Kind« selbst und seine spezifischen Bedürfnisse außer acht gelassen werden. Oft muß die nächtliche Sondenernährung der Kinder infolge Schwesternmangels unter Zeitdruck durchgeführt werden, damit bis zur morgendlichen Ablösung das Arbeitssoll erfüllt wird. Derart hektische Maßnahmen, die vom Kind als Vergewaltigung erlebt werden, stehen dann auch im krassen Gegensatz zu der tagsüber durch die Eltern erfahrenen Zuwendung, etwa im Hand-Haut-Kontakt am Brutkasten. Das Kind erlebt die Ambivalenz einer »guten« und »bösen« Mutter.

Wie die Untersuchungsergebnisse von *Klaus und Kennell* zeigen, benötigen die in ihren oralen Bezügen früh gestörten Kinder eine besondere Zuwendung in den übrigen Gefühlsbereichen. Sie sind in dieser Hinsicht zweifellos bei den Eltern in den »besseren Händen« als bei einer überforderten Schwester. Ist doch Zeitdruck das ärgste Hindernis beim Aufbau einer beständigen Liebesbeziehung zum Kinde, gleichgültig welcher Altersstufe. Wo immer ein Kind – als Sozialwaise – im Krankenhaus die elterliche Umsorgung entbehren muß, fällt diese Aufgabe emotionaler Zuwendung der pflegenden Schwester zu.

Zu den wichtigsten frühen Liebesbeziehungen zur Mutter als seinem ersten Liebesobjekt *(Spitz)* gehört das Lächeln des Kindes. Nach einem ersten »sozialen Lächeln« um den dritten Monat, ist das bewußte Lächeln des Kindes zu seiner Mutter um den 6. bis 8. Monat ein Hinweis, daß sich die Beziehung beider zueinander tragfähig gefestigt hat. Bei vorübergehender Abwesenheit der Mutter und Auftauchen eines anderen, fremden Gesichtes, reagiert der Säugling nunmehr mit dem sogenannten Fremdeln als Abwehr, bis hin zum Weinen und Schreien.

Es sind dies die Vorboten von Trennungsängsten, Ergebnisse der frühkindlichen Erlebnisse und Erfahrungen um Bindung und Trennung. Die von dem Kinderarzt und Analytiker *Bowlby* beschriebenen und dem Instinktverhalten zugeordneten Triebreaktionen des Saugens, Sich-Anklammerns, Lächelns, Schreiens und Folgens reichen bis in das zweite Lebensjahr hinein; erst dann beginnt das Kind in einer schrittweisen Ablösung von der Mutter, im Prozeß der Individuation *(Mahler)* seine Persönlichkeit zu festigen.

Nichts ist für das Kind wichtiger, als in den ersten Jahren die Kontinuität der Mutter-Kind-Beziehung zu sichern. Wo immer diese Entwicklung gestört bzw. unterbrochen wird, droht dem Kind das Hospitalismus- bzw. Deprivationsschicksal, wie es von zahlreichen

Autoren beschrieben worden ist *(Anna Freud und Dorothy Burlingham, Spitz, Bowlby, Meierhofer und Keller, Langmaier und Matejzek)*.

Dies berücksichtigend wurde in zahlreichen Ländern in Ost und West inzwischen das Muttergeld (Herdgeld, Karenzgeld) bzw. Babyjahr eingeführt. Damit soll besonders berufstätigen Müttern unter Sicherung ihres Arbeitsplatzes ermöglicht werden, in diesen entscheidenden Jahren der kindlichen Reifung und Entwicklung, frei von Angst und Sorge ihre Mutterrolle beim Kind zu erfüllen.

Der inzwischen in der Bundesrepublik Deutschland eingeführte Mutterschutz auf die Dauer von 6 Monaten erscheint aus psychologischer Sicht als unzureichende Notlösung. Zu diesem Zeitpunkt muß die in den Beruf zurückkehrende Mutter ihr Kind gerade dann in Fremdbetreuung geben, wenn es sich in der ersten Krise seiner Persönlichkeitsentwicklung, nämlich der Festigung der Liebesbeziehung zur Mutter, befindet. Auch das Abstillen zu diesem Zeitpunkt hat sich als verhängnisvoll erwiesen.

Aus eben demselben Grunde ist bei der geplanten Aufnahme eines Kindes dieser Altersstufe in das Krankenhaus reiflich zu überlegen, ob sich nicht andere Möglichkeiten ärztlicher Behandlung, zumindest ohne Trennung von der Mutter, finden lassen. Zwar übernimmt die Schwester auf der Säuglingsstation weitgehend die Mutterrolle, die Untersuchungen von *Meierhofer und Keller* zeigen aber schon am Beispiel des sogenannten Flaschenlegens, daß diese Muttervertretung nur sehr begrenzt möglich ist, besonders dann, wenn eine Schwester mehrere Kinder zu betreuen hat: Mutterliebe ist nicht teilbar! Die Schwester geht durch den Saal mit zahlreichen Kinderbetten und legt den Kindern mundgerecht das Fläschchen ins Bett. Es kann passieren, daß es von den schwächeren Kindern nicht erreicht wird. Bis dies von der Schwester bei der nächsten Runde durch den Saal bemerkt wird, kann es zu spät sein – vielleicht in seinen Auswirkungen für ein Leben lang.

Die betreuenden Schwestern haben auch kaum Zeit, ein Kind liebevoll auf den Arm zu nehmen, es kommt nicht zu dem beim Stillen selbstverständlichen Zärtlichkeitsaustausch. Vielleicht erhält nur das eine oder andere »Lieblingskind« diese Zuwendung.

René Spitz hat auf die farblose Blickwelt hospitalisierter Kinder in Heimen und Krippen hingewiesen. Die auf dem Rücken liegenden Kinder haben über sich nur das weiße Geviert der Zimmerdecke; die

Blickwelt dieser Kinder mit sich bewegenden, bunten Dingen in Greifnähe zu bereichern, ist eine erste psychotherapeutische Notwendigkeit (334).

Diese Tatsachen einer frühen Gefühlsvernachlässigung von Heimkindern haben zu der Erkenntnis geführt, daß die radikale Auflösung aller Säuglingsheime – als eines Krebsschadens der Gesellschaft – zu fordern ist, eine Forderung, der inzwischen weitgehend Rechnung getragen wurde.

Aus diesen Erwägungen heraus erfolgt in Kinderkliniken häufig die Freistellung einer Schwester zur Betreuung eines besonders schwer erkrankten Kindes. Hierbei kann sich eine intensive Ersatzbindung entwickeln.

Auf jeden Fall wird man sich bemühen, den klinischen Aufenthalt eines Kindes auf eine medizinisch zu verantwortende Mindestdauer zu beschränken, was beim heutigen Stand der Medizin auf allen Gebieten der Untersuchungs- und Behandlungsmethoden leichter möglich ist.

Wo immer aber Kleinkinder mit der Krankenhausaufnahme ein Trennungstrauma erleben, kann es gelegentlich zu schweren seelischen Schockzuständen, wie der Kontakt- und Nahrungsverweigerung, kommen, die jeden Versuch einer klinischen Behandlung unmöglich machen, so daß das Kind – bei gesicherter hausärztlicher Betreuung – in die Familie entlassen werden muß.

Jede auch nur kurzfristige Trennung eines Kleinkindes von seinen nächsten Bezugspersonen ist vom Trennungstrauma bedroht, zumal wenn das Kind, wie bei einem Krankenhausaufenthalt, zusätzlichen emotionellen Belastungen und Gefährdungen ausgesetzt ist. Das verfremdete, dem heimischen Familienmilieu so gar nicht entsprechende Klinikmilieu mit seinen blitzenden, technischen Apparaten, löst Angst und Furcht aus. Dazu kommt der ständige Wechsel von Kontaktpersonen, bedingt durch den Schichtdienst. Die Krankheit mit ihren leib-seelischen Auswirkungen bringt eine Störung der Gefühlswelt des Kindes, eine Einengung des Erlebnis- und Erfahrungsraumes des an das Krankenbett gefesselten kleinen Patienten mit sich. Die Technisierung der Medizin hat zunehmend mit Schmerzen verbundene diagnostische und therapeutische Maßnahmen im Gefolge, bis hin zur *aggressiven* Intensivtherapie chronisch kranker Kinder. Hiervon sind besonders leukämie- und andere krebskranke Kinder betroffen. Nicht zuletzt sei das Operationstrauma des Kindes mit seinen Vorahnungen und Nachwirkungen erwähnt (20).

Ohne Schutz und Zuspruch seitens ihm vertrauter Personen wird das Kind all dies als existentielle Angst, die sogenannte frei flottierende Angst *(Loosli-Usteri)* erleben.

Gerade das Kleinkind und besonders das Einzelkind ist in seiner Kernfamilie an wenige, verläßliche Bezugspersonen gebunden. Im Krankenhaus werden diese durch zahlreiche, ständig wechselnde Kontaktpersonen ersetzt, vom Chefarzt bis hin zur Putzfrau, die oft in der ihr eigenen Natürlichkeit einen guten emotionalen Bezug zum kranken Kind hat.

Als Beispiel: In einer Universitätsklinik mit 50 Betten wurden in einer Woche 40 Bezugspersonen ermittelt, allein bei der Chefarztvisite 15, was sehr bald zur Bindungslosigkeit bei einem Kleinkind führt.

Der einzig sichere Schutz für das Kleinkind gegenüber all diesen Gefahren ist die ständige Anwesenheit der Mutter. Er wird nur durch eine tägliche, zeitlich unbeschränkte Besuchsmöglichkeit oder die Mitaufnahme der Mutter in die Klinik gewährleistet.

Zur Psychologie des kranken Kindes

Manche Kinder kommen krank oder im Zustand einer Behinderung zur Welt. Kinder mit Organmißbildungen haben Dank der Fortschritte der Chirurgie häufiger als früher eine Überlebenschance, sie bringen jedoch Not und Sorgen in die Familien, oft für ein Leben lang.

Während einer akuten Krankheit mit ihrem dramatischen Verlauf konzentriert sich alles auf das kranke Kind, vornehmlich von Seiten der Mutter und der nächsten Bezugspersonen. Die Mutter, die in liebevoller Zuwendung am Bett ihres kranken Kindes weilt, ist ein Bild von archetypischem Symbolgehalt. Dieses Thema ist immer wieder von Künstlern aufgegriffen worden, insbesondere von *Käthe Kollwitz,* die durch ihre Erfahrungen im täglichen Leben als Frau eines Armenarztes zu ihren sozialkritischen Aussagen kam (211).

Das Ausharren der Mutter am Bett ihres kranken Kindes ist häufig von schuldbewußter Verwöhnung begleitet, mit der die Mutter frühere Strenge und Versäumnisse gegenüber dem Kind wieder gutzumachen sucht.

Die Krankheit des Kindes fördert die Regression von Mutter und Kind und die angestrebte totale Symbiose beider. Viele Mütter nehmen deshalb, einen Wunsch des Kindes erfüllend, dasselbe zumindestens nachts zu sich ins Bett, mit der rationalisierenden Erklärung, es dort besser umsorgen zu können.

Allgemein ist Krankheit als ein psychischer Streß anzusehen. Mit der Krankheit ändert sich die Welt des Kindes, sowohl in seinen inneren Bedingungen, als auch hinsichtlich seiner äußeren psychosozialen Bezüge. Das junge Kind, das noch keine realen Vorstellungen von seinem Körper und damit auch nicht vom Tod, als dem Ende jedes lebendigen Daseins hat, wird durch das Krankheitserleben zusätzlich verunsichert. Seine Empfindungen sind pathologisch verändert und seine Organe erhalten, bedingt durch die Krankheit, in seinen Phantasien und bisweilen auch in der Wirklichkeit andere Dimensionen und Qualitäten. Es kommt zu Störungen des Körperschemas, soweit dieses überhaupt schon in den Vorstellungen des Kindes entwickelt ist.

Das läßt sich psychodiagnostisch in den Zeichnungen, Malereien und Gestaltungen des Kindes nachweisen. Es gilt besonders für den Menschtest, in dem sich das zeichnende Kind mit der dargestellten Figur eines Menschen identifiziert (1). So zeichnet z. B. das an Kopfschmerzen leidende Kind einen riesengroß entstellten Kopf (25, 213).

Infolge des Krankheitsprozesses kommt es zur Ich-Schwäche und zur Intensivierung innerer Konflikte, zu Rückgriffen auf regressive Formen magischen Denkens *(Bürgin)*. Durch die Krankheit kann das Kind eine soeben mühsam erworbene Kontrolle über seine Organe verlieren: es beginnt wieder einzunässen, wieder eine stammelnde Kindersprache anzunehmen u. a. Es erfährt den Verlust von Unabhängigkeiten, die es auf dem Wege zu Individuation und Autonomie bereits erworben hatte.

Diese Regression des kranken Kindes auf den Zustand früherer Entwicklungsphasen wird durch seine Pflege im Kinderkrankenhaus verstärkt. Kleinkinder, die schon trocken und sauber geworden waren, werden routinemäßig wieder auf den Topf gesetzt oder – der Einfachheit halber – gewindelt, was dem Selbständigkeitsstreben des Kindes widerspricht und von ihm als Kränkung empfunden wird.

Ebenso als Kränkung erlebt das Kind die durch Krankheit und Krankenhausaufenthalt bedingte Einschränkung von altersadäquaten, notwendigen Triebbefriedigungen.

Es kommt zu gestörten Erlebnisqualitäten des kranken Kindes, den Depersonalisations (Entfremdungs)-Erlebnissen, bei denen im Fieberzustand Organe größer, ja sogar als dem Körper nicht mehr zugehörig, weil nicht mehr steuerbar, erlebt werden. Hierzu sind auch die Phantasien des Kindes im Fieber zu rechnen, in Steigerung der bei phantasiebegabten Kindern bekannten Zustände einer Pseudologia phantastica. Vom Arzt angeordnete therapeutische Maßnahmen, wie Spritzen und oral oder rectal verordnete Medikamente können Vergiftungsängste und Vergewaltigungsphantasien auslösen (138). Vom Arzt an die Mutter delegiert, können sie die Abhängigkeit des Kindes von der Mutter verstärken.

Bei einem 12jährigen Jungen mit einer Colitis ulcerosa und begleitendem Leberschaden wurden bei der Entlassung aus dem Krankenhaus die verordneten täglichen rectalen Einläufe an die Mutter delegiert. Die blutigen Durchfälle sistierten erst, als diese therapeutischen Maßnahmen eingestellt wurden.
In der »Verzauberten Familie« hatte das chronisch kranke, äußerlich unauffällige, brav angepaßte Kind seine Familie als lauter Krokodile dargestellt – Symbol für die von allen Seiten, nunmehr auch in der Familie, erfahrene Aggression (213).

Bei der sogenannten habituellen Obstipation von Mutter und Tochter wurden wiederholt symbiotische Abhängigkeiten beobachtet, u. a. verabreichte die Mutter der jugendlichen Tochter rectale Einläufe.

Eine weitere ungünstige Auswirkung des Krankseins ist die Immobilisierung des Kindes, wie sie durch Gipsverbände und andere Fixierungsmaßnahmen ausgelöst wird *(Anna Freud und Thesie Bergmann)*. Über längere Zeit angewandt, führt die Einengung des natürlichen Bewegungsdranges beim Kind zu Aggressionsstau und neuen Abwehrmechanismen. Deshalb sind in der Familie, besonders aber in der Klinik, in der strengere Regeln der Anpassung und Einordnung des Kindes gelten, bei länger erforderlicher Bettruhe heilpädagogische Hilfen angezeigt. Malen, Kneten und Basteln sowie das psychodramatische Puppenspiel ermöglichen dem kranken und durch die Krankheit behinderten Kind die Aggressionsabfuhr und kathartische Lösungsmöglichkeiten bei Konflikten.

Ein Neunjähriger erlitt unverschuldet durch einen Verkehrsunfall Beinbrüche und innere Verletzungen, die operativ versorgt wurden. Er lag über längere Zeit mit Gipsverbänden in der Klinik. Als er vom Therapeuten angeregt wurde, die Unfallszene darzustellen, malte er den Unfallort mit aggressiver Schwärzung und viel Blut. An der Straßenseite war die Polizei mit Maschinengewehren aufmarschiert und »erledigte« den Unfalltäter.

Krankheit ist häufig mit Schmerzen verbunden. Das Ausmaß derselben entspricht aber keineswegs immer der Schwere und Ausdehnung des Krankheitsprozesses. Der Verlauf ist vielmehr weitgehend von den Unlustspannungen des Kindes infolge der Mißachtung seiner Triebbedürfnisse bzw. derer Befriedigungen abhängig.

1952 veröffentlichte *Anna Freud* ihre grundlegende Arbeit über »Die Rolle der körperlichen Krankheit im Seelenleben des Kindes« (138), der später ihre Anregung zu dem Buch ihrer Mitarbeiterin *Thesi Bergmann* über die Probleme chronisch kranker Kinder folgte (144).

Je länger ein Kind krank ist, um so mehr zieht es sich in sich selber zurück und schränkt seine Kontakte zur Außenwelt ein. Ganz mit der Krankheit, seinem Leid beschäftigt, kann es Züge masochistischer Ersatzbefriedigungen entwickeln.

Die Mutter identifiziert sich mit ihrem chronisch kranken Kind, wodurch beide im dyadischen Prozeß, von der Familie abgeschirmt, in die Isolation geraten, während draußen und in der Familie das Leben weitergeht. Hier müssen rechtzeitig psychohygienisch beratende Maßnahmen getroffen werden, bevor eine noch tiefer gestörte Familiendynamik familientherapeutische Maßnahmen erforderlich macht, wie *Steffen* am Beispiel der Familien behinderter Kinder sie schildert (341).

1. Die Rolle des Arztes beim kranken Kind

In die Dreiheit von Mutter, Vater und Kind schaltet sich im Falle der Krankheit der Arzt, am besten der mit der Familie und ihrem Lebensraum vertraute Haus- bzw. Familienarzt ein. Oft wird dies der Kinderarzt sein, der von den Vorsorgeuntersuchungen an sowohl das Kind, als auch seine Familie kennt. Er sollte darüber hinaus ein allgemeines Wissen über Kinderpsychologie und Familiendynamik besitzen. Auf diesen Gebieten war der Kinderarzt *Adalbert von Czerny* mit seiner 1908 erschienenen Schrift »Der Arzt als Erzieher des Kindes« wegweisend. Zahlreiche namhafte Kinderärzte sind seither seinen Anregungen gefolgt.
Schon früh haben Kinderpsychologen und -therapeuten die Notwendigkeit der Wissensvermittlung an Kinderärzte erkannt und letztere gefördert, so *Anna Freud* im Kontakt mit Londoner Kinderärzten (141), insbesondere aber *Winnicott* mit seinem Buch »Von der Kinderheilkunde zur Psychoanalyse« (371).

Viele Maßnahmen, die der Arzt in der ambulanten Behandlung des Kindes in der Familie vornimmt, delegiert er an die Mutter, die so die

Rolle seines Co-Therapeuten übernimmt. Für diese verantwortungsvolle Aufgabe ist das Vertrauen der Mutter zum behandelnden Arzt unerläßliche Voraussetzung. Jede ambivalente oder gar ablehnende Einstellung der Mutter gegenüber dem Arzt belastet dieses Verhältnis und damit die Wirkung der an die Mutter delegierten »Droge Arzt« *(Balint)*.

Unter diesem Gesichtspunkt sind auch die Strafphantasien des kranken Kindes zu beachten, indem Auswirkungen des Erziehungsprozesses auf den Zustand des Krankseins des Kindes übertragen werden. Viele Kinder erleben die Krankheit mit ihren Folgen nämlich als Strafe für ein unbotmäßiges Verhalten *(Gellert)*. So werden gewohnte häusliche Strafrituale in den Phantasien des Kindes auf dessen Erlebnisraum im Zustand des Krankseins und seiner Behandlung übertragen. Hierfür steht instruktiv der Vergleich der Spritze in das Gesäß mit dem Schlag auf den Po für eine Unart des Kindes. Die angeordnete Bettruhe des kranken Kindes entspricht der im Familienalltag üblichen Strafe für ein Vergehen, bei der das Kind dafür früher zu Bett geschickt wird. Eine verordnete Diät entspricht symbolisch dem Essensentzug wegen einer Unfolgsamkeit *(Anna Freud,* 138).

Die Begegnung des Kindes mit dem Arzt ist bisweilen von Anfang an negativ besetzt, wenn ihm früher einmal wegen einer Unfolgsamkeit mit dem Arzt gedroht wurde, der damit in die Rolle des »schwarzen Mannes« gedrängt ist.

Arzt und Schwester sind im Krankenhaus Elternersatz für die Kinder. Auf sie übertragen sie ihre sonst an die Eltern gerichteten Wünsche. Als Hilfs-Ich unterstützen Arzt und Schwester die kleinen Patienten in ihrem Bemühen, mit der Krankheit und deren Auswirkungen in einem inneren Reifungsprozeß besser fertig zu werden. Dies verlangt über die ärztlich-pflegerische Betreuung hinaus eine intensive persönliche Zuwendung zum kranken Kinde. Darin werden sie vom Heilpädagogen unterstützt.

Mit ihrer Autorität verkörpern Arzt und Schwester aber auch das Über-Ich der Institution Krankenhaus, der es sich einzuordnen gilt, um einen möglichst reibungslosen Ablauf der ärztlichen Funktionen zum Wohle der kranken Kinder zu garantieren.

Gegenüber der Allmacht des Arztes, verkörpert durch eine Welt von Apparaten und, extrem, durch den operierenden Arzt, empfindet das Kind Ohnmacht und ein Gefühl des Ausgeliefertseins. In den kindlichen Phatasien werden Strafängste und, in Abwehrmechanismen, Aggressionen ausgelöst. Das Kind identifiziert sich mit dem »Angreifer« (*Anna Freud,* 137). Neben der primären archetypischen Gestalt des Arztes – des Medizinmannes – in seiner Rolle als Helfer und Heiler mit seiner »apostolischen Funktion« (*Balint*), steht die »Andere Seite«, (»der Schatten«) (*C. G. Jung*), in der Rolle des »Bösen«. Letztere spielt im kollektiven Unbewußten eine bedeutende Rolle, wie dies in Illustrierten- und Science-Fiction-Romanen, in Horrorfilmen wie »Arzt oder Teufel« zum Ausdruck kommt, die das rücksichtslose Experimentieren mit Kranken – es sei an die unmenschlichen Verirrungen der KZ-Ärzte erinnert – zum Gegenstand haben (220). All das findet auch in Phantasien von Kindern einen Niederschlag.

Ein 15jähriger Junge steht wegen Stotterns in psychotherapeutischer Behandlung. Er wurde mit sechs Jahren tonsillektomiert und hatte damals folgenden Narkosetraum: »Ein Arzt stand auf einer Kugel. Er war nett zu mir und half mir auf die Kugel, die sich dann zu drehen begann. Dabei bekam der Arzt ein schreckliches Gesicht.«
Drei Jahre später wurde der Junge an einer Phimose operiert. Er hatte den gleichen Traum: Diesmal wurde aus dem Arzt ein Teufel, der auf der sich drehenden Kugel mit einer großen Zange nach dem weglaufenden Jungen griff (*v. Heydtwolff*).

Wenn ein am Herzen operiertes Kleinkind bei einer späteren Vorstellung beim Arzt dessen Hand küßt, ist das nicht vordergründig ein Ausdruck seiner Dankbarkeit für die gelungene Operation, sondern ein Zeichen der Unterwerfung im Sinne von Abwehrmechanismen einer Identifizierung mit dem Angreifer. Auch ein mißhandeltes Kind liebkost nachträglich die Hand der peinigenden Eltern, um sie damit an weiteren Mißhandlungen zu hindern. Hier sind heilpädagogische Maßnahmen am Krankenbett angezeigt, um dem Kinde z. B. im Puppenspiel oder im Spiel mit ärztlichen Instrumenten eine Aggressionsabfuhr sonst ungelöster innerer Konflikte zu ermöglichen.

2. Die Familie des kranken Kindes

Das Kind ist ein Teil der Familie, mit deren Projektionen und Identifizierungen und allen daraus resultierenden Abhängigkeiten. Die Familienforscher sprechen von seiner Rolle als Substitut der Eltern *(H. E. Richter)* bzw. der Delegierung eines Auftrages von der Familie auf das

Kind *(Stierlin)*. Als »Präsentiersymptom« *(Balint)* erfüllt es diesen Auftrag nicht selten in Form eines Krankheitsbildes.

Verhaltensstörungen, aber auch psychosomatische Reaktionen, gehören zur Vielfalt kindlicher Abwehrmechanismen; ihre Abhängigkeit von primären elterlichen Fehlhaltungen ist oft deutlich zu erkennen. So spricht man von Kinderfehlern als Folge von Elternfehlern (74, 91), was mit der Biographischen Anamnese aufgedeckt wird. Dieser Zusammenhang ist familiengeschichtlich, im Verlauf einer Symptomtradition manchmal über mehrere Generationen zu verfolgen. Das Beispiel derartiger »biographischer Erbschaften« in Adoptiv- und Pflegefamilien stellt einseitige genetische Erklärungen in Frage (72).

Schwere und Verlauf eines kindlichen Asthmas erweisen sich häufig als unabhängig von einer erblichen Belastung (30). Die Auslösung derartiger psychosomatischer Störungen durch familiendynamische Prozesse ist immer wieder, auch im Verlauf psychotherapeutischer Behandlungen, zu erkennen.

Ein neunjähriger Junge überwand erst durch eine Psychotherapie ein bis dahin therapieresistentes schweres Bronchialasthma, das seit früher Kindheit bestand und zu wiederholten Verschickungen zu Klimakuren Veranlassung gegeben hatte.
Als Roland endgültig genesen war, erkrankte der bis dahin gesunde, etwas jüngere Bruder Felix an einem Bronchialasthma.
Neben dem mehr vordergründigen Motiv von Felix, auch in den Vorteil einer Spielbehandlung zu gelangen, die er voller Neid und Eifersucht über viele Monate beobachtet hatte, stand der tieferliegende Wunsch der Mutter nach einem ihr symbiotisch verbundenen Kind, das sie mit der erfolgreichen Therapie des Ältesten verloren hatte. Mittels der Asthmaerkrankung des jüngeren Bruders, der bis dahin in der Rolle des vernachlässigten »Schattenkindes« gewesen war, kam es zur Wiederherstellung des gewohnten neurotischen Gleichgewichts der Familie.
Familiendynamik und Behandlungsverlauf wiesen daher auf die Notwendigkeit einer Familientherapie hin.

Der Familienarzt ist am ehesten in der Lage, die Tradition krankhaften Verhaltens, insbesondere bei psychosomatischen Störungen, in einer Familie zu erkennen. Unter Berücksichtigung der Familiendynamik erscheint häufig die Familientherapie als die Methode der Wahl.

3. Das symbiotische Kind

Die Mutter-Kind-Symbiose erfüllt in frühester Kindheit einen biologischen Auftrag. Sie hat das Überleben des Kindes, das im Zustand der Daseinsunreife, als physiologische Frühgeburt zur Welt kommt, im extra-uterinen Frühjahr *(Portmann)* zu sichern. Die Schritte von der Symbiose zur Individuation *(Mahler),* die in den nächstfolgenden Jahren unter Mithilfe der Mutter/Eltern vollzogen werden, sind wichtige Prozesse der Reifung und Ablösung und im Autonomiestreben des Kindes *(Erikson)*. Sie sind weitgehend von seiner Ich-Entwicklung abhängig, deren erste Ansätze schon in der frühesten Kindheitsphase zu erkennen sind. Doch nicht immger gelingt diese Ablösung.
Die tragischen Lebensläufe, in denen eine »Mutter als Schicksal« *(Schottländer)* wirksam ist, zeigen Bilder biographischer Erbschaften auf, die schicksalhaft im Generationenprozeß weitergegeben werden und einmal mehr die Fragwürdigkeit einer Willensfreiheit im Planen von Lebenszielen erkennen lassen.

Erste Ansätze derartiger neurotischer Fehlentwicklungen sind bei den sogenannten symbiotischen Kindern zu erkennen (29), bei denen Kind und Mutter diese natürliche Ablösung voneinander nicht gelingt und beide weiter in einer »Neurose zu zweit«, einer symbiotischen »Schneckenhausgemeinschaft« verharren. Frauen, die selber noch in einer ungelösten Bindung zur eigenen Mutter älter geworden sind und spät geheiratet haben, sind hierzu prädestiniert. Sowohl Einzelkinder, besonders in Nachkömmlingssituationen, als auch Kinder im Zustand einer Behinderung oder einer chronischen Krankheit verbleiben oft infolge protektiver Verwöhnung an die umsorgende Mutter gebunden. »Verwöhnung durch Befriedigung von Triebbedürfnissen auch des Verwöhnenden, nicht nur des Verwöhnten!«

An Hand psychosomatischer Krankheitsbilder hat *Melitta Sperling* derartige Familienschicksale beschrieben. Sie spricht vom »Asthmaband« zwischen Kind und Mutter, mit seiner doppelseitigen Gummibandwirkung des Loslassens und wieder An-sich-Bindens, sowie der »Klosettsymbiose« des an einer Colitis ulcerosa leidenden Kindes an seine pflegende Mutter, zum Teil in einem zur Groteske verzerrten Miteinanderleben von Mutter und Kind (329, 330).

Einem an bis zu vierzig quälenden Tenesmen und Durchfällen pro Tag leidenden Kind mit Colitis ulcerosa brachte die Mutter die Mahlzeiten aufs Klo, wo sie diese gemeinsam verzehrten.

Die symbiotische Behandlung kann durch eine Symptomtradition bei beidseitiger Projektion und Identifizierung noch verstärkt werden.

Mutter und Kind, die beide an Asthma und Ekzem litten, kamen zur Beratung und Behandlung des 10jährigen Jungen in die entfernt gelegene Beratungsstelle. Oben auf ihrem Reise-Handgepäck lag griffbereit ein Inhalator, der nach Bedarf von Mutter und Kind, ohne Wechsel des Mundstückes, benutzt wurde.

Eine symbiotische Schneckenhausgemeinschaft kann in zunehmendem Maße zur Realitätsentfremdung führen, mit wahnhaften Zuständen bis zur folie à deux.

Der elfjährige Werner wurde von seiner Mutter unter dem Verdacht eines Hirnturmors in die Beratungsstunde gebracht. Mit einer zunehmenden Intensität hatten sich in den letzten Monaten Kopfschmerzen und Schwindelerscheinungen bei Werner entwickelt. In ihre Besorgnis um den Jungen projizierte die Mutter das ganze Lebensschicksal ihrer unglücklichen, vor zwanzig Jahren geschlossenen Ehe. Durch die Heirat in die Fremde verschlagen, gelang es ihr nicht, dort heimisch zu werden. Als ihr ein erstes, hirntraumatisch geschädigtes Kind geboren wurde, zog sie sich in blinder Verkennung der realen Situation mit diesem Kinde zurück. Das Mädchen blieb bis zu seinem unter Krämpfen eintretenden Tode im Alter von elf Jahren, ihr liebstes, schönstes und klügstes Kind.
Die Entwicklung des schicksalhaft für die Nachfolge bestimmten Werners schilderte sie einleitend mit den Worten: »Als ich vom Friedhof kam, fühlte ich mich schwanger.« Die bald ans psychotische grenzende Verhaltensweise der verwahrlosenden Mutter bestimmte den Vater, einen rührigen, klar denkenden Geschäftsmann, sich von der Mutter zu distanzieren. Damit gerieten die Kinder, Werner und seine etwas jüngere Schwester, in die chronische Konfliktsituation von Scheidungskindern. Während sich die vital-kräftige Hannelore im Verwahrlosungssymptom mit der Mutter identifizierte und so behauptete, gelang dem sensiblen, begabten Werner die Identitätsbildung nicht. Zwischen den Eltern hin und her gerissen und auch ausgespielt, suchte er sich einerseits mit dem an Kopfschmerzen leidenden Vater zu verbünden, andererseits in infantiler Regression mit Bettnässen, Nabelkoliken und kleinkindlichem Verhalten in der Beziehung zur Mutter zu behaupten. Aus diesem neurotischen Ambivalenzkonflikt gab es für ihn nur den einen Ausweg in die Krankheit, die von der Mutter durch ihre Haltung zum Kinde indiziert und gesteuert wurde. Die Fülle diffuser vegetativer Symptome von Kopfschmerzen, Schwindel, Übelkeit und Leibschmerzen entsprachen der Ratlosigkeit des Kindes in seiner Lebenskrise. Die Störungen trugen dazu bei, daß er in kurzer Zeit vom guten Schüler zum hoffnungslosen Schulversager absank.
Just zu dem Zeitpunkt, mit 11 Jahren, als die Mutter ihr erstes Kind verloren hatte, diagnostizierte sie bei ihrem zweiten symbiotischen Ersatzkind eine ähnliche Symptomatik.

Der Ernst der Situation veranlaßte zu der einschneidenden Maßnahme, den Jungen der psychotisch gefährdeten Mutter wegzunehmen und im eigenen Haushalt des Therapeuten als Pflegekind aufzunehmen.
Werner überwand allmählich seine neurotische Fehlhaltung, gewann ein positives Verhältnis zu seinem Vater und wurde binnen zweier Jahre in der Oberschule Klassenbester.
Die Mutter erwies sich für Rat und Hilfe nicht mehr zugänglich, zog sich in die Einsamkeit eines Waldhäuschens zurück und nahm in ihrem Verhalten mehr und mehr psychotische Verhaltensweisen an.

Wo die fixierte Symbiose allmählich zum einzigen Lebensinhalt geworden ist, reagieren Kind und Mutter mit heftigen Abwehrmechanismen auf den Versuch einer Lösung derselben. Trennungsängste sind häufig Ausdruck eines solchen nicht gelungenen Versuchs, der wohl als »Präsentiersymptom« vom Kind artikuliert, aber unbewußt von der Mutter zur Befriedigung eigener Bedürfnisse weiter unterdrückt wird.

So verbergen sich hinter der Schulphobie und der Schulverweigerung meist symbiotische Mutter-Kind-Bindungen, so daß die Schulbereitschaft, die Schulfähigkeit des Kindes nur über eine Beratung bzw. Behandlung der Mutter erreicht wird, die es lernen muß, das Kind aus ihrer symbiotischen Abhängigkeit zu entlassen (106). Entsprechendes gilt für zahlreiche weitere psychosomatische Reaktionen von Kindern. In der erforderlichen Simultanbehandlung von Mutter und Kind sollte die Therapie möglichst bald getrennt ablaufen, bei schwierigen Übertragungsverhältnissen am besten durch zwei Therapeuten. Diese Maßnahmen müssen mit äußerster Vorsicht und Überlegung durchgeführt werden, da die unzeitgemäße Lösung einer Symbiose das Leben des Kindes bedrohen kann, wie es tragische Schicksalverläufe von Asthmakindern gezeigt haben.

Cortisonfixierte Asthmakinder erleben nahezu süchtig die Wirkung des Medikamentes, wobei der Inhalator – pars pro toto – als Symbol dosierbarer Mutterliebe gilt, in der Rolle eines Übergangsobjektes (372). Diese symbiotischen Kinder können nur über die Therapie ihrer Mütter vom Medikament entwöhnt werden.

4. Die Geschwister des kranken Kindes

Je älter ein Kind wird, um so wichtiger sind für seine normale psychosoziale Entwicklung Freunde und Geschwister. In der Phase der peer group des Schulkindes können eventuell die Eltern ganz in den Hintergrund treten.

So ist auch für das kranke Kind in der Klinik der Besuch von Freunden und Geschwistern bisweilen wichtiger als der seiner Eltern, durch den sich ältere, nach Unabhängigkeit strebende Kinder leicht kontrolliert und bevormundet fühlen.

Das kranke Kind steht, zumal auf dem dramatischen Höhepunkt seiner Krankheit, aber auch während eines schweren chronischen Leidens, ganz im Mittelpunkt elterlicher Fürsorge. Dadurch fühlen sich zwangsläufig die Geschwister zurückgestellt und vernachlässigt. Sie geraten in die Rolle von »Schattenkindern«, wogegen sie in Eifersuchtshaltung aufbegehren. Geschwister können sich aber auch mit dem Schicksal des kranken Kindes identifizieren.

Ein Junge erkrankte an einem abdominalen Hodgkin, er lag wegen seiner oft unerträglichen Leibschmerzen wiederholt in der Kinderklinik, wo er auch von seinem älteren Bruder besucht wurde. Dieser ist bei dem Leiden seines Bruders, welches die ganze Familie betroffen hat, in die Rolle des Schattenkindes geraten. Schließlich starb das kranke Kind.
Nunmehr identifizierte sich der Bruder, auch im unbewußten Auftrag seiner Mutter, mit dem verstorbenen Bruder und entwickelte mit Nabelkoliken dessen Symptomatik. Die besorgte Mutter veranlaßte seine Einweisung ins Krankenhaus zur Durchuntersuchung.
Zufällig bekam er in der Klinik das selbe Bett zugewiesen, in dem damals sein Bruder gelegen hatte. Der Junge sah darin eine schicksalhafte Fügung. Er wurde noch kränker, indem sich seine Depression im Gefühl der Aussichtslosigkeit seiner Lage verstärkte.

Die Betreuung eines chronisch kranken oder behinderten Kindes kann im Familienmilieu Ausmaße annehmen, daß kein Platz mehr für die Bedürfnisse der gesunden Kinder bleibt und diese, um auch emotional zu überleben, in der Rolle von Schattenkindern Verhaltensstörungen und psychosomatische Symptome entwickeln.

Wegen eines rezidivierenden acetonämischen Erbrechens war die 4jährige Erna schon wiederholt stationär in die Kinderklinik aufgenommen worden. Erst die mit der Mutter erhobene Biographische Anamnese deckte den Grund dieser psychosomatischen Störung auf.
Erna hatte eine etwas ältere, tetraspastisch gelähmte, imbezille Schwester, die

nur liegend im Bett versorgt werden konnte. Das Kind war unter einer schweren Geburt zur Welt gekommen. Die Mutter war voller Schuldgefühle an das Kind fixiert, die ständige Fürsorge bestimmte das ganze Familiendasein. Der Vater begann, sich allmählich von der Familie in seinen Arbeitsbereich zu distanzieren, während die Vierjährige vorwurfsvoll zur Mutter äußerte: »Du hast ja doch die Heidi lieber als mich!« Etwas später setzte als Abwehrmechanismus mit dem Ziel, die Mutter mehr für sich zu gewinnen, das Symptom des Erbrechens ein, welches mit der Krankenhausaufnahme jeweils sofort sistierte.

Die Mutter, durch die Pflege des immer schwerer kranken Kindes chronisch überfordert und außerdem durch die Folgen zweier Unterleibsoperationen und ein Bandscheibenleiden behindert, befand sich an der Grenze ihrer körperlichen und seelischen Belastungsfähigkeit. Die Lagerung des kranken Kindes im Ehebett zwischen den Eltern wies auf die neurotische Familienkonstellation hin.

Einem ersten Versuch, mit der Mutter im Gespräch ihre eheliche und familiäre Situation zu klären, wich diese aus. Sie erschien nicht mehr zur anberaumten zweiten Besprechung. Wenig später war die Familie, die in unmittelbarer Nähe der Klinik gewohnt hatte, verzogen; nachgesandte Briefe wurden nicht beantwortet.

Bei einem zufälligen Treffen zwei Jahre später berichtete die Mutter, daß sie sich unter dem Druck der Verhältnisse endlich doch dazu entschlossen hätten, das kranke Kind auf der Kinderstation einer Heilanstalt unterzubringen. Erna war aufgelebt und hatte an Gewicht zugenommen; das Erbrechen war nicht mehr aufgetreten. Bei den regelmäßigen Besuchen in der Anstalt kümmerte sich Erna rührend um die kranke Schwester.

Als das Kind, von der Krankenversicherung ausgesteuert, wieder nach Hause genommen werden mußte, trat nach eineinhalb Jahren Latenz das Symptom des Erbrechens sofort wieder auf. Erst mittels eines ärztlichen Gutachtens gelang es, das kranke Kind endgültig in eine Heil- und Pflegeanstalt einzuweisen.

Bei der Indikationsstellung zur Psychotherapie eines Kindes gilt es auch abzuklären, wieweit die damit für eine Familie verbundenen realen Belastungen die Geschwister berühren.

Wenn eine Mutter gezwungen ist, ihr Kind zweimal wöchentlich selber zum Psychotherapeuten zu bringen und dadurch die Geschwister vernachlässigen, oder, bei fehlender häuslicher Entlastung diese regelmäßig als Begleiter mitbringen muß, dann kann nach kurzer Zeit auch ein gesundes Geschwister Symptome entwickeln, um auf diese Weise in den Vorteil der miterlebten Spielstunde des beneideten Geschwisters zu gelangen.

Wieweit und in welcher Form ein Geschwister derartige Abwehrmechanismen entwickelt, um den erstrebten Platz in der Sonne mütterlicher Zuwendung und Verwöhnung zu erreichen, hängt auch davon ab, welche Stellung es in der Geschwisterreihe – der Rangordnung der Kinderstube – einnimmt.

Derartige Störungen des Familienklimas um behinderte und chronisch kranke Kinder erfordern rechtzeitig familientherapeutisch orientierte Maßnahmen der Beratung und Behandlung, da hiervon nicht selten die »Rettung der Familie« abhängt (*Steffen,* 341).

Das kranke Kind sieht im Geschwister zuallererst seinen Freund und Helfer. Letzteres sorgt als Mittler dafür, daß das kranke Kind nicht den so wichtigen Kontakt zu seinem sozialen Umfeld, der Welt seiner Schul- und anderen Freunde verliert. Das gelingt im gewohnten häuslichen Milieu leichter als in der Klinik, wo restriktive Einstellungen und Maßnahmen immer noch den Besuch von Geschwistern und Freunden hindern. Geschwister und Freunde können als Helfer zu Co-Therapeuten werden.

5. Das mißhandelte Kind und seine Umwelt

Kindesmißhandlungen gehören zu den negativen Erfahrungen mit kranken Kindern in der Familie. Deren Folgen wie Knochenbrüche, Blutergüsse, zumal im Gehirn, können zu bleibenden Behinderungen führen. Aber auch eine unbewußte – körperliche – Vernachlässigung kann Krankheiten auslösen (*Biermann* 35, 43, 69).

Bei einem Kind stellte man erst bei der achten Krankenhauseinweisung fest, daß den geschilderten und erkennbaren Symptomen eine Kindesmißhandlung zugrunde gelegen war.
Eine mißhandelnde ledige Mutter, von Beruf Krankenschwester, ließ ihr Kind durch Nahrungsentzug verkümmern, bis es mit einer schweren Ernährungsstörung moribund in die Klinik eingeliefert wurde.

Amerikanischen Kinderärzten verdanken wir die Kenntnis des spezifischen Krankheitsbildes vom »geschlagenen Kinde« – battered child syndrome – mit entsprechenden Haut-, Weichteil-, insbesondere aber Knochenveränderungen *(Kempe, Helfer, Silverman),* wobei letztere sich oft erst im Röntgenbild nachweisen lassen. Diese Kinderärzte haben mit der Einrichtung spezieller Kinderschutzzentren – zunächst in Denver – erreicht, daß es in den USA 1969 zur Meldepflicht von Kindesmißhandlungen kam, worauf die Zahl der nunmehr erkannten

Kindesmißhandlungen sprunghaft zunahm. Nach amerikanischem und holländischem Vorbild sind auch in der Bundesrepublik Deutschland und in West-Berlin inzwischen ähnliche Kinderschutzzentren errichtet worden, denen im wesentlichen psychohygienische und Rehabilitationsmaßnahmen im Bereich der gestörten Familien obliegen (*R. Wolff,* 244, 377). Dort wird nicht mehr wie bisher lediglich der sogenannte psychopathische Täter nach dem Schuld- und Sühneprinzip verurteilt, was bislang manchmal zur Auflösung der Familie und Unterbringung der Kinder in Heimen führte, sondern Kind und Eltern werden in der Familie beraten und behandelt. Nach diesem familientherapeutischen Modell konnten fast alle Kinder in ihren Familien bleiben und allmählich dort auch »sicher« leben.

Alle körperlichen Mißhandlungen von Kindern haben seelische Störungen bis hin zu psychosomatischen Reaktionen zur Folge. Diese sind in ihren Auswirkungen oft größer als die körperlichen Schäden.

Mit dem Mahnwort, daß auch »die gesunde Ohrfeige krank macht«, haben *Pernhaupt und Czermak* erneut darauf hingewiesen, jede Kindeszüchtigung als Vorläufer einer Kindesmißhandlung anzusehen (*Biermann,* 35), wie es schon *Freud,* (148) in seiner Arbeit »Ein Kind wird geschlagen« aufgezeigt hat.

Es bedarf daher einer grundsätzlichen Wandlung unserer Einstellung zur Strafe im Rahmen der Erziehung des Kindes, wie sie vor Jahren der Psychohygieniker *Heinrich Meng* in seinem Buch »Zwang und Freiheit in der Erziehung« gefordert hat.

Daß bereits Prügel eine Fettembolie auslösen und damit Gehirnschäden zur Folge haben können, d.h., daß man »ein Kind dumm prügeln« kann, bestätigt *Hammer*, (35).

Das Problem des mißhandelten Kindes liegt unter anderem in seiner sado-masochistisch erfahrenen Abhängigkeit von den mißhandelnden Erwachsenen. Seine »Identifizierung mit dem Angreifer«, d.h. den es peinigenden Eltern, ist oft der einzige Weg des Überlebens für diese Kinder. Das muß zu unauflöslichen Konflikten führen. Diese Zustände menschlicher Verwirrung erschweren in hohem Maße die Wahrheitsfindung im Verlauf von gerichtlichen Entscheidungen, wie es von Inzest-Familien bekannt ist. Um so mehr erscheint psychotherapeutische Hilfe auch für die Eltern angezeigt, da es sich bei diesen meist um Wiederholungstäter handelt. Gerade im Hinblick darauf ist die Forderung nach einer Meldepflicht von Kindesmißhandlungen nachdrücklichst zu unterstützen, da schon die nächstfolgende Mißhandlung die letzte, weil tödliche, sein kann.

Psychogene Lähmungen bei den Tätern weisen auf einen Schutz-Abwehrmechanismus hin, der sie an weiteren Mißhandlungen ihrer eigenen, meist leiblichen Kinder hindert.

Das biographisch orientierte Gespräch über die Kindheit der Eltern ergibt oft, daß mißhandelnde Eltern in ihrer Kindheit selber mißhandelte Kinder waren, so daß von einer Symptomtradition der Kindesmißhandlung gesprochen werden kann. Beispielhat hat dies *Mantell* an einer psychologischen Untersuchung mißhandelnder freiwilliger US-Soldaten im Vietnamkrieg ermittelt.

Vereinzelt wird immer wieder einmal von Mißhandlungen von Säuglingen durch Krankenschwestern berichtet, die unter dem Bild fingierter Unfälle – Verbrennungen an der Heizung, Knochenbrüche durch Sturz aus dem Bett – an die Öffentlichkeit dringen und gerichtliche Verfahren nach sich ziehen.

Bei den betroffenen Schwestern handelt es sich meist um neurotisch gestörte Persönlichkeiten. Deren sofortige Ablösung vom Stationsdienst und gleichzeitige Empfehlung psychotherapeutischer Maßnahmen ist unabdingbar erforderlich.

6. Krankheitserlebnisse gesunder Kinder in Familie und Umwelt

In seiner Identifizierungsbereitschaft, insbesondere der Abhängigkeit von elterlichen und anderen Leitbildern, steht das Kind jederzeit in Gefahr, ein krankhaftes Verhalten von Erwachsenen, aber auch von Geschwistern, zu übernehmen und im Imitationsvorgang zu kopieren (siehe Seite 36). Wir sprechen von einer Symptomtradition, besonders wenn sich dies gestörte Verhalten in einer Familie über mehrere Generationen zeigt.

Auch wenn bekannt ist, daß sich in Familienstammbäumen eine Krankheit, z.B. ein Asthma bronchiale oder ein Einnässen, über mehrere Generationen nachweisen läßt, handelt es sich bei der jeweiligen Manifestation dieses Leidens keineswegs immer um ein genetisches Geschehen und damit in den Augen der Angehörigen, aber auch vieler Ärzte, um unentrinnbare Schicksalsabläufe. Vielmehr geben die Biographischen Anamnesen von Fall zu Fall immer wieder überzeugende Beweise eines individuellen, vom Familienmilieu abhängigen familiendynamischen Geschehens. Dies wurde von *de Boor* für den allergiekranken Menschen folgendermaßen interpretiert: »Es handelt sich um ein psychosomatisches Simultan-Geschehen, bei dem im chronischen Verlauf Infekte, Allergie und Konstitution ihren bestimmten Stellenwert haben, die allein in der dynamischen Wechselwirkung mit den seelischen Entwicklungs- und Erlebnisabläufen an Bedeutung gewinnen« (94).

In jeder Familie ändert sich das familiendynamische Gleichgewicht um einen Kranken, unabhängig davon, ob psychogenetische Faktoren, z. B. bei einer psychosomatischen Reaktion, zu dessen Entstehung und Bestand beigetragen haben.

Magen- und herzkranke Eltern prägen mit ihrer – von den Kindern miterlebten – Tabletteneinnahme, eventuell auch von der übrigen Familie miteingehaltene Diätvorschriften bis hin zu den Äußerungen ihres Krankseins wie Anfällen u. ä., die Atmosphäre des Familienlebens. So lassen sich viele Herzneurosen von Kindern und Jugendlichen als abhängig von einem organischen Herzleiden einer ihrer nächsten Bezugspersonen in der Familie nachweisen.

Karin war als jüngstes von zwei Mädchen in Verwöhnung aufgewachsen. Beide Eltern waren Lehrer, der Vater beruflich stark beanspruchter Rektor der Volksschule des Dorfes. Während der Vater seit Jahren an schilddrüsenbedingten Herzstörungen litt und deshalb schon einmal operiert worden war, krankte die Mutter an einem Hochdruck mit Herzbeteiligung. Bei oft gespannter Familienatmosphäre hatte die Mutter wiederholt dem Vater in Gegenwart beider Töchter den Vorwurf gemacht, er würde sie noch einmal ins Grab bringen. Bald darauf starb die Mutter in einem akuten Herzanfall in Gegenwart Karins, welche diesen schrecklichen Anblick nie vergaß.

Nach dem Tode seiner Frau lebte der vereinsamte Vater allein und zurückgezogen mit den Kindern, die gemeinsam den Haushalt versorgten. Am ersten Todestag der Mutter besuchten die beiden Mädchen das Grab der Mutter und gingen anschließend in einem See baden. Mitten im Wasser bekam Karin, die eine sehr begabte, körperlich gut entwickelte Sportlerin war, plötzliche, von Todesangst begleitete Anfälle von Herzjagen. Nur mit Mühe brachte die Schwester sie an Land. Zu Hause wiederholten sich in der nächsten Woche des öfteren die Herzanfälle, während Karin bei zwei mehrtägigen klinischen Beobachtungen anfallsfrei blieb. Sie besuchte nicht mehr die Schule und blieb tagelang im Bett liegen.

In einer anderen Klinik konnte wiederum bis auf das Orthostasesyndrom im EKG kein krankhafter Befund erhoben werden. Unter den anderen, meist jüngeren Mädchen, verhielt sich die Fünfzehnjährige ausgesprochen infantil. Sie saß, den Daumen im Mund, auf dem Bett und las stundenlang Karl May. Mit der Aufnahme einer psychotherapeutischen Einzel- und Gruppenbehandlung mit Autogenem Training trat die erste Regelblutung ein. Im weiteren Verlauf der stationären Behandlung, der sich nach wenigen Wochen eine längere ambulante Nachbehandlung anschloß, blieb Karin symptomfrei. Sie gewann bemerkenswerte Einsicht in ihre neurotische Haltung. Sie gesundete völlig und konnte frühere Leistungsansprüche in Schule und Sport wieder erwerben und auch verwirklichen. Mit ihrem gereiften und ausgeglichenen Wesen sorgte sie zu Hause für eine harmonische Familienatmosphäre, die besonders der selbstunsichere Vater dankbar empfand.

In drei weiteren Fällen entwickelte das vom Ereignis des akuten Herztodes des Vaters betroffene, bis dahin gesunde Kind, ein Asthmaleiden.

Der fünfjährige Wilhelm verlor ganz plötzlich den geliebten Vater durch einen Herzinfarkt. Als Nachkömmling hatte er bis dahin mit ihm in einer Symbiose gelebt. Während die übrige Familie – Mutter und große Schwester – abends schon lange zu Bett gegangen war, blieb er noch mit dem Vater auf, der als Graphiker bis in die Nacht tätig war. Er zeichnete gemeinsam mit ihm an einem eigens für ihn vom Vater konstruierten kleinen Reißbrett.
Der unmittelbar miterlebte Tod des Vaters war für ihn ein schreckliches Erlebnis. Sofort nahm die Mutter danach den Jungen zu sich ins verwaiste Ehebett, wo er schon in der ersten Nacht einen schweren Asthma-Anfall bekam. (In der Familie waren Asthma und andere allergische Erkrankungen nicht bekannt, und auch der Junge war bis dahin völlig gesund gewesen.) Die Mutter ging in nichtbewältigter Trauerarbeit täglich, bei Wind und Wetter, mit dem Jungen zum Friedhof, wo er mit seinen Spielsachen am Grab des Vaters spielte. Er äußerte, in Gemeinsamkeit mit der trauernden Mutter nicht mehr leben zu wollen, um bald wieder beim Vater zu sein.
Die Psychotherapie hatte primär das Ziel, die symbiotische Beziehung des Kindes zu seiner Mutter aufzulösen, was nur unter großem Widerstand der Mutter gelang.

Bei zwei weiteren Kindern kam es nach dem Tode des Vaters zu einem vorübergehenden völligen Haarausfall (Alopecia totalis) (77). Der Tod des Vaters hatte die ödipale Konfliktsituation aktualisiert und zu einer regressiv-symbiotischen Ersatzbeziehung zur Mutter geführt.

Ob und wie ein vorgelebtes Kranksein vom Kinde übernommen wird, hängt von seiner Beziehung zum Kranken ab, bei Geschwistern auch von ihrer Position in der Geschwisterreihe.

Aber auch familienexterne Erlebnisse von Krankheit, Verletzung und Behinderung können sich auf Kinder auswirken, wobei junge Kinder im Phantasiereichtum des magisch-animistischen Erlebens (*Zulliger,* 385) für Identifizierungsprozesse besonders anfällig sind.

Dies zeigte sich bei einem fünfjährigen Kind, das als passives Opfer eines Verkehrsunfalles den Tod der geliebten Großmutter unmittelbar neben dieser sitzend miterlebt hatte. Es war, selbst unverletzt, jedoch im Schockzustand, gemeinsam mit allen anderen Beteiligten im Ambulanzwagen in das Unfallkrankenhaus gebracht worden. Dort saß es unbeaufsichtigt über Stunden in der Ambulanz und mußte mit steigender Angst das hektisch-dramatische Geschehen um ständig neu eingelieferte Verletzte und Sterbende miterleben.
Ein Neunjähriger entwickelte einen Tic, als er über mehrere Wochen auf dem Schulweg einem schwer entstellten, körperbehinderten Mann begegnete.

Eine extreme Störung des Familiengeschehens zog ein Verkehrsunfall mit seinen Folgen nach sich (64):

Ein unfallgeschädigtes Kind lag zehn Jahre lang mit einem apallischen Syndrom im Krankenhaus, bis es schließlich starb. Es wurde regelmäßig von den Eltern besucht, während die beiden Geschwister lediglich von der Existenz dieses älteren Kindes wußten, es aber nie gesehen hatten. Sie reagierten mit entsprechenden Ängsten und Aggressionen darauf, das Familienmilieu war zunehmend gestört.

7. Die ambulante Klinikpflege des kranken Kindes in der Familie. Die mobile Krankenschwester

Ein relatives Wohlbefinden des kranken Kindes einerseits und die Gefahr seiner Traumatisierung durch eine Krankenhauseinweisung andererseits empfehlen soweit als möglich die Behandlung des kranken Kindes in der Familie. Die medikamentösen und sonstigen Fortschritte in der Medizin ermöglichen es, die Therapie häufiger als früher durch den Hausarzt der Familie unter Einsatz der klinischen Möglichkeiten seiner Praxis durchführen zu lassen.

Das Modell der ambulanten Klinikbehandlung in der Familie wurde in England schon vor Jahrzehnten durch den Nationalen Gesundheitsdienst ermöglicht. Es ist eine Methode der Krankenbehandlung, die früher auch bei uns in Form regelmäßiger Hausbesuche von Ärzten der Ambulanzen von Polikliniken der Universitätskliniken die Regel waren. Hierbei sammelten die jungen Ärzte wertvolle psycho-soziale Erfahrungen während ihrer Assistentenzeit, die später ihrer Tätigkeit in der Praxis zugute kamen.

Dieses System wurde in den letzten Jahren mit finanzieller Unterstützung eines Wirtschaftsunternehmens durch eine Kinderklinik in

West-Berlin im Experiment des »rooming out«* (*Piding*) erprobt. Es fand Anerkennung und Unterstützung besonders bei jungen Ärzten und Schwestern.

Hierbei suchen Arzt und Schwester von der Klinik aus das vorzeitig entlassene Kind in der Familie auf, um dort mit den klinischen Möglichkeiten die Behandlung fortzuführen und abzuschließen.

Bei allen geschilderten Vorteilen dieses Projektes des »rooming out« ergeben sich – beim derzeitigen ärztlichen Versorgungssystem in der Bundesrepublik Deutschland – folgende Probleme:

Es werden mehr Betten in vielen ohnehin unterbelegten Kinderkliniken leerstehen,

Kinderärzte, deren Praxisexistenz bedroht ist, erfahren eine Konkurrenz seitens der Klinikärzte.

Bei einer Belegung von Säuglings- und Kleinkinderbetten mit mehr als 50% Gastarbeiterkindern, ferner bei Berufstätigkeit der Eltern und der bekannten Wohnungsmisere unserer Randschichtenbevölkerung und nicht zuletzt der Sprachbarriere bei fremdländischen Müttern, ist nur selten damit zu rechnen, daß die Mutter als Co-Therapeutin zu gewinnen ist. Außerdem werden viele dieser Kinder aus eben dieser sozialen Indikation in die Kinderklinik eingewiesen und länger dort behalten.

Der Plan des »rooming out« läßt sich auch wegen der zusätzlichen Kosten, u. a. im Stellenplan der Kliniken, derzeit kaum verwirklichen.

Aus diesen Gründen stieß dieses Projekt bei der überwiegenden Mehrzahl der von uns befragten Kinderkliniker auf Ablehnung.

Daß aber unter guten Pflegebedingungen in der Familie eine Frühentlassung des genesenden Kindes aus dem Krankenhaus – bei weiterer Betreuung durch eine erfahrene Kinderkrankenschwester – möglich ist, konnte inzwischen im Raum Frankfurt mit dem neuen Berufsbild einer »mobilen Kinderkrankenschwester« erfolgreich erprobt werden *(Olbrich)*. Die mobile Krankenschwester wird in der Regel vom Kinderarzt, als dem Hausarzt der Familie, eher als Entlastung

* Es soll in diesem Zusammenhang auf die sprachlich fälschliche Anwendung des Begriffes »rooming out« hingewiesen werden. »rooming-in« bedeutet nach *Edith Jackson* Geborgenheit für Mutter und Kind in *einem* Raum, keinesfalls aber lediglich »Raum in der Klinik«. Insofern legt »rooming out« die Vorstellung nahe, daß etwas aus der Klinik heraus verlegt wird. Mit der Familienpflege des kranken Kindes soll aber das »rooming in«, die Geborgenheit des Kindes bei seiner Mutter, im gewohnten Familienmilieu, wiederhergestellt werden.

denn als Konkurrenz angesehen, von der Kostenersparnis ganz zu schweigen. Außerdem erleichtert diese Art der Verwendung auch verheirateten Schwestern eine zeitlich besser einzurichtende Rückkehr in den Beruf. Sie bringen oft auch wertvolle eigene Erfahrungen in der Familienpflege kranker Kinder mit.

In Familienpflege gehören aber auch die chronisch kranken Kinder; auf deren notwendige Rehabilitation hat uns *Thesi Bergmann* (144) hingewiesen. Diese Maßnahmen beginnen mit verlängerten Wochenendbesuchen des Kindes bei seiner Familie, sie führen bei krebskranken, nierenkranken und anderen chronisch kranken Kindern nach Möglichkeit zu einer weitgehenden Verlegung der Behandlung in den Kreis der Familie, wobei die ärztliche Betreuung der Hausarzt übernimmt. Lediglich zu kurzen ambulanten Kontrolluntersuchungen bzw. Behandlungen wird die Klinik aufgesucht. Bei chronisch nierenkranken Kindern kann mit der »Heimdialyse« *(Pistor)* die ambulante Klinikbehandlung weitgehend eingeschränkt werden, wodurch dem Kind seine soziale Umwelt, mit Schulbesuch u. a. m. als wichtiger Faktor seiner endgültigen psychosozialen Rehabilitation erhalten bleibt (280).

Geschichtliche Entwicklung des Kinderkrankenhauses

Mit der Errichtung selbständiger Kinderkrankenhäuser und Kinderabteilungen im Laufe des 19. Jahrhunderts konnten kranke Kinder zur klinischen Behandlung stationär aufgenommen werden. Sie waren bis dahin in ihren Familien von Ärzten behandelt worden. Um 1800 waren die ersten Handbücher über Kinderkrankheiten erschienen *(Peiper)*.

1830 wurde die erste Kinderabteilung an der Berliner Charité eingerichtet. Es folgten bald weitere an anderen Orten Deutschlands.

Findelanstalten und Säuglingssterblichkeit

In den Findelanstalten und Waisenhäusern wurden die zur Aufnahme gebrachten Säuglinge sofort im sogenannten »Drehladensystem« von ihren Müttern getrennt mit der Begründung, sie auf diese Weise vor den »mörderischen Absichten« ihrer – meist ledigen – Mütter zu schützen *(Peiper)*.

Daß Kindermord mittels Aussetzung noch heute in weiten Teilen der Erde eine Rolle spielt, hat *Maria Piers* am Beispiel eines südamerikanischen Landes beschrieben.

Schon 1780 konnte *Frank* (zitiert nach *Peiper*) nachweisen, daß in einem englischen Findelhaus prozentual weitaus mehr Kinder starben, als solche in Pflegefamilien untergebrachte. Noch 1909 berichtete *Schelble* (zit. nach *Peiper*) von einer Anstaltssterblichkeit gesunder, lediglich unterbringungsbedürftiger Säuglinge von 90%. Doch konnte *Heubner* (zit. nach *Peiper*) eine Senkung der Säuglingssterblichkeit in Heimen und Anstalten mitteilen, wenn die Kinder zusammen mit ihren Müttern in entsprechenden Heimen aufgenommen wurden, wie sie auf seinen Vorschlag hin eingerichtet worden waren.

Die Fortschritte in der Hygiene, insbesondere die Einführung der Antisepsis in den Krankenhäusern Ende des 19. Jahrhunderts förderten, zumal mit der Einrichtung besonderer Infektionsabteilungen, die Isolierung kranker Kinder. Eine Folge davon war die noch strengere Trennung der Kinder von ihren Müttern.

Von Pfaundler hat als einer der ersten die seelische Heimatlosigkeit dieser Kinder, ihren Deprivationszustand, beschrieben (1917):

»... tritt man an das Bett heran, so wenden sich die Augen wohl noch dem Beschauer zu, doch weder mit dem latenten Lächeln des gesunden, noch mit der ängstlichen oder schmerzhaft gespannten Miene des kranken Kindes, sondern mit einem indifferenten, resignierten, wie in Ernst und Trauer erstarrten Blick. Rumpf und Glieder liegen ziemlich regungslos auf der Unterlage. Auch wenn man das Kind aufdeckt oder entkleidet, gewahrt man keine lebhaften und kraftvollen Bewegungen der Glieder, sondern träge und unsichere.

Man steht einem körperlichen Verfall gegenüber, der sich in außergewöhnlicher und stabiler Blässe, Schlaffheit und Welkheit der Haut und des Unterhautfettgewebes, in Elastizitätsverlust bei scheinbar oft vermehrtem Muskeltonus ausdrückt. Dieser Verfall ist nicht etwa als Zeichen eines chronischen dyspeptischen Zustandes, eines Milch- oder Mehlnährschadens oder einer Organaffektion bestimmter Art anzusehen. Man erkennt ihn oft, bevor die Gewichtskurve ihn anzeigt.

Von diesem Stadium an macht sich die schwerste Form des Hospitalismus bemerkbar, nämlich die völlige Widerstandslosigkeit gegen infektiöse Schäden. Das Kind erkrankt dann an irgendwelchen enteralen und parenteralen Infekten und deren Mischformen wie Enteritiden, Kolitiden, Cystopyelitiden, grippösen Bronchopneumonien, Pyodermien. Unter solchen Diagnosen verbirgt sich der wahre Hergang der Sache in Publikationen, statistischen Jahresberichten und dergleichen.

In dem Zustand des Hospitalismus steht der Körper außerhalb aller in alter und neuer Zeit aufgestellten Gesetze für das Verhalten seiner Funktionen; ein Gesetz allein behält seine Gültigkeit in der tiefgreifenden Deroute, das Gesetz des unaufhaltsamen Verfalls...«

Wenn *L. F. Meyer* (zit. nach *Peiper*) von der Kinderklinik der Charité berichtete, daß in den zehn Jahren von 1874–84 von 4100 Kindern unter einem halben Jahr noch 78% verstarben – nach einer Schilderung *Pfeiffers* (zit. nach *Peiper*) wurde für die Jahre 1876/77 die Säuglingssterblichkeit in Findelhäusern noch mit 95% angegeben! – dürfte, wie in allen anderen Fällen einer hohen Säuglingssterblichkeit das Trennungstrauma, d.h. der psychische Hospitalismus *(R. A. Spitz)* mit seinen Auswirkungen eine wesentliche Rolle für den letalen Ausgang mitgespielt haben.
Entsprechend sah *Finkelstein* (zit. nach *Peiper*) bei ähnlich hoher Säuglingssterblichkeit auf der gleichen Kinderabteilung der Charité (1894/95) eine Lösung zur Rettung der Kinder nur darin, sie möglichst bald wieder in ihre Familien zurückzugeben. Zur gleichen Zeit bestätigte *Heubner* in einer Schilderung der Zustände an der Berliner Universitäts-Kinderklinik die extreme, nicht nur pflegerisch-hygienische, sondern auch psychosoziale Mangelsituation für die dort untergebrachten Kinder (ausführliches Zitat bei *Peiper*, S. 96).

Wenn auch mit den Erkenntnissen auf dem Gebiet der Kinderpsychologie, ausgehend von der Wiener Schule (*Preyer, William Stern, Karl* und *Charlotte Bühler*, bei der *René Spitz* seine ersten Säuglings- und Kleinkindbeobachtungen machte), sich das Wissen um das Seelenleben des Kindes verbreitete, blieb doch ein naturwissenschaftliches Denken bei der stationären Behandlung von Kindern im Krankenhaus vorherrschend, indem bei der Diagnostik und Therapie fast ausschließlich klinisch-hygienische Maßnahmen beachtet wurden. Man hoffte hiermit dem Hospitalismus des Kindes im Krankenhaus vorzubeugen, dem Vorstellungen von einem psychischen Hospitalismus noch nicht inbegriffen waren.

Um Kinder vor jeglicher Einschleppung krankheitsauslösender und -fördernder Keime zu schützen, wurden sie weitgehend von der gefährdenden Umwelt, ihre Eltern einbegriffen, isoliert. Dem Pflegepersonal war der Zugang zu den Kindern nur auf dem Wege strikter Einhaltung der antiseptischen bzw. aseptischen Hygiene, mittels Schleusen und Desinfektion, möglich. Auf eben diesem Weg war Eltern nur in Ausnahmefällen der Zugang zu ihrem kranken Kinde gestattet, wobei allerdings sehr bald ein Unterschied zwischen Eltern von Privatpatienten und der übrigen Elternschaft kranker Kinder gemacht wurde. So manche verzweifelte Eltern legten deshalb ihr Kind unter einem hohen, für sie bisweilen wirtschaftlich kaum tragbaren Kostenaufwand, auf die Privatstation der Kinderklinik, nur um so die Möglichkeit eines ständigen Besuches und Kontaktes mit ihrem kranken Kinde zu erhalten; Zugeständnisse eines sozialen Privilegs, die noch heute von einzelnen Kinderabteilungen, besonders in Spezialkrankenhäusern, praktiziert werden. Bemerkenswerterweise wurde bei diesen bevorzugten Eltern die Gefahr einer Einschleppung bedrohlicher Krankheitskeime von den Ärzten als nicht so ernst angesehen.

Das Trennungstrauma des im Krankenhaus hospitalisierten Kindes

Die Beobachtung schwerer seelischer Störungen, insbesondere bei Kleinkindern, die infolge einer Krankenhausaufnahme von ihren Eltern getrennt wurden – von *Robertson* mit den von ihm gesammelten Elternbriefen eindringlich geschildert –, veranlaßte Kinderärzte und Psychologen, neue Wege psychohygienischer Reformen zu beschreiten.

Es waren vorwiegend englische Kinderärzte und Psychologen wie *Bowlby, Winnicott* und *Robertson,* sowie ein Arbeitskreis von Londoner Kinderärzten um *Anna Freud* (141), welche hierin bahnbrechend wirkten. Besonders die Untersuchungen von *Bowlby* zu den Themen »Bindung« und »Trennung« wiesen auf die Bedeutung der frühen symbiotischen Beziehung des Kindes zu seiner Mutter sowie auf die Auswirkungen einer frühen Mutter-Kind-Trennung beim Kleinkind, im Bilde des sogenannten Trennungstraumas hin. Der phasenhafte Ablauf dieses Trennungstraumas wurde von *Bowlby* und *Robertson* auf Grund ihrer Beobachtung hospitalisierter Kleinkinder geschildert (299):

In einem ersten Stadium, das über Stunden und Tage anhalten kann, befindet sich das mit der Krankenhausaufnahme abrupt von seiner Mutter getrennte Kind in einem Zustand extremer existenzieller Verzweiflung und Verlassenheit. Dies gilt besonders für das an seine Mutter als erste und einzige Liebesbezugsperson gebundene Kleinkind. Es kann überhaupt nicht begreifen und man kann es ihm auch nicht verständlich machen, warum es von seiner Mutter so plötzlich im Stich gelassen wird. Außerdem ist die durch den Krankheitszustand hochgradig verängstigte Mutter kaum in der Lage, ihr Kind zu trösten und ihm die Notwendigkeit der Trennung zu erklären. In seiner sensitiven Beziehung zur Mutter spürt das Kind vielmehr die Ägste und die Unsicherheit, die von der Mutter übertragen werden.

Extreme Verlassenheitssituationen wurden von Kinderklinikern beobachtet, wenn Kinder zum Wochenende in ein Krankenhaus aufgenommen wurden.

Es ist ein nicht so ungewöhnlicher Vorgang, wenn ein Kind durch einen vielleicht nur unzureichend informierten jungen Arzt im Notfalldienst in ein Krankenhaus eingewiesen wird, weil der Kinder- bzw. Hausarzt der Familie ab Freitagnachmittag in seiner Praxis nicht mehr zu erreichen war. Im Krankenhaus aber herrscht, was die personelle Besetzung anlangt, am Wochenende gleichfalls ein gewisser Notstand. Von den unerläßlichen Aufnahmeuntersuchungen abgesehen, werden weitere Maßnahmen nach Möglichkeit erst mit Funktionsfähigkeit des Labors usw. am Montag der folgenden Woche angesetzt. Bis dahin, nicht selten über 48 Stunden und länger, bleibt das eingelieferte Kind weitgehend sich selbst überlassen, ohne den tröstenden Zuspruch von Schwestern und Eltern, denen oft ein Besuch in den ersten Tagen des Aufenthalts verwehrt wird.

Selbst die so wichtigen »Tröster« des Kindes in Gestalt von Puppe oder Teddy, aber auch eines gewohnten Tüchleins, – der Übergangsobjekte im Sinne *Winnicotts* (372) als passagerer Ersatz seiner Liebesbezugspersonen – fallen häufig im Krankenhaus hygienischen Erwägungen zum Opfer. Darüber hinaus trägt der ungewohnte Geruch von Desinfektionsmitteln und damit im Zusammenhang der Verlust des gewohnten, verläßlichen Geruchs seiner häuslichen Umgebung zur Verfremdung und Abschreckung bei.*

Mit einem bis zur totalen Erschöpfung anhaltenden Schreien und Weinen sucht das Kind die verlorengeglaubte Mutter herbeizurufen.

* Die Geruchsempfindung des Kindes ist eine seiner frühesten Erfahrungen. Schon wenige Tage nach der Geburt unterscheidet das Neugeborene am Geruch die Mutter von anderen Bezugspersonen.

Erst allmählich wird dieser Zustand von jener nachfolgenden depressiven Verzweiflung abgelöst, in der das Kind sein Bemühen – und damit sich selber – aufgibt, nachdem es erfahren mußte, daß die Mutter von seinem Schreien und Weinen nicht erreicht wird.

Erstmals in seinem Leben – und viel zu früh – muß es erfahren, daß es ohne die geliebte Mutter und oft auch ohne einigermaßen entsprechenden Ersatz mütterlicher Zuwendung leben und existieren muß, zudem in einem Daseinsraum unmittelbarer Bedrohung durch die Krankheit und deren Auswirkungen. Dazu kommen die fremde Welt des Krankenhauses mit ihren realen und irrealen Gefahren. Es ist kaum möglich, sich in diese einmalige Situation eines jungen Kindes hineinzufühlen, so sehr uns auch die Filme *Robertsons* dieses Verlassenheitssyndrom vor Augen führen. Mit einem Blick voller Trauer verharren sie in ihrem Gitterbett, das sie zwar vor äußeren Gefahren (Unfällen) schützen soll, aber nur allzusehr die Isolierung des hospitalisierten Kindes verstärkt*.

Nur bedingt, auf Umwegen, bietet sich ihm eine helfende, tröstende Hand und nur selten kann es von der Schwester – im Routinebetrieb des Alltags – auf den Arm genommen werden. Fehlt doch dem depressiven Kind in dieser Lage das eigene spontane Angebot der Handreichung, um so, wenn schon die Stimme versagt, in der Gestik eines Hilferufes auf seine innere Not aufmerksam zu machen.

Dieser Schockzustand des Schreiens und Weinens und der nachfolgenden depressiven Verzweiflung kann so schwerwiegend sein, daß er im Sinne einer psychosomatischen Reaktion auch lebenswichtige Funktionen des kranken Kindes beeinflußt und so zum Krankheitsbild einer psychischen Inanition *(René Spitz)* beiträgt.

Die tiefe, anhaltende Kontaktstörung erschwert zudem Arzt und Schwester den Zugang zum Kind, so daß es eventuell aus vitaler Indikation aus dem Krankenhaus entlassen und den Eltern in die häusliche Pflege zurückgegeben werden muß. Als noch nicht die Familienpflege des Kindes im Krankenhaus eingeführt war, war dies ein nicht seltener Vorgang, von dem heute allerdings nur noch selten berichtet wird.

* Die Bezeichnung »Käfigbetten« für auch nach oben abgeschlossene Säuglings- und Kleinkinderbetten unterstreicht die unmenschliche Isolierung dieser Kinder auf der Krankenstation.

Tage oder Wochen nach diesem Zustandsbild der depressiven Trauer und Verzweiflung resultiert ein Zustand äußerer Anpassung bzw. Verleugnung (denial), in welchem das Kind, zur Erleichterung der Ärzte und des Pflegepersonals, sich anscheinend im Krankenhaus eingewöhnt hat und keine sichtlichen Schwierigkeiten mehr bereitet. Es nimmt passiv, auf Befragung, Kontakt auf und beginnt auch zu spielen; es kann aber auch immer wieder in den alten Zustand der Trauer versinken.

Bei Besuchen der Mutter wird das erfahrene Leid der Trennung aktualisiert: Das Kind reagiert erneut mit Schreien und Weinen auf die Trennung, weshalb früher die Mütter/Eltern von Ärzten und Schwestern überredet wurden, im Interesse ihres Kindes, zu seiner »Beruhigung«, diese Besuche zu unterlassen, bzw. es nur heimlich, im »Scheibenbesuch«, hinter der Gardine versteckt, zu beobachten. Dies wurde jedoch häufiger, als die Mütter ahnten, von den Kindern dennoch bemerkt, was ihre Gefühlsverwirrung nur noch verstärkte.

In dieser Situation eines mehrwöchigen Krankenhausaufenthaltes, ohne unmittelbare Besuche der Angehörigen am Bett des kranken Kindes, entwickelte dasselbe nur oberflächlich kurzfristige Bindungen zu seiner näheren Umwelt; es wurde zum bindungslosen Kind. Die dahinter verborgene tiefere seelische Störung war Ärzten und Schwestern weniger bewußt, weil sie mehr die für die medizinische Behandlung bequemere äußere Anpassung des nunmehr willigen Kindes registrierten. Dies war ein zum Überleben des Kindes notwendiger Abwehrmechanismus.

Wurde das Kind dann, körperlich gesundet, in die Familie entlassen, mußte die Mutter häufig schon auf der Fahrt von der Klinik nach Hause heftige, gegen sie gerichtete Aggressionen des Kindes erfahren. Der Mutter erschienen diese nach der langentbehrten liebevollen Zuwendung unerklärlich; das Kind aber hatte den Liebesverlust im Trennungstrauma nicht vergessen und konnte ihn nicht verzeihen.

Sehr bald wird aber diese kritische Phase überwunden und von einer nachfolgenden Phase engster symbiotischer Beziehung des Kindes zu seiner Mutter abgelöst, für die besondere Schlafstörungen mit dem Drängen des Kindes in das Bett der Mutter und in deren körperliche Nähe charakteristisch sind; sie können über Jahre anhalten.

Verhaltensstörungen finden sich besonders bei hospitalisierten Kindern, wenn sie durch frühere Krankenhausaufenthalte und Traumatisierungen vorgeschädigt waren. Ähnliches konnte *Thalmann* an Grundschulkindern feststellen.

Weitere Verhaltensstörungen nach einem Krankenhausaufenthalt, wie z.B. vermehrtes Daumenlutschen, Wiedereinnässen des vorher lange schon sauber und trocken gewesenen Kindes usw., weisen auf den regressiven Charakter dieser Symptomatik hin.

Robertson hat in seinem Buch »Kinder im Krankenhaus« mehrere Autoren erwähnt, welche seine Berichte über das Krankenhaustrennungstrauma des Kindes und dessen Nachwirkungen bestätigten. Sie wurden später von *von Troschke* ergänzt (355).

Wenn auch das Krankenhaustrauma durch die Mitaufnahme der Mutter sowie die unbeschränkte tägliche Besuchszeits (unrestricted visiting) gemildert wird, läßt es sich doch nicht bei allen Kindern vermeiden. Doch auch in diesen Fällen sind die Nachwirkungen mit Einführung der psychohygienischen Reformen wesentlich geringer geworden. Den Klinikärzten wurden allgemein die erwähnten Nachwirkungen des Trennungstraumas weniger bekannt, da die betroffenen Mütter nur selten deswegen die Kinderklinik noch einmal aufsuchen und darüber berichten. Es sind vielmehr die Beratungsstellen bzw. Psychotherapeuten, die auf den Rat des Hausarztes hin wegen anhaltender Verhaltensstörungen und psychosomatischer Reaktionen ihres Kindes aufgesucht werden.

Eigene Untersuchungen von 50 Kindern und Jugendlichen haben ergeben, daß diese oft über Jahre fixierten Störungen auch heute noch beobachtet werden. Sie bedurften häufig einer psychotherapeutischen Behandlung (65).

Heimwehreaktionen junger Säuglinge nach dem Krankenhaus

Junge Säuglinge, die noch keine festen Objektbeziehungen *(Spitz)* zur Mutter haben, können anscheinend ohne sichtbaren Schaden von der Mutter getrennt werden, wenn sie auf der Krankenstation in einer Schwester eine feste, verläßliche Mutterersatzperson finden, die mit Pflege und Ernährung voll bei ihnen Mutterstelle einnimmt. Bei einem gefährdeten Kind kann aber eine so enge Bindung zu dieser entstehen, daß eine nicht genügend vorbereitete spätere Entlassung aus dem Krankenhaus ein umgekehrtes Trennungstrauma – zu der inzwischen fremd gewordenen leiblichen Mutter – auslöst. Dies kann unter dem Bild einer psychotoxischen Inanition bis zum lebensbedrohenden Marasmus führen, wie ihn *René Spitz* als Endstadium des Hospitalismus mutterloser Heimkinder beschrieben hat (331).

In den von *Nitschke* mitgeteilten Fällen derartiger Heimwehreaktionen nach dem Krankenhaus und »seiner Schwester« war nur noch die sofortige Wiederaufnahme in die Klinik, in die Geborgenheit der wiederhergestellten mütterlich-schwesterlichen Symbiose lebenrettend (261).

Man hat daraus gelernt, grundsätzlich schon bei jungen Säuglingen die Mütter zur täglichen Pflege und Ernährung auf den Säuglingsstationen zuzulassen. Wo sich dies aber nicht verwirklichen läßt, sollte die Mutter, rechtzeitig vor der geplanten Entlassung des Kindes, dieses durch regelmäßige Besuche im Krankenhaus und durch persönliche Pflege und Füttern wieder an sich gewöhnen.

Psychohygienische Reformen an den Kinderkliniken in England und anderen europäischen Ländern

Es ist der unermüdlich aufklärenden Pionierarbeit von *James Robertson* zu verdanken, insbesondere seinen Berichten in den Massenmedien (Fernsehen u. a.), daß er breite Kreise der Öffentlichkeit alarmierte und dadurch entscheidende psychohygienische Reformen, die Mutter-Kind-Situation im Krankenhaus betreffend, durchsetzte. Sie erfuhren in England eine nachhaltige Unterstützung durch den regierungsamtlichen *Platt-Report* in den Sechziger Jahren. Im wesentlichen betrafen die Änderungen zunächst die Mitaufnahme von Müttern im Krankenhaus, vorzugsweise bei erkrankten Kleinkindern, sodann die möglichst unbeschränkte Besuchszeit (unrestricted visiting) für die Angehörigen des Kindes.

Diese Reformen hatten Auswirkungen auch in anderen europäischen Ländern. In der Schweiz war es der Kinderkliniker *Nef*, der am ostschweizerischen Kinderspital in St. Gallen zu Beginn der Sechziger Jahre diese Reformen verwirklichte. *Nef* wies als einer der ersten auf die Bedeutung von Väterbesuchen bei ihren kranken Kindern hin. Über die Erfolge seiner Reformen berichtete *Sailer* mittels einer Schwesternumfrage, wobei als wesentliches Ergebnis herauskam, daß die überwiegende Mehrzahl der Schwestern nicht mehr zum alten System der Kinderkrankenpflege zurückkehren wollte, weil sie den Gewinn eines engeren Kontaktes mit den Eltern, und damit des erweiterten Wissens um die familiären Verhältnisse der kranken Kinder erkannt und die Mitarbeit der Eltern erlebt hatten.

Bemerkenswert waren die Erfahrungen des jugoslawischen Kinderarztes *Mičić* an einem kleinen Distrikts-Kinderkrankenhaus in Tuzla/Bosnien. Dort hatte man sich entschlossen, fast ausnahmslos alle Mütter von eingewiesenen Kindern mitaufzunehmen, da deren Wohnsitze in abgelegenen Bergtälern den Besuch ihrer Kinder so gut wie unmöglich gemacht hätten. Diese neuartige klinische Behandlung zeigte im Vergleich zur nächstgelegenen Universitäts-Kinderklinik in Sarajewo wesentlich bessere Ergebnisse, insbesondere schnellere Heilungen und dadurch bedingt frühere Entlassungen der Kinder. Für das Gesundheitswesen in diesem Entwicklungsland hatte die neue Art der Betreuung ein wichtiges Begleitergebnis, indem nämlich die Mütter während des Krankenhausaufenthaltes zugleich in Fragen der Krankheit und Gesundheit ihrer Kinder unterrichtet und nach der Entlassung aus dem Krankenhaus und Heimkehr in ihre Dörfer zu Pionieren einer neuen Gesundheitslehre wurden.

Hier wie an anderen Orten zeigte es sich, daß der Erfolg der psychohygienischen Reformen, die zunächst auf viele Vorurteile und großen Widerstand stießen, weitgehend von der Initiative und dem Engagement der betreffenden Chefärzte abhing, mit deren Ideen sich die anderen Ärzte und Schwestern der Klinik in ihrer Arbeit identifizierten.

Psychogyhienische Reformen an den Kinderkliniken in der Bundesrepublik Deutschland

In der Bundesrepublik Deutschland erwies sich die psychologische Situation an den Kinderkliniken im Vergleich mit den Reformen *Robertsons* und deren Auswirkungen in anderen Ländern *(Nef, Mičić;* siehe auch *Biermann,* 28) als ausgesprochen rückständig. An den meisten Krankenhäusern war die Besuchszeit auf ein- bis zweimal in der Woche und dabei auf eine halbe bis eine Stunde beschränkt. Nur an wenigen Kinderkliniken hatten fortschrittliche Kinderkliniker schon die tägliche Besuchszeit eingeführt (*Scheppe,* 313, *Larbig,* 222).

Zwanzig Jahre ärztlicher Tätigkeit an Kinderkliniken hatten uns inzwischen eigene Erfahrungen mit kranken Kindern und deren psychischen Bedürfnissen sammeln lassen, wobei das Erlebnis des Trennungstraumas des im Krankenhaus hospitalisierten Kindes ganz im Vordergrund stand.

Der psychohygienische Notstand in Kinderheimen und -sanatorien war dort noch offensichtlicher, wo es die Regel war, daß Kinder, auch im Kleinkindalter, über lange Wochen von ihren Eltern getrennt waren. Hiermit ließen sich viele Kurmißerfolge z. B. bei verschickten Asthmakindern erklären.

Die während einer Hospitantentätigkeit (1964/65) an der von *Anna Freud* geleiteten Hampstead child therapy Clinic in London, mit Kontakten zu *Robertson, Bowlby, Winnicott* und *Balint,* gesammelten Erfahrungen, ließen die Durchführung psychohygienischer Reformen auch an den Kinderkliniken der Bundesrepublik Deutschland als unumgänglich notwendig erscheinen.

So wurde seit 1965 mit Vorträgen vor Kinderärzten für die Idee psychohygienischer Reformen an den Kinderkliniken geworben (25, 27). Es kam diesem Vorhaben ein Beschluß des Münchner Stadtrates vom Sommer 1966 entgegen, der an den städtischen Kinderkliniken Münchens die Mitaufnahme von Müttern erkrankter Kinder sowie die tägliche Besuchszeit anordnete. Das zu jener Zeit neuerrichtete städtische Kinderkrankenhaus München-Harlaching wurde unter *Pache* speziell zum Mutter-Kind-Krankenhaus bestimmt. Durch diesen Verwaltungsakt, welcher die Kinderkliniker völlig unvorbereitet traf, wurden zunächst massive Widerstände gegen eine Intensivierung des Kontaktes des Kindes im Krankenhaus mit seinen Angehörigen ausgelöst, die in der Äußerung eines namhaften Chefarztes gipfelten, er habe noch kein Kind gesehen, das aus seelischen Gründen gestorben sei. Seine Bedenken, daß auf diese Anordnung hin alle Schwestern kündigen würden, bestätigten sich allerdings nicht.

Erschwerend für die speziellen Bedürfnisse eines Mutter-Kind-Krankenhauses erwies sich jedoch, daß die betreffende Kinderklinik München-Harlaching architektonisch in keiner Weise als solches programmiert war. Weder gab es rooming-in-Abteilungen für Mutter und Kind, noch besondere Besucherräume u. a. m.

Inzwischen hatte das Kinderkrankenhaus München-Harlaching aber seinen Ruf unter *Pache* gefestigt. Es wurden seither mehr als 3000 Mütter mit aufgenommen, worüber *Pache* und seine Mitarbeiter wiederholt berichtet haben (268, 255, 270). Unter seinem Nachfolger

Tympner wurden zwei wissenschaftliche Symposien zum Thema Mutter-Kind-Krankenhaus abgehalten (1978, 1981).

Parallellaufend zu den kinderärztlichen psychologischen Bemühungen um Reformen in den Kinderkliniken entwickelte sich seit 1967, ausgehend von einer Bürgerinitiative im Raume Frankfurt, das Aktionskomitee »Kind im Krankenhaus« *(Folkers)*, welches sich die Durchführung der psychohygienischen Reformen, in gemeinsamer Arbeit mit betroffenen Eltern, sowie mit Ärzten und Schwestern zur Aufgabe machte. Hierzu gehörten neben einer allgemeinen Aufklärung der Bevölkerung und Kontakten zu den Ärzten und Schwestern der Kinderklinik am Ort, sowie Vorträgen vor Eltern und Fachgremien:*

- Organisation betreuender Hilfen für Mütter und ihre kranken Kinder im Sinne der Nachbarschaftshilfe,
- Einsatz von »Spieltanten« zur Betreuung der in den Kliniken nicht von Angehörigen besuchter Kinder, der sogenannten Sozialwaisen,
- Fortbildung der Schwestern in kinderpsychologischen Fragen.

Dem Aktionskomitee »Kind im Krankenhaus«, das für seine sozialen Verdienste inzwischen mehrfach, u. a. mit der Theodor-Heuss-Medaille ausgezeichnet wurde, gehören zur Zeit 4000 Mitglieder an, die in 80 Ortsgruppen in allen Teilen der Bundesrepublik Deutschland organisiert sind.

1967 wurde vom Wissenschaftlichen Beirat der Bundesärztekammer auf die Notwendigkeit einer Einführung der täglichen Besuchszeit sowie der Mitaufnahme der Mütter in Kinderkliniken hingewiesen, die Entscheidung darüber aber letztlich dem betreffenden Chefarzt anheimgestellt. Die erwähnten Maßnahmen stießen damals auch bei den Krankenhausverwaltungen noch auf erheblichen Widerstand.

In den nachfolgenden Jahren verging kein Kinderärztekongreß, auf dem nicht zum Thema »Kind im Krankenhaus« Stellung genommen und damit das Problembewußtsein bei Ärzten verstärkt wurde. Bisweilen war dieser Thematik ein ganzer Kongreßtag gewidmet.

In den Siebziger Jahren erschienen mehrere Monographien über »Kind und Krankenhaus« in deutscher Sprache *(Bergmann, Bier-*

* Der Verfasser hat in den Jahren 1966–1981, meist in enger Zusammenarbeit mit dem Aktionskomitee »Kind im Krankenhaus« sowie mit dem Kinderschutzbund, aber auch auf wissenschaftlichen Kongressen des In- und Auslandes, zahlreiche Lichtbildervorträge zum Thema »Kind im Krankenhaus« gehalten.

mann, A. Freud, Plank, Robertson, v. Troschke, Veeneklaas), die sich auch mit den Fragen der Betreuung chronisch kranker Kinder und anderen wichtigen Themen befaßten.

Die Bemühungen um psychohygienische Reformen in den Kinderkliniken waren auch Veranlassung zu einem Teilgutachten über die Reformen in der Pädiatrie der Bundesrepublik Deutschland, das im Rahmen der Psychiatrieenquête »Zur Lage der Psychiatrie in der Bundesrepublik Deutschland, zur psychiatrischen und psychotherapeutisch/psychosomatischen Versorgung der Bevölkerung« im Jahre 1975 für den Deutschen Bundestag erstellt wurde. Insgesamt kam es in den letzten Jahren zu wesentlichen Neuerungen in den Kinderkliniken der Bundesrepublik Deutschland, worüber im Auftrag der Regierung von Nordrhein-Westfalen 1979/80 ein Gutachten gefertigt wurde.

Die psychologische Situation des Kindes im Krankenhaus (Gutachten 1980) *

Für das im Rahmen des »Landes-Kinderberichtes« erstellte Gutachten wurden sämtliche 70 Kinderkliniken in Nordrhein-Westfalen zum Zwecke persönlicher Interview-Gespräche mit Ärzten und Schwestern aufgesucht, denen ein achtseitiger Fragebogen mit ca. 160 Items zugrundegelegt war. Der gleiche Fragebogen wurde von 70 weiteren Kinderkliniken in der Bundesrepublik Deutschland ausgefüllt (Rücklaufquote 53%). Die meisten dieser Kliniken hatten sich schon 1970 und 1972 an unseren Umfragen beteiligt, von ihnen konnten allerdings nur 6 zu persönlichen Interviews aufgesucht werden.

Außerdem wurde ein abgekürzter Fragebogen an 150 Spezialkliniken mit Kinderabteilungen versandt (Rücklaufquote 38%).

* An dieser Stelle sei dem Ministerium für Arbeit, Gesundheit und Soziales des Landes Nordrhein-Westfalen für Auftrag und Unterstützung unserer Gutachten-Arbeit unser Dank ausgesprochen.

Argumente gegen die Reformen, insbesondere gegen eine tägliche unbeschränkte Anwesenheit der Mütter

Die immer wieder gegenüber den psychohygienischen Reformbestrebungen erhobenen Bedenken seitens der Ärzte und Schwestern lassen sich in folgenden Punkten zusammenfassen:

1. Es werden von den Eltern Infektionen eingeschleppt.
2. Kinder gewöhnen sich bei den ständigen Besuchen der Eltern schwerer in das Krankenhaus ein.
3. Kranke Kinder brauchen eine geregelte Ruhezeit.
4. Nach der Besuchszeit sind die Kinder besonders erregt.
5. Die Krankenstation bewältigt den Ansturm zahlreicher Besucher nicht.
6. Eltern gefährden durch ihre ständige Anwesenheit den medizinischen und pflegerischen Tagesablauf.
7. Die Intimsphäre des kranken Kindes und seiner Familie wird durch die Anwesenheit anderer Eltern gestört, wodurch Probleme der ärztlichen Schweigepflicht z. B. bei der Visite auftreten könne.
8. Es kann durch Fehlverhalten der Eltern und dadurch bedingte Unfälle zu Haftpflichtproblemen kommen.
9. Eltern belasten durch ihr ständiges Fragen Ärzte und Schwestern.
10. Schwierige Eltern behindern mit ihrer Anspruchshaltung eine für die Behandlung und Genesung des Kindes notwendige disziplinarische Einordnung in den Gesamtbetrieb der Klinik.
11. Ängstlich-aufgeregte Mütter stören die Behandlung des Kindes.
12. Schwestern fühlen sich durch die ständige Anwesenheit von Müttern in ihren pflegerischen Arbeiten verunsichert.
13. Es kommt zu Rivalitäten zwischen Schwestern und Müttern.
14. Die Schwester wird bei der Umsorgung des Kindes durch seine Mutter in die Rolle der »bösen Mutter« gedrängt, da sie lediglich die schmerzbereitenden, »strafenden« Aufgaben übernimmt.
15. Schwestern werden durch die Anwesenheit und Mitarbeit der Mütter »arbeitslos«.
16. Kindern werden von ihren Eltern heimlich Süßigkeiten zugesteckt.
17. Nicht alle Kinder können täglich von ihren Müttern besucht werden und leiden darunter.
18. Mütter müssen infolge des täglichen Besuches ihres Kindes im

Krankenhaus den Haushalt und die Geschwister vernachlässigen.
19. Manche Mütter zeigen eine egoistische Anspruchshaltung gegenüber den Schwestern.
20. Mütter schwerstkranker Kinder dekompensieren, weil sie den seelischen Belastungen der miterlebten täglichen Behandlung ihres Kindes nicht gewachsen sind.

Es war mit eine Aufgabe der mit dem Gutachtenauftrag übernommenen Interview-Gespräche mit den Ärzten und Schwestern der Kinderkliniken, deren Stellungnahme zu den mitgeteilten Problemkomplexen zu erfahren.

Stellungnahmen zu den vorgebrachten Argumenten

Auf Grund unserer Umfrage (88), eigener und anderer Untersuchungen *(Adelhard, Biermann, Keuth, H. Müller, Pache, Rodek, Sailer, von Troschke),* sowie Gesprächen mit in Klinik und Praxis tätigen Kinderärzten (insbesondere durch jahrelange Erfahrungen in Balintgruppen), mit Mitgliedern des Aktionskomitees »Kind im Krankenhaus«, aber auch mit zahlreichen betroffenen Eltern, soll zunächst im folgenden auf die aufgeführten Argumente eingegangen werden*.

Um dem Argument jenes zitierten Chefarztes zu begegnen, soll vorausgeschickt werden, daß seelisches Leid zu einem leib-seelischen Verfall des Kindes führen kann, der letztlich auch – bei Versagen aller, auch körperlicher Abwehrfunktionen – den Tod eines Kindes auslösen kann. *René Spitz* hat hierfür den Ausdruck der psychischen Intoxikation und Inanition mit Marasmus geprägt. Außerdem erscheinen extrem symbiotisch an ihre Mutter – seltener an den Vater – fixierte Kinder besonders gefährdet. Bei ihnen kann eine abrupte Trennung der – pathologischen – Mutter-Kind-Bindung lebensbedrohliche Auswirkungen haben (29). Es sei in diesem Zusammenhang an die Mitteilungen *Nitschkes* über lebensbedrohliche Zustände nach Trennung junger Säuglinge von den sie betreuenden Schwestern nach der Entlassung aus dem Krankenhaus erinnert (siehe Seite 53).

* Sie werden im weiteren Verlauf, unter Berücksichtigung der statistischen und sonstigen Ergebnisse unseres Gutachtens in den betreffenden Abschnitten noch jeweils ausführlich abgehandelt (siehe Inhaltsverzeichnis).

Es folgen nunmehr die Stellungnahmen zu den vorgebrachten Argumenten (1–20):

1. Vermehrte Infektionen durch häufigen Elternbesuch

Diese Befürchtung hat sich als nicht berechtigt erwiesen. Nur wenige Teilnehmer an unserer Untersuchung berichteten von vereinzelten Infektionen seit Einführung der Reformen, deren Ursache aber letztlich ungeklärt blieb. Es besteht weitgehend die Ansicht, daß es weniger die Eltern, als vielmehr Drittpersonen – des Krankenhauspersonals – sind, welche die Kinder gefährdende Krankheitserreger einschleppen. Junge Kinder befinden sich noch weitgehend in einer gewohnten Symbiose – auch mit der Keimwelt ihrer nächsten Bezugspersonen –.

Der Kinderkliniker *Keuth,* der seit Jahren an seiner Kinderklinik die unbeschränkte Besuchszeit eingeführt hat, meint sogar, daß der bakterielle Hospitalismus, besonders der durch bösartige Keime gekennzeichnete, seit Einführung obiger Maßnahmen eher abgenommen hat.

2. Die ständig besuchten Kinder gewöhnen sich schwerer ein

Dies hat sich nicht bestätigt. Wenn Kindern verläßlich für den nächsten Tag der Besuch seiner Eltern zugesichert ist, vertrauen sie darauf. Sie dürfen in dieser Hinsicht jedoch keinesfalls enttäuscht werden. Dies gilt besonders in Krisensituationen mit zusätzlichen psychischen und sonstigen Belastungen im Krankenhaus.

Kinder sind sogar bereit, ihre im rooming-in in den Mutter-Kind-Einheiten mitaufgenommenen Mütter schon nach wenigen Tagen nach Hause zu entlassen (*Pache,* 270), wenn ihnen der weitere tägliche Besuch derselben zugesichert wird.

3. Einhaltung einer geregelten mittäglichen Ruhezeit

Die Einhaltung einer Mittagsruhe (Bettruhe) ist, wie auch das Schlafbedürfnis, nicht nur altersbezogen unterschiedlich. Mütter haben durchaus dafür ein Verständnis, daß kranke Kinder in der Mittagszeit ruhen sollen, sie drängen selber auf die Einhaltung der Bettruhe ihrer Kinder. Ältere Kinder beschäftigen sich in dieser Zeit mit Lesen in und außer Bett, ohne die anderen Kinder zu stören.

Mütter benutzen diese Zeit, um zu Hause, in der Familie, nach dem Rechten zu sehen, sofern sie in der Nachbarschaft wohnen.

4. Kinder sind nach dem Besuch der Eltern besonders erregt

Dies war das charakteristische Kennzeichen der früheren Situation, bei eingeschränkten, seltenen Besuchsmöglichkeiten der Eltern. Es äußerte sich im Weinen und Schreien der Kinder, Verstimmungs- und Erregungszuständen, Fieberanstieg sowie Eßstörungen. Diese Reaktionen sind bei ständiger Anwesenheit der Mutter eindeutig seltener geworden, wenn auch nicht bei allen Kindern ganz verschwunden.

Die psychosomatische Reaktion des Kindes auf den immer wieder erfahrenen Mutterverlust bei deren Weggang ist Ausdruck einer vorübergehenden Trauer und entsprechend zu bewerten. Sie ist von geringerer und nachhaltiger Wirkung, als wenn das von seiner Mutter nicht besuchte Kind in den Zustand einer anhaltenden Depression versinkt.

Im übrigen gelingt es meist der betreuenden Schwester des Kindes, ihm mit Zuwendung und Spiel über diese kritische Phase hinwegzuhelfen, sie wird zudem von Tag zu Tag geringer. Wichtig ist, daß die Mutter sich nicht heimlich bei Besuchsende von ihrem Kind entfernt – was nicht selten geschieht, wenn sie ihre eigenen Trennungsängste nicht beherrscht. Ein kleines, dem Kind hinterlassenes Geschenk, im Sinne eines Liebespfandes – Übergangsobjekt nach *Winnicott* – vertröstet es leichter auf den Besuch der Mutter am nächsten Tag (*Larbig*, 222).

5. Der Massenansturm von Besuchern wird nicht bewältigt

Seit Einführung der unbeschränkten täglichen Besuchszeit verteilt sich die Besucherzahl wohltuend auf den ganzen Tag, was besonders von den Schichtdienst leistenden berufstätigen Eltern genutzt wird. Entfernt wohnende Eltern können auf diese Weise ihre Besuchszeiten beim kranken Kind besser mit dem Fahrplan von Bus und Eisenbahn in Einklang bringen.

6. Ständig anwesende Eltern behindern Therapie und Pflege des Kindes

Die völlig neuartige Situation der ständigen Anwesenheit von Müttern/Vätern am Bett des kranken Kindes erfordert von allen an der Behandlung und Pflege des Kindes eine Umstellung. Ärzte und Schwestern lernen die Nöte und Sorgen der Familie um ihr krankes Kind kennen und dasselbe dadurch in seinen Reaktionen besser verstehen.

Eine Kooperation aller Beteiligten ist die Grundlage einer erfolgreichen Therapie unter den neuartigen Pflegebedingungen. Daß die überwiegende Zahl der von uns befragten Schwestern und Ärzte inzwischen die Vorteile derselben erkennen und anerkennen und nicht mehr zu dem alten rigiden System der Besuchsbeschränkung zurückkehren wollen, spricht für die Vorteile dieser neuen Form der pflegerischen Behandlung kranker Kinder.

7. Die Wahrung der Intimsphäre des Kindes und seiner Familie; die bedrohte Schweigepflicht des Arztes

Dies sind gewichtige Argumente, wenn mehrere Eltern mit ihren Kindern in einem Raum beisammen sind. Psychosoziale Probleme, Familienkonflikte u. a. gilt es bei psychosomatischen u. a. Krankheiten zu brücksichtigen und eventuell beratend zu behandeln, wenn ein dauerhafter Behandlungserfolg, auch über den Krankenhausaufenthalt hinaus, erzielt werden soll. Hier ist, neben der Diskretion am Krankenbett mit Selbstkontrolle von Arzt und Schwester während der klinischen Visite in Anwesenheit aller Eltern, bisweilen ein gesondertes Gespräch mit einem Elternpaar über die psychologischen Probleme des Kindes und seiner Familie erforderlich.

Besondere Probleme werfen Kinder aus geschiedenen Ehen auf, die ohne Wissen des anderen Partners von einem Elternteil besucht und gegen den anderen beeinflußt werden. Auskünfte von Ärzten und Schwestern können von diesen Eltern in ihrem Kampf um das Kind mißbraucht werden (86, 308).

Über die Beachtung des Sorgerechtes hinaus kann die Erkrankung eines Kindes eventuell Anlaß zu einem familientherapeutisch orientierten Gespräch mit beiden Eltern geben, das die Möglichkeit eröffnet, in der Sorge um das kranke Kind wieder zueinander zu finden.

All dies soll im Sinne einer ärztlichen Erziehungsberatung (75) auf dem Boden der psychologischen Erkenntnisse geschehen, in einer ärztlichen Haltung, wie sie in der Pädiatrie *v. Czerny* in seiner Schrift »Der Arzt als Erzieher des Kindes« dargelegt hat.

8. Haftpflichtprobleme durch den unbeschränkten Elternbesuch

Es kann immer wieder einmal zu Unfällen von Kindern im Krankenhaus kommen, auf Grund mangelnder Aufsicht durch die Schwester, oder, wenn diese die Pflege zeitweilig ganz einer Mutter überläßt und nicht ständig im Krankenzimmer anwesend ist.

Es ist deshalb eine eingehende Beratung und Führung der Mütter erforderlich. In kontinuierlichen Beratungsgesprächen sind sie über die Möglichkeiten, aber auch Grenzen ihrer Mithilfe zu informieren und ihr Verantwortungsbewußtsein zu stärken.

Ganz vermeiden lassen sich pflegerische Unfälle bei der starken Belastung der Schwestern nicht. Pflegeschäden (Unfälle u.,a.), die durch Mütter verursacht wurden, sind nur ganz vereinzelt von Klinikärzten berichtet, in ihrer Tragweite aber durchaus erkannt worden. In diesen Fällen liegt die Verantwortung bei der Krankenhausverwaltung, wenn die Regelung der ständigen Anwesenheit der Mütter vom betreffenden Krankenhaus eingeführt ist und die Mütter zwangsläufig auch zur Unterstützung des Gesundungsprozesses ihres Kindes in den pflegerischen Ablauf miteinbezogen werden.

9. Das ständige Fragen der Eltern wird zur Last für Ärzte und Schwestern

Über diese Belastung wird von Ärzten und Schwestern immer wieder geklagt. Der Umgang mit Eltern, denen ein Recht auf Information über den Zustand und die Gesundungsaussichten ihres Kindes zusteht, erfordert viel Geduld. Ebenso die Verständlichmachung aller getroffenen und noch zu treffenden Therapiemaßnahmen. Diese

Informationspflicht wurde in früheren Zeiten zum Nachteil der Eltern vernachlässigt.

Informierte Eltern sind bessere Gesprächspartner und Mitarbeiter. Wo der Kontakt zu den Eltern in ein ständiges, wiederholendes Fragen über immer die gleichen Themen ausartet, versuche man dies aus der ununterbrochenen Angst und Sorge von Eltern um ihr krankes Kind zu verstehen und ihnen auf diesem Wege zu einer Entängstigung zu verhelfen. Hierbei ist eine volle Übereinstimmung zwischen Ärzten und Schwestern bezüglich des Behandlungsverlaufes, seinen Mitteln und Zielen notwendig, damit sie nicht – unbewußt oder bewußt – von den Eltern gegeneinander ausgespielt werden. Die Autorität des Klinikleiters bleibt in kritischen Fällen die letzte, klärende Instanz.

10. Der Umgang mit schwierigen Eltern

Ein gestörtes Verhalten von Eltern läßt sich weitgehend mit ihren Ängsten um ihr krankes Kind erklären, bevor man tiefer gelagerte neurotische Störungen der Persönlichkeitsstruktur annehmen muß. Wir vermeiden möglichst den Begriff der psychopathischen Persönlichkeit. Nach *Robertson* beträgt ihr Anteil etwa 10–15% aller Eltern. Dies stimmt weitgehend mit unseren Ergebnissen überein.

Nur ganz selten war elterliches Fehlverhalten der Grund, im Interesse des Kindes und seiner Behandlung die Besuchszeit einzuschränken. Meist gelang es, in geduldigen Gesprächen Konfliktstoffe auszuräumen.

Als Extrembeispiele elterlichen Fehlverhaltens wurden genannt:

- eine cerebralsklerotische, in der Liebe zum Enkelkind eigensüchtige, unbelehrbare Großmutter,
- ein Vater, der in betrunkenem Zustand nachts sein Kind besuchen wollte,
- ein Vater, der sich zu einer Morddrohung gegenüber dem Klinikarzt hinreißen ließ.

Bemerkenswerterweise berichtete der Chefarzt, der den relativ höchsten Prozentsatz schwieriger Eltern anführte, daß er sich dennoch in keinem der Fälle zu einem Besuchsverbot gezwungen gesehen habe.

Manche Probleme im Umgang mit Eltern beruhen auch auf Verständigungsschwierigkeiten. Dies gilt z.B. für die Sprachbarriere der im allgemeinen gutwilligen Eltern von Gastarbeiterkindern fremdländischer Herkunft.

11. Ängstlich-aufgeregte Mütter wirken störend

Dieses Fehlverhalten der Mutter erklärt sich aus der Angst um ihr krankes Kind. Es ist mit eine Aufgabe von Arzt und Schwester, aufklärend und damit beruhigend auf diese Mutter einzuwirken und ihr damit zu Ausgeglichenheit und Sicherheit zu verhelfen, damit sie als Mitarbeiter für die Behandlung ihres Kindes im Krankenhaus gewonnen wird.

Die Anwesenheit mehrerer Mütter kann zu gruppendynamischen Prozessen auf der Station genutzt werden, was sich besonders bei einer längeren Anwesenheit von Müttern, z.B. auf den Stationen krebs- und leukämiekranker Kinder bewährt hat (157). Indem wir den Müttern/Eltern Wissen vermitteln, erreichen wir einen Abbau irrealer Ängste: Vertrautes entängstigt!

12. Die ständige Anwesenheit der Mütter verunsichert Schwestern

Diese Verunsicherung erklärt sich aus dem zum Teil gleichen Aufgabenbereich von Schwester und Mutter, wobei junge, noch unerfahrene Schwestern, insbesondere Schwesternhelferinnen, mehr betroffen sind. Das trat in der Übergangszeit, als alle Schwestern erst lernen mußten, mit Einführung der psychohygienischen Reformen ihre Tätigkeitsbereiche neu abzugrenzen, besonders in Erscheinung. Es ist eine Aufgabe des Schwesternunterrichts, den pflegerischen Aufgabenbereich der Schwestern im Verein mit der Umsorgung des Kindes durch seine Mutter abzuhandeln. Indem Schwestern mehr kinderpsychologisches wie auch allgemein-psychologisches Wissen sowohl während ihrer Ausbildung als auch weiterhin vermittelt bekommen (319), finden sie mehr Verständnis für das Verhalten bzw. Fehlverhalten von Eltern/Müttern in der Sorge um ihr krankes Kind und mehr Einblick in dessen familiäre Situation.

13. Es kommt zu Rivalitäten zwischen Müttern und Schwestern

Dieses ernstzunehmende Argument wird immer wieder von Schwestern und Ärzten vorgebracht und mit eindrucksvollen Schilderungen belegt.

Jede Schwester baut zu dem von ihr betreuten Kind eine emotionale Beziehung auf und jedes Kind überträgt im Prozeß der Identifizierung Gefühlsanteile auf die Mutter *und* die Schwester in deren Rolle als Muttererersatzperson im Krankenhaus. Dessen muß sich die Schwester bei jeder ihrer Handlungen im Umgang mit dem kranken Kind bewußt sein. Je jünger eine Schwester ist – und damit ihrer eigenen Kindheit noch näher –, desto mehr überträgt sie unbewußt eigene Anteile auf ihre Beziehung zum Kind und dessen Mutter, in Erinnerung an die eigene Mutter-Kind-Situation. Dies besonders, wenn sie diese Situation konfliktbesetzt erfahren hat und nun die Gefahr besteht, daß sie eigene, nicht verarbeitete Kindheitsprobleme auf das ihr zur Pflege anvertraute kranke Kind überträgt. Der Wert einer psychologischen Selbsterfahrung für die Schwester, als Teil ihrer beruflichen Aus- und Fortbildung, läßt sich hieraus ermessen.

Auf die speziellen Probleme des »Helfer-Syndroms« gerade in pflegenden Berufen hat *Schmidbauer* in seinem Buch »Die hilflosen Helfer« hingewiesen (315).

Ältere Schwestern haben schon immer in Gefahr gestanden, eine intensive Beziehung zu einem »Lieblingskind« auf der Station aufzubauen, in welche sie all ihre Gefühle einer eventuell unerfüllten eigenen Mutterschaft hineingelegt haben. Diese menschlich zwar verstehbare Anspruchshaltung ist dennoch vom pflegerischen Auftrag her nicht zu rechtfertigen. Die Schwester sollte sich stets bewußt sein, daß die Mutter immer die erste und wichtigste primäre Bezugsperson des Kindes ist und bleibt, zumal wenn das Kind sich noch nicht aus der symbiotischen Beziehung zu ihr gelöst hat. Was *Schottländer* an Beispielen für die »Mutter als Schicksal« mitgeteilt hat, gilt im übertragenen Sinne auch für manche Beziehungen von Schwestern zu langfristig hospitalisierten, chronisch kranken Kindern, denen dadurch die notwendige psychosoziale Rehabilitation mit Ablösung vom Krankenhaus und Rückkehr in die Familie erschwert wird.

14. Schwestern bleiben oft nur noch die schmerzbereitenden, von den Kindern oft als Strafe empfundenen Pflegemaßnahmen überlassen

Die Schwestern sind daran zu erinnern, daß Kinder auch ihre Mutter stets in beiden Rollen, dem Gewähren und Versagen, erfahren, vom Brustsstillen oder dessen Verweigerung angefangen. Die Ambivalenz, im Bilde einer »guten« und »bösen« Mutter *(Melanie Klein)* bleibt deshalb nicht fixiert, und diese menschliche Grundeinstellung und -haltung der Mutter braucht das Kind nicht zu gefährden. Die Welt des Kindes ist auch im späteren Leben mit Lust und Unlust verbunden, was es rechtzeitig zu erfahren gilt. Wichtig für diesen Lernprozeß ist die Beständigkeit der Beziehung, also auch jener zu der bevorzugten Schwester in deren Muttterersatzfunktion.

Wenn Schwester und Mutter sich partnerschaftlich in die Pflege des kranken Kindes teilen, bleiben für die Schwester bei dem auch zeitlich überwiegenden Anteil der rein pflegerischen Betreuung des Kindes genügend Möglichkeiten, ein positives Verhältnis zu diesem aufzubauen. Dies erfordert eine klärende Absprache zwischen Mutter und Schwester schon zu Beginn der Krankenhausbehandlung des Kindes, wobei deutlich gemacht wird, daß das Primat, die Leitung der Krankenpflege, in Händen der Schwester bleibt. Auch das Kind muß zu spüren bekommen, daß diese Regelung von der Mutter vertrauensvoll angenommen wird.

Im übrigen gibt es viele, auch schmerzbereitende Handlungen, die in einer kooperativen Zusammenarbeit an die Mutter zu übertragen sind. Die Mutter eines zuckerkranken Kindes lernt beispielsweise im Krankenhaus, unter Anleitung der Schwester ihrem Kind die lebensnotwendigen Insulinspritzen zu verabreichen, was einmal mehr bei einem jüngeren Kind die Mitaufnahme der Mutter in das Krankenhaus rechtfertigt.

Je besser die Delegierung pflegerischer Tätigkeiten an die Mutter funktioniert, um so eher kann ein chronisch krankes Kind in häusliche Pflege entlassen werden. Hierfür ergeben sich zahlreiche Beispiele aus dem Bereich der Pflege körperbehinderter Kinder, deren Krankenhausbehandlung ohne ständige Anwesenheit und Mitarbeit ihrer Mütter oft nicht durchzuführen ist.

15. Schwestern werden durch die Mitarbeit der Mütter auf der Station beschäftigungslos

Bei einer guten Zusammenarbeit von Schwester und Mutter bleiben noch genügend Aufgaben für die Schwester. Wenn eine Schwester mit Hilfe ihres eigenen Wissens eine noch unerfahrene Mutter in der Pflege ihres Kindes anleiten und gewissermaßen zur Hilfsschwester ausbilden kann, bedeutet das nicht zuletzt ein Erfolgserlebnis für die Schwester.

Darüber hinaus können sich solchermaßen entlastete Schwestern mehr den Aufgaben der heilpädagogischen Betreuung der kranken Kinder widmen, einem wichtigen Aufgabenbereich, zumal bei dem an den Kinderkliniken der Bundesrepublik Deutschland noch herrschenden Mangel an heilpädagogischen Mitarbeitern des Arztes.

Keinesfalls von Schwestern infolge der Anwesenheit und Mitarbeit der Mütter seitens der Krankenhausverwaltung zu einer Personaleinsparung führen. Dies würde die sach- und fachgerechte Durchführung von Spezialaufgaben gefährden, wenn nicht unmöglich machen. Dieser Sachverhalt wurde überzeugend von *Boehncke und Stemann* dargestellt.

16. Kindern werden von den Eltern heimlich Süßigkeiten zugesteckt

Das ist auch bei der unbeschränkten Besuchszeit die Regel geblieben. Es erfordert eine ständige Aufklärung der Eltern, beginnend gleich bei der Aufnahme des Kindes im Krankenhaus.

Laut unserer Umfrage nehmen Ärzte die Tatsache eher gelassen als resignierend hin. Diese menschlich verstehbare elterliche Fehlhandlung scheint den Ablauf der Therapie nicht ernstlich zu stören.

Wo aber die Einhaltung einer strengen Diät erforderlich, ja lebensnotwendig ist, kann meist im Elterngespräch die Einsicht für diese Maßnahme gewonnen werden. Sie fehlt bisweilen bei Eltern aus unterprivilegierten Schichten, besonders bei Gastarbeitern, die infolge der Sprachbarriere und sonstiger fremder Lebensvorstellungen ihrer Kulturkreise schwerer zu überzeugen sind.

Besonders beim allseits geliebten und verwöhnten Kind, bei dem Essen im Mittelpunkt steht, wird die Einhaltung notwendiger Diätvorschriften auf Schwierigkeiten stoßen, aber auch auf Verständnis, wenn das Kind in den Notstand des Krankseins geraten ist.

17. Nicht alle Kinder können täglich besucht werden

Durch die Neuregelung der unbeschränkten Besuchszeit wird es praktisch allen Müttern/Vätern irgendwann am Tage ermöglicht, ihr Kind im Krankenhaus zu besuchen. Sie können die Besuchszeit den Forderungen ihres Berufslebens, z. B. im Schichtdienst, anpassen. Mutter und Vater können sich zudem im Wechsel in der Betreuung ihres Kindes im Krankenhaus ablösen.

Ein ernstzunehmendes Hindernis sind bei abgelegenem Wohnort die lange Anreise bzw. ungünstige Fahrtverbindungen. Wo immer eine Mutter ihr Kind (auch wegen ihrer Verpflichtungen dem Haushalt und der Familie gegenüber) nicht täglich besuchen kann, sollte über soziale Hilfsorganisationen, wie z. B. das Aktionskomitee »Kind im Krankenhaus« für einen Muttterersatz beim Kinde gesorgt werden. »Spieltanten« von konfessionellen und anderen caritativen Verbänden, wie Kinderschutzbund u. a., die regelmäßig im sozialen Einsatz in Krankenhäusern tätig sind, haben sich als wertvolle Helfer erwiesen. Sie übernehmen speziell die Betreuung der »Sozialwaisen«, d. h. von Kindern aus Heimen oder gestörten Familien, die nur selten oder überhaupt keinen Besuch von Angehörigen erhalten.

Im übrigen hat sich allgemein die »Nachbarschaftshilfe« auf den Kinderstationen bewährt. Hierbei beziehen Mütter ganz selbstverständlich jene Kinder in die Betreuung und das Spiel mit ein, die keine Besuche erhalten. Auf diese Weise kommt es nicht zu Eifersuchtsreaktionen und Gefühlen der Vernachlässigung.

18. Mütter müssen wegen der Besuche bei ihren Kindern im Krankenhaus den Haushalt und die Geschwister vernachlässigen

Beim anhaltenden Trend zu einem, höchstens zwei Kindern in der Ehe kommt obiger Einwand nur für eine Minderzahl von Familien in Betracht. Außerdem ist die Zahl der Kinder, die einmal in ihrem Leben in ein Krankenhaus kommen, relativ niedrig.

Bei einem durchschnittlichen Krankenhausaufenthalt von 9–15 Tagen – Ergebnis unserer Umfrage – lassen sich meist Notlösungen finden, indem zur Betreuung der Geschwister Verwandte oder Bekannte der Familie einspringen. Auch das Aktionskomitee »Kind im Krankenhaus« vermittelt zu diesem Zweck Betreuer (»Babysitter«).

Ganz andere Belastungen kommen jedoch auf Familien mit chronisch kranken Kindern zu (siehe Seite 95).

19. Anspruchshaltungen von Müttern

Schwestern klagen immer wieder, daß Mütter zu große Anspruchshaltungen und mangelnde Kooperation in der Betreuung des kranken Kindes zeigen. Dies gilt besonders für manche jener Mütter, die mit ihrem Kind in der Mutter-Kind-Einheit aufgenommen sind und sich damit begnügen, lediglich »Gast« bei ihrem Kind zu sein und sich von der Schwester, als Angestellte der Klinik, bedienen zu lassen. Es sind »Mütter, die die Klinik mit einem Hotel verwechseln«, wie es eine Schwester formuliert hat.

Die erzieherische Aufgabe von Arzt und Schwester liegt darin, der Mutter die Bedeutung, aber auch Verpflichtung ihres ständigen Aufenthaltes in der Klinik verständlich zu machen. Sie muß lernen, eigensüchtige Wünsche zurückzustellen und alles dem Wohl des Kindes unterzuordnen.

Bei Ausländermüttern werden diese Fehlhaltungen kaum beobachtet.

20. Überforderung und Dekompensation von Müttern in der Betreuung ihres schwerstkranken Kindes

Zumal auf den Stationen schwerstkranker Kinder muß immer wieder damit gerechnet werden, daß eine Mutter diese Belastungen nicht ertragen kann. Der enge Kontakt zwischen Müttern/Eltern und Schwestern auf diesen Stationen läßt die Grenzen der Belastungsfähigkeit frühzeitig erkennen. Solcherart überbeanspruchte Eltern sollten dann von der Teilhabe an der Intensiv-Pflege ihres Kindes befreit werden. Gelegentlich wird sich auch ein Rollentausch zwischen Mutter und Vater, der eine oft ruhigere und bestimmtere Haltung und Einstellung zum Kinde hat, günstig für alle Betroffenen auswirken.

Zu große Ängste der Mütter übertragen sich leicht auf das empfindsame, schwerkranke Kind und erhöhen dessen eigene Angstbereitschaft.

Die Teilnahme an gruppentherapeutischen Sitzungen unter Leitung eines Psychotherapeuten (Psychiaters) hat sich für viele ängstliche Mütter als hilfreich erwiesen.

Die Vorbereitung des Kindes auf einen Krankenhausaufenthalt

Haben sich Eltern auf den Rat ihres Hausarztes zur Krankenhausaufnahme des Kindes entschlossen, weil Diagnosestellung und Therapie der Krankheit allein mit ambulanter klinischer Untersuchung und Behandlung nicht sichergestellt werden können, ist es notwendig, alles zu unternehmen, um das Kind im Sinne der Psychohygiene auf diese einschneidende Maßnahme vorzubereiten. Zunächst soll möglichst eine Kinderklinik ausgewählt werden, weil das Kind dort – auch aus psychologischer Sicht – am besten aufgehoben ist. Doch bleibt, zumal bei erforderlichen Spezialbehandlungen, nicht immer die Wahl. Man wird die Schieloperation eben nur in einer Augenklinik und die Mandeloperation in einer Hals-Nasen-Ohrenklinik vornehmen können. Wichtig ist, daß die betreffende Spezialklinik wenigstens über eine Kinderstation bzw. ein Kinderzimmer verfügt, das von einer erfahrenen Kinderschwester betreut wird. Gleiches gilt für Kinder, die z. B. nach Unfällen oder in sonstigen Notfällen in eine chirurgische Klinik oder ein Unfallkrankenhaus eingeliefert werden müssen, wenn eine kinderchirurgische Klinik oder -abteilung nicht erreichbar ist.

Da jedoch in der Mehrzahl der Fälle die Einlieferung eines Kindes erst nach Absprache mit dem Krankenhaus wegen des Aufnahmetermins erfolgt, bleibt die Möglichkeit, das Kind noch auf den bevorstehenden Krankenhausaufenthalt vorzubereiten.

Art und Weise dieser Vorbereitung hängt vom Alter des Kindes bzw. seinem Reife- und Entwicklungsstand ab. Je jünger das Kind ist, um so weniger besteht die Möglichkeit einer verbalen Aufklärung bzw. Information. In diesem Fall sollte die Mutter weitgehend beim Aufnahmevorgang in der Klinik anwesend und beteiligt sein und auch in der nachfolgenden Zeit bei ihm bleiben können. Auf diese Weise hat das Kind Gelegenheit, sich mit seinen Ängsten bei der Mutter zu bergen, bis es sich im fremden Milieu des Krankenhauses zurechtfindet. Auch dauert es eine gewisse Zeit, bis das Kind so viel Vertrauen zu der ihm zunächst fremden Schwester entwickelt, daß es sich in seiner Not an diese wendet.

Wieweit beim Kleinkind die Mitaufnahme der Mutter, vielleicht nur für einige Tage, notwendig erscheint, ergibt sich aus dem Gespräch mit der Mutter, aus ihren ersten Angaben zur Biographischen Anamnese, d.h. Lebensgeschichte des Kindes und seiner Familie. Äußert eine Mutter direkt den Wunsch nach Mitaufnahme in die Klinik, sollte dem auf jeden Fall stattgegeben werden. Mütter aus einfachem Lebensmilieu, insbesondere Mütter ausländischer Kinder sollten eventuell dazu ermuntert werden, weil sie oft von sich aus derartige Wünsche nicht zu äußern wagen bzw. ihnen diese Vorstellung fremd erscheint.

Im Kindergartenalter sind die kleinen Patienten dagegen oft schon so einsichtig, daß man ihnen auf Bilderbuchebene das Verständnis für das Geschehen im Krankenhaus nahebringen kann. Hierfür stehen heute schon eine große Anzahl informierender Broschüren zur Verfügung (15, 83, 163, 347, 356, 366). Bewährt hat sich nach unserer Erfahrung ein Bilderbuch mit Szenen in Schwarz-Weiß, zu deren eigener Ausmalung das Kind angeregt wird. Jede Aktivität wirkt der Passivität des Krankseins heilsam entgegen. In diesem Sinne wurde von uns das Bilderbuch »Gabi geht ins Krankenhaus« entwickelt* (83). In einem weiteren Buch (61) wird berichtet, wie man im Kindergarten in dieser Hinsicht heilpädagogisch wirken kann. Es empfiehlt sich, im Kindergartenalter die gesunden Kinder auf die Möglichkeit eines Krankenhausaufenthaltes vorzubereiten. Zu diesem Zeitpunkt der Entwicklung spielt kognitives Lernen bei Kindern eine wichtige Rolle.

So wurden z.B. Kinder in einem vorbildlichen vorschulischen Kindermalstudio** an Hand des Bilderbuches »Gabi geht ins Krankenhaus« mit den Vorgängen im Kinderkrankenhaus vertraut gemacht und zu eigenen Bildern angeregt. Sie erhielten auf diese Weise Gelegenheit, unbewußte Ängste gestaltend abzureagieren (61). Über ähnliche Untersuchungen zum Thema »Angst des Kindes im Krankenhaus« berichtete *von Troschke* (355).

Immer häufiger werden an Kinderkliniken Besuche von jüngeren Kindern – Kindergarten- wie Grundschulkindern – ermöglicht, die bei dieser Gelegenheit von Ärzten und Schwestern über alles unterrichtet werden, was sich im Krankenhaus abspielt. Sie werden selbst in Arzt-Patient-Spielen mit den wichtigsten Routinevorgängen der Untersu-

* Gerd und Renate Biermann: »Gabi geht ins Krankenhaus«, München-Basel, Reinhardt Verlag.

** Kindermalstudio der Kunsttherapeutin *Eleonore Brauerhoch,* München.

chung eines Kindes: Mundinspektion, Abhören, Verband anlegen u. a. m., vertraut gemacht. Der Besuch auf der Säuglingsabteilung und Frühgeborenenstation – im Scheibenbesuch vom Gang oder Besucherbalkon aus – ist für jüngere Kinder im Hinblick auf ihre Neugier und Ahnung bezüglich ihrer und der Geschwister Herkunft, von besonderer Bedeutung. Ein solcher Besuch ist ein wichtiger Schritt auf dem Wege der Liebeserziehung, d.h. der geschlechtlichen Aufklärung des Kindes, besonders wenn es in Einzelkindsituation heranwächst. Derartige Besuche jüngerer Kinder waren in 58 der 140 befragten Kinderkliniken schon die Regel.

Die Erfahrung hat gezeigt, daß Kinder, die auf diesem Wege rechtzeitig über ein Krankenhaus Informationen erhielten, später im Falle eigener Erkrankung wesentlich leichter zur Krankenhausaufnahme zu bewegen waren. Ihnen ist inzwischen vieles vertraut geworden, was andere Kinder noch ängstigt.

Ist der Termin einer Krankenhausaufnahme zeitlich festgelegt, dann hat sich an manchen Kliniken ein erster Besuch des Kindes bei seiner künftigen Stationsschwester bewährt und die endgültige Aufnahme im Krankenhaus erleichtert.

Neben der Aufklärung des Kindes ist diejenige seiner Eltern nicht zu vernachlässigen, die ebenso der Information bedürfen. Es gibt diesbezügliche Schriften des Aktionskomitees »Kind im Krankenhaus«, neuerdings auch eine vom Gesundheitsministerium (Bundeszentrale für gesundheitliche Aufklärung, Köln) in Zusammenarbeit mit dem Aktionskomitee herausgegebene Schrift (392), sowie Blätter, die den Kinderbilderbüchern wie »Gabi ...« beigelegt sind. Darüber hinaus stellen Kinderkliniken immer häufiger eigene, auf ihre Klinik und deren spezielle Bedürfnisse ausgerichtete Informationsschriften her. Letzteres ist zweifellos die günstigste Lösung, wenn sie die psychologischen Probleme des kranken Kindes ausreichend berücksichtigt. Hierüber berichteten bereits 56 der 140 befragten Kinderkliniken.

Für die Information der Eltern gilt, daß seitens des Krankenhauses, von Ärzten und Schwestern keine Versprechungen gemacht werden sollen, die später nicht eingehalten werden. Ein solches Verhalten würde von Anfang an das Vertrauensverhältnis zwischen den Beteiligten trüben, worunter letztlich am meisten das kranke Kind zu leiden hat (siehe auch Falldarstellung Seite 132).

Insgesamt hat unsere Untersuchung zum Thema der rechtzeitigen

Aufklärung der Kinder bezüglich der Krankenhausaufnahme ergeben, daß heute Kinder viel häufiger auf irgendeinem Wege Informationen über das Geschehen im Krankenhaus erhalten, als in früheren Zeiten. Offensichtlich wurden inzwischen auf beiden Seiten, bei Ärzten und Schwestern sowohl als bei Eltern, gewisse »Schwellenängste« überwunden. Dazu haben nicht zuletzt laufende Informationen seitens der Massenmedien über die Situation des Kindes im Krankenhaus beigetragen.

Im Hinblick auf die intensive Mitarbeit von Müttern/Eltern, die durch die psychohygienischen Reformen – tägliche unbeschränkte Besuchszeit, eventuelle Mitaufnahme der Mutter in die Klinik – ermöglicht wurde, erscheint eine rechtzeitige Aufklärung der Angehörigen über den Regelablauf des Krankenhausbetriebes dringend erforderlich. Nur so können von Anfang an Schwierigkeiten des Miteinanderlebens auf der Station und mit den anderen Müttern auf ein erträgliches Maß begrenzt werden.

Zu den wichtigsten Vorbereitungen des Kindes durch seine Eltern gehören Ratschläge, welche *Anna Freud* als erfahrene Kinderpsychologin in einer Arbeitsgemeinschaft mit Londoner Kinderärzten erarbeitet hat (142). Folgendes mögen Eltern ihren Kindern vor der Aufnahme in ein Krankenhaus sagen:

- Wir, Deine Eltern, behalten Dich weiter lieb.
- Wir werden Dich, so oft wir können, im Krankenhaus besuchen.
- Es wird Dir sicher bald besser gehen und Du wirst wieder ganz gesund werden.

Ferner sollen die Eltern nicht versäumen, ihrem Kinde zu sagen, daß es nicht zur Strafe für ein Vergehen, einen Ungehorsam ins Krankenhaus kommt, wovon viele Kinder fest überzeugt sind (156).

Nach *Menzel* zeichnen kranke Kinder Krankenhäuser gerne mit vergitterten Fenstern, was sich auch uns bestätigte. Das Kind kommt seiner Meinung nach wegen eines Vergehens ins Kindergefängnis in Gestalt des Kinderkrankenhauses.

Ein Fünfjähriger malte im Kindermalstudio lediglich statt des Krankenhauses ein großes Tor in aggressiven, vorwiegend roten Farben. Es wirkte wie ein Tor zur Hölle (61). Wenn es sich auch bei diesem Jungen um ein milieugeschädigtes, verhaltensgestörtes Kind handelte, sei daran erinnert, daß mindestens 20% der Kinder der Durchschnittsbevölkerung unter Verhaltensstörungen leiden (210,

350). Diese nehmen zwangsläufig ihre im gestörten Familienmilieu erfahrenen Ängste in die Situation des Krankenhausaufenthaltes mit.

Nach *Thalmann* haben verhaltensgestörte Schulkinder im früheren Alter häufiger Krankenhauserfahrungen durchgemacht, als unauffällige Kinder.

Es ist also damit zu rechnen, daß von den älteren Kindern mindestens jedes fünfte Kind vorgeschädigt in das Krankenhaus kommt und bei den meisten von ihnen Ängste zum Syndrom ihrer Verhaltensstörung rechnen.

Zwar gibt es in der Psychodiagnostik spezifische Angst-Tests *(Simon und Strotzka),* die *von Troschke* (354) bei der psychologischen Untersuchung von schieloperierten Kindern angewandt hat. Diese Tests sind jedoch um so unberechenbarer, je jünger ein Kind ist und je mehr die Mutter in dem Angstkomplex des Kindes mit inbegriffen ist. Darüber hinaus entfällt bei der Akut-Einweisung eines Kindes in das Krankenhaus jede Möglichkeit einer psychodiagnostischen Untersuchung in entspannter Situation.

Die relativ große Gruppe der in unserer Zeit lebenden verhaltensgestörten Kinder der Durchschnittsbevölkerung – ein Ausdruck ihres »Urbanisierungstraumas« *(de Rudder)* – sollte Veranlassung geben, bei der Anamneseerhebung sozial-psychologische Bezüge nicht außer acht zu lassen, und durch eine entsprechende psychologische Führung gefährdeter Kinder Fehlhaltungen und Fehlreaktionen derselben im Klinikmilieu vorzubeugen.

Die Aufnahme des Kindes im Krankenhaus

Im Gegensatz zu dem unbarmherzigen Drehladensystem der früheren Findelanstalten, das, wenn zwar in abgemilderter Form, auch in Krankenhäusern anzutreffen war, wird nunmehr von Anfang an die Anwesenheit und Mitarbeit der Mutter bei der Aufnahme des Kindes im Krankenhaus gefordert. Nur selten, wie z. B. bei Noteinweisung im Ambulanzwagen nach einem Unfall etc., oder im Falle der Berufstätigkeit der Mutter, in Schlüsselkindsituationen wird die Mutter nicht sofort anwesend sein können.

Ebenso wichtig ist aber auch die Anwesenheit der auf der betreffenden Station tätigen Schwester, als der künftigen Bezugs- und Mutterersatzperson des Kindes. Schon lange ist man davon abgekommen, das Kind erst auf eine Spezial-Aufnahmestation zu legen, von der es nach Tagen der Durchuntersuchung und Abklärung der Diagnose auf die endgültige Station zur weiteren Behandlung verlegt wurde. Damit war ein erneuter Wechsel seiner Bezugspersonen verbunden, eine für das Kleinkind erneut traumatisierende Erfahrung hinsichtlich der Verläßlichkeit menschlicher Bindungen.

Ist dagegen die Mutter bei der Aufnahme des Kindes anwesend, wirkt sie beruhigend während der notwendigen ersten ärztlichen Untersuchungen. Die Mehrzahl der erfahrenen Kinderkliniker ist durchaus bereit, die Anwesenheit der Eltern auch bei schwierigen Eingriffen, wie z. B. der Entnahme von Rückenmarksflüssigkeit (Lumbalpunktion) zur diagnostischen Abklärung einer Hirnerkrankung u. a. zu gestatten. Jüngere Ärzte fühlen sich in dieser Situation möglicherweise verunsichert.

Zum Aufnahmeritual gehört in manchen Kliniken immer noch das Bad des Kindes, auch wenn die Mutter glaubhaft versichert, das Kind extra wegen der Krankenhausaufnahme vorher gebadet und frisch angezogen zu haben. Diese Mißachtung der Intimsphäre, zumal in Abwesenheit der Mutter, bedeutet ein zusätzliches Schockerlebnis für das kranke, hilflose Kind. Viel besser wäre es, wenn die Mutter als nächste Vertraute ihres Kindes die Schwester über dessen Eigenheiten im Intimbereich aufklären und gegebenenfalls das Kind in ihrem Beisein baden könnte.

Wir erinnern uns, daß es vor 30 Jahren in einer norddeutschen Kinderklinik zum Aufnahmeritual gehörte, Kindern, die älter als drei Jahre waren, zur Kontrolle auf Wurmbefall einen rectalen Einlauf zu verabreichen. Man dachte nicht daran, daß dieser Vorgang bei dem ohnehin durch das psychische Trauma der Trennung belasteten Kleinkind wie eine Vergewaltigung wirken mußte.

Heute verlangen nur noch wenige Kliniker bei jedem aufgenommenen Kind routinemäßig eine vollständige Durchuntersuchung mit Blut- und anderen Entnahmen für das Labor – von Dringlichkeitsfällen abgesehen –. Das Kind soll sich erst im ungewohnten Klinikmilieu zurechtfinden und heimisch fühlen.

Puppe, Teddy sowie andere kleine, persönliche Dinge des Kindes gehören zu seinem psychischen Intimbereich, sie sind wichtig in ihrer Rolle der – von *Winnicott* (372) definierten – Übergangsobjekte. Gerade für das Kleinkind haben sie als Liebesersatz große Bedeutung, sie helfen ihm als »Tröster« über den akuten Mutterverlust bei der Krankenhausaufnahme hinweg. Früher verschwanden viele dieser Tröster in der Desinfektion des Krankenhauses; nicht immer kehrten sie wieder. Jedenfalls verloren sie durch diesen Reinigungsvorgang den dem Kind vertrauten Geruch, der es an die Mutter, an die Familie, an sein gewohntes Bett erinnerte; alles in allem ein zusätzlicher Verfremdungseffekt.

In amerikanischen kinderchirurgischen Kliniken ist der Teddy übrigens wieder zu Ehren gelangt. Als geschickt getarnter Ersatz eines Narkosegerätes spielt er als Übergangsobjekt bei Kleinkindern eine wichtige Rolle beim Narkosevorgang.

Im modernen Klinikbetrieb mit seinem Schichtdienst läßt es sich nur ganz selten einrichten, daß ein und dieselbe Schwester als feste Bezugsperson zur Verfügung steht. Es sollte aber trotz der Hektik eines Ambulanzbetriebes, auch im Unfallkrankenhaus etc. möglich sein, daß während des Aufnahmevorganges schon eine Schwester der aufnehmenden Station mit anwesend ist, die das Kind zusammen mit seiner Mutter nach Abschluß der Untersuchung auf die Station begleitet.

Nicht in jedem Falle wird die Mutter abends bis zum Einschlafen des Kindes im Krankenhaus bleiben können. Berufstätigen Müttern wird es meist nicht möglich sein. Doch ist dieser Modus anzustreben, um dem Kind in dem noch so ungewohnten und familienfernen Milieu Schutz und Beistand zu gewähren.

Bunte Wäsche und Kleidung, nicht nur der kranken Kinder, sondern auch von Schwestern und Ärzten, tragen zur Freundlichkeit der neuen Umwelt des kranken Kindes bei*.

Der Schmuck der Wände mit eigenen Kindermalereien – und nicht nur den konventionell lächelnden Kinderbildern der Nährmittelindustrie – trägt zum Atmosphärischen einer Kinderklinik bei; hierin sind manche Kinderkliniken beispielgebend.

So kann allein der Gang von der Aufnahme zur Kinderstation zu einem freudigen, aufregenden Erlebnis werden. Auf der Station

* Die Anschaffung von neuer bunter Wäsche stößt bei der Verwaltung, aber auch bei manchen Ärzten noch auf Widerstände, ja Verständnislosigkeit. Viele der »Magier in Weiß« sehen sich bei dem Verlust dieses Statussymbols in ihrer beruflichen Identität bedroht. Eher sind schon junge Schwestern bereit, darauf zu verzichten, notfalls unter persönlicher Anschaffung bunter Kleidung, ihren kranken Kindern zuliebe.

erklärt dann die Schwester mit Unterstützung der Mutter dem Kind alles Neue und zunächst noch Fremde. Es macht Bekanntschaft mit seinen kranken Kameraden, mit denen es die nächste Zeit zusammen sein wird. Hat die Mutter schließlich ihr Kind in der gewohnten Weise liebevoll zu Bett gebracht, wird die feste Zusicherung ihres Besuches am nächsten Tag den ersten Abschiedsschmerz mildern. Ein zurückgelassenes Liebespfand ist, wie schon erwähnt, in dieser kritischen Situation für das Kind ein wichtiges Übergangsobjekt, das die Erinnerung an die Mutter wachhält.

Der tägliche, zeitlich möglichst unbeschränkte Besuch des Kindes

Der zeitlich unbeschränkte Besuch des Kindes im Krankenhaus war eine der wesentlichen Forderungen *Robertsons* im Rahmen der englischen Reformbemühungen. Sie ließ sich inzwischen an den Kinderkliniken der Bundesrepublik Deutschland weitgehend verwirklichen, nachdem sie anfangs auf erhebliche Widerstände gestoßen war.

Der tägliche Besuch ist für das Kleinkind unerläßlich, weil es noch relativ diffuse Zeitvorstellungen hat. Der Name eines bestimmten Tages – als Besuchstag genannt – besagt dem Kind ebensowenig wie eine Zeitangabe. Es wird jeden Tag, an dem es im Krankenhaus erwacht, als Enttäuschung erleben und mit dem Verlassenheitssyndrom gestörten Verhaltens beantworten, wenn es von der Mutter nicht besucht wird.

Bei der Bedeutung, welche in der überlieferten naturwissenschaftlichen Medizin hygienischen Forderungen als Grundlagen einer modernen Krankheitslehre zukam, war es verständlich, daß zunächst nur vereinzelt Chefärzte, gewissermaßen als Pioniere, die psychohygienischen Neuerungen einführten. So setzten sich auch in der Bundesrepublik Deutschland diese Reformen nur zögernd durch. In den letzten Jahren kam es allerdings zu einer stürmischen Entwicklung, wie unsere Umfragen in den Jahren 1970, 1972, 1975 und zuletzt 1979/80 ergaben (80, 84, 47, 88).

So hatten 1980 138 der 140 befragten Kinderkliniken inzwischen die tägliche Besuchszeit eingeführt, 116 davon in den letzten 4 Jahren. An 84 Kliniken konnte schon von einer unbeschränkten Besuchszeit gesprochen werden, in ihnen durften die Mütter mehr als 6 Stunden täglich bei ihren Kindern bleiben. Bemerkenswert war bei unseren Interview-Gesprächen die Selbstverständlichkeit, mit der Ärzte und Schwestern offensichtlich diese neue Regelung akzeptiert und sich mit ihr identifiziert hatten, indem sie nachdrücklich auf deren Vorteile, ja Notwendigkeit für das kranke Kind und seine Mutter/Eltern hinwiesen.

Die Möglichkeit des täglichen Besuchs wurde in 64 Kliniken nach Meinung der Schwestern von 70–90% der Mütter wahrgenommen. Es waren aber keineswegs nur die am Ort der Klinik wohnenden Mütter, die ihr Kind regelmäßig besuchten; die tägliche, zeitlich unbeschränkte Besuchsmöglichkeit erlaubte dies auch weiter entfernt wohnenden Angehörigen.

Dies entspricht den Erfahrungen, die bei langfristigen psychotherapeutischen Behandlungen von verhaltensgestörten und psychosomatisch erkrankten Kindern am Institut für Psychohygiene, Heinrich Meng Institut, des Erftkreises gesammelt wurden*. Wenn eine Mutter ein echtes Verständnis für die Notwendigkeit der Beratung und Behandlung ihres Kindes und die Wichtigkeit des täglichen Besuches hat, wird sie dafür jedes Opfer zu bringen bereit sein. Ebenso wie von Ärzten und Schwestern altgewohnte Vorstellungen und Überlieferungen überwunden und neue Einsichten gewonnen werden mußten, müssen manche Mütter/Eltern erst auf die Notwendigkeit regelmäßiger, täglicher Besuche bei ihren kranken Kindern hingewiesen werden. Dieser Lernprozeß, den alle Beteiligten in den vergangenen Jahren durchzumachen hatten, zeitigte aber bald Erfolge. Das bessere Befinden der Kinder und ihre schnellere Rehabilitation rechtfertigte diese Bemühungen.

Es waren jedoch nicht nur räumliche und zeitliche Probleme mit der täglichen, unbeschränkten Besuchszeit verbunden, sondern auch personelle und schließlich ideelle Gesichtspunkte zu berücksichtigen. Die Krankenhausverwaltungen wirkten oft hemmend, wenn z. B. progressive Anliegen von Kinderkliniken sich dem Gesamtkonzept der Krankenanstalten nicht ohne weiteres einordnen ließen. Ähnliches gilt für Bedenken und Einsprüche seitens verantwortlicher, einflußnehmender Kuratorien.

Mütter durften, wie des öfteren erwähnt, die Krankenzimmer nur selten betreten, sie konnten oft nur bei halboffener Tür vom Flur aus

* Leiter des Institutes für Psychohygiene von 1970–1978: Prof. Dr. med. Gerd Biermann

einen Sprechkontakt zu ihrem Kinde aufnehmen. Häufig war ihnen nur der »Scheibenbesuch« erlaubt, d.h. der Blickkontakt mit dem Kinde vom Gang aus.
Es wurde architektonisch die Lösung von Besucherbalkonen gefunden, die girlandenförmig die Geschoße der Kinderkliniken an den Außenseiten umgaben. Eltern harrten während der Besuchsstunden dort selbst bei Wind und Wetter aus, im Winter nur in seltenen Fällen durch Wärmestrahler gegen die Kälte geschützt.

Ärzten und Schwestern fiel es nicht schwer, unsicheren Müttern vom Besuch ihres Kindes abzuraten, mit der Argumentation, dieses würde durch den Besuch nur beunruhigt. Kamen Eltern dennoch zur Besuchszeit auf die Krankenstation, blieben sie nach Möglichkeit hinter einem Vorhang den Blicken des Kindes verborgen. Auf Grund der während der Besuchszeit dennoch herrschenden Unruhe ahnten die Kinder die Anwesenheit der Mutter/Eltern und waren dadurch doppelt verstört. Manche Eltern ließen sich deshalb überreden, ihr Kind auf die Privatstation zu leben, wo es meist eine freie Besuchsregelung gab.

Für Kliniker, die gwohnt waren, höchstens ein bis zweimal in der Woche kurzfristig mit den Müttern zu sprechen, war eine tägliche unbeschränkte Besuchszeit zunächst unvorstellbar. Sie hatten vor Augen, in welch chaotischem Zustand der Unaufgeräumtheit sich die Krankenstation nach dem Massenansturm von Besuchern befinde; dies bei Einführung der unbeschränkten Besuchszeit gewissermaßen täglich rund um die Uhr zu erleben, erforderte ein fast revolutionäres Umdenken und -handeln.

1. Infektionsgefährdung?

Dieses Umdenken betraf besonders die Abkehr von gewohnten Überlieferungen der Hygiene bezüglich der Gefahr des Einschleppens von Infektionserregern durch die Angehörigen, Vorstellungen, welche über Jahrzehnte als gesicherte Grundlage einer naturwissenschaftlich begründeten Medizin erschienen.

Daß es zu keinen vermehrten, insgesamt nur seltenen sogenannten Bagatellinfektionen auf den Kinderstationen kam, war eines der wichtigsten Ergebnisse unserer Umfrage. Dies gilt speziell für die besondere Gefährdung der Kinder auf den Neugeborenen- und Intensivabteilungen, aber auch der leukämie- bzw. krebskranken Kinder unter der sogenannten aggressiven Therapie. 123 der von uns befragten 140 Kinderkliniken verneinten das Auftreten vermehrter Infektionen durch die neue Besuchsregelung und nur 12 Kinderkliniken berichteten von einzelnen, meist Bagatellinfektionen, die zudem ungeklärter Herkunft waren. Allgemein besteht die Ansicht, daß Infektionen eher vom Personal als von den Angehörigen der erkrankten Kinder eingeschleppt werden. So wurde auch nicht von den Frühgeborenenstationen von vermehrten Infektionen berichtet. Ebenso wurden auch die Besuche der Angehörigen von Leukämiekindern unter deren aggressiver Therapie meist nicht mehr eingeschränkt, ja deren Behandlung bewußt weitgehend in das gewohnte häusliche Milieu zurückverlegt.

Kinder, die wegen Infektionskrankheiten (Salmonelleninfektionen, infektiöse Hepatitis) aufgenommen wurden, erhielten unter Beachtung hygienischer Vorsorge (Kittelpflege u. a.) ebenso Elternbesuche wie die übrigen Kinder. Hierin erwiesen sich manche Kinderkliniken fortschrittlicher als Erwachsenenstationen im gleichen Klinikareal, was seitens der Klinikverwaltung zu zusätzlichen Schwierigkeiten führte.

2. Besucherkontrollen

Um den befürchteten Besucheransturm einzudämmen, hatten manche Kinderkliniken nach ausländischem Vorbild Besucherkarten eingeführt (einige von ihnen sind inzwischen davon wieder abgekommen). Es wurden zwei Stammkarten an die Eltern des Kindes, als dessen nächste Bezugsperson ausgegeben, die bei einer Verhinderung derselben auch einmal von weiteren Angehörigen, Großeltern oder Geschwistern oder nahen Bekannten und Freunden des Kindes benutzt werden konnten. Nur diese Karten galten für den täglichen Besuch, während die übrigen Besucher an einem bestimmten Tag das Kind besuchen konnten, bei räumlicher Enge eventuell auch nur über den Besucherbalkon.

Es ist notwendig, daß die Eltern als die nächsten Liebesbezugspersonen des Kindes die Möglichkeit des direkten Besuches am Krankenbett erhalten, zum Austausch von Zärtlichkeiten im Hand-Haut-Kontakt.

3. Besuche von Geschwistern und Freunden

Je älter ein Kind ist, um so wichtiger sind die Kontakte mit seinen Geschwistern, aber auch seinen Schulfreunden und Spielkameraden. Sie bedeuten ihm oft mehr als die regelmäßigen Besuche seiner Eltern, halten sie doch die Verbindung mit seiner kindgemäßen Umwelt aufrecht, die besonders für das Schulkind immer mehr an Bedeutung gewinnt. Wie beglückt es ein Kind, wenn ihm in einer ersten spontanen Anteilnahme an seiner Erkrankung ein Schulfreund Briefe seiner Schulkameraden überbringt, als Beweise von Liebesbeziehungen! Wie bitter, wenn das Kind im Verlauf einer länger andauernden Erkrankung allmählich von allen vergessen wurde.

Besuche von Kindern im Krankenhaus stehen immer noch unter einem Tabu. Für sie werden die Regeln einer rigiden Besuchseinschränkung besonders streng eingehalten. Unsere Umfrage ergab, daß in 79 der 140 Kinderkliniken wie bisher ein Geschwister- oder Freundesbesuch erst ab 14 Jahre erlaubt war und nur an 8 Kinderkliniken keine Altersgrenze mehr für den Besuch von Geschwistern bestand. Dies war um so auffälliger an Kliniken, die ohne Bedenken schon Kindergartenbesuche eingeführt hatten.

In der Diskussion erwiesen sich die meisten Kliniker allerdings als einsichtig, daß im Interesse des kranken Kindes wie auch seiner Geschwister entsprechende Reformen dringend notwendig seien.

Wenn der Freund eines verunfallten Kindes an dessen Unfall schuldhaft beteiligt ist, kann der Besuch im Unfallkrankenhaus der Schuldentlastung und damit ihrer Freundschaft dienen und somit den Heilungsprozeß beschleunigen.

4. Väter im Kinderkrankenhaus

Immer mehr Väter erkennen ihre familiären Aufgaben, indem eine Emanzipation des Mannes diesen von tradierten Rollenklischees befreit. Schon auf der Frühgeborenen- oder Säuglingsabteilung übernehmen die jungen Väter pflegerische Aufgaben an ihrem Kinde. So setzt sich von der »Geburt der Familie in der Klinik« *(Lind)* die familiäre Dreiheit von Mutter, Vater und Kind kontinuierlich fort, indem sich gerade in Zeiten der Not um das erkrankte Kind die innerfamiliären Beziehungen festigen.

Je älter das Kind wird, um so mehr bedarf es des Vaters als werkendes

Vorbild, was nicht nur für den Jungen gilt. Der Vater erleichtert dem Kind mit seiner Anwesenheit und tätigen Hilfe die notwendige Ablösung aus der mütterlichen Symbiose auf dem Wege zur Autonomie. *Nef* vom ostschweizerischen Kinderspital in St. Gallen hat als einer der ersten auf die Notwendigkeit der Väterbesuche hingewiesen.

Der Vater eines herzkranken Jungen besuchte diesen täglich, um gemeinsam mit den anderen Kindern zu spielen. Er setzte dies noch Wochen und Monate nach der Entlassung seines Kindes aus dem Krankenhaus fort, weil er spürte, was es für die anderen Kinder bedeutete.

Väter bilden durch ihre Anwesenheit im Krankenhaus mit dessen ausgeprägt weiblich-mütterlicher Pflegeatmosphäre einen wichtigen Gegenpol, nämlich den des Männlich-Väterlichen, wogegen Stationsarzt, Chefarzt und Operateur häufig disziplinarisch-autoritäre, aber auch als strafend gedeutete Haltungen verkörpern. Stets überträgt das Kind im Krankenhaus seine Gefühle in Vater- und Mutterprojektionen auf Ärzte und Schwestern. Hierzu neigen besonders Kinder, die in gestörten Familien leben oder durch Verlusterlebnisse (Scheidung, Tod von Eltern) einen Elternteil entbehren müssen und dies nun im Übertragungsverhältnis zu Arzt/Ärztin und Schwester gutzumachen suchen.

Wie eine berufstätige Mutter zur Pflege ihres kranken Kindes für fünf Tage freigestellt wird – auch dann, wenn sich das Kind im Krankenhaus befindet –, gilt dies im Rollentausch auch für den Vater. Allerdings trifft das in unserer weitgehend hierarchisch-männlichen Arbeitswelt, aber auch infolge des noch mangelnden Rollenbewußtseins, erst für eine Minderzahl von Vätern zu *(Pross)*.

5. Ausländereltern

Der hohe Prozentsatz von Ausländerkindern (176) erfordert eine Berücksichtigung ihrer Mentalität und spezifischen Bedürfnisse auf den Stationen der Kinderkliniken. Gastarbeiter nutzen in gleichem Maße die unbeschränkte Besuchszeit wie die Einheimischen. Sie kommen allerdings meist im größeren Familienverband. Dies gilt es soweit als möglich zu respektieren; beweist es doch ein starkes, kindzentriertes Familien- und Sippengefühl. Dem Kinde, das sich von Anbeginn darin aufgehoben weiß, ist es für sein Wohlbefinden im Krankenhaus und seine Rehabilitation unentbehrlich.

Hierzu ein Beispiel aus Israel als Einwandererland: Israelische Krankenhäuser, die zunächst nach europäischer Tradition unter Leitung emigrierter deutscher Ärzte eine strenge Besuchsregelung eingeführt hatten, mußten bei zunehmender Immigration aus den arabischen Ländern zur täglichen Besuchszeit und Mitaufnahme von Müttern erkrankter Kinder übergehen, wie es der Mentalität dieser Bevölkerungskreise entsprach. Die Mütter waren sonst nicht bereit, ihre Kinder ins Krankenhaus zu bringen* (82).

Albert Schweitzer berichtete, daß die Behandlung von Kranken in dem von ihm geleiteten Krankenhaus Lambarene nur möglich war, wenn die Angehörigen mit ins Krankenhaus einziehen und dort die Betreuung und Versorgung ihrer Kranken übernehmen konnten.

Bei einer im allgemeinen problemlosen Anpassung und selteneren disziplinarischen Schwierigkeiten mit Ausländereltern erweist sich aber die Sprachbarriere als größtes Hindernis bei der Verständigung, zumal infolge des Analphabetentums ausländischer Mütter (Moslems, aber auch Zigeuner). Andersartige kulturelle Gepflogenheiten verlangen ihre Berücksichtigung, was z. B. für das Bruststillen in Gegenwart Dritter gilt. Dem ist auf Säuglingsstationen mit ensprechenden räumlichen Gegebenheiten Rechnung zu tragen.

6. Raumprobleme

Nach wie vor leiden viele Kliniken unter räumlicher Beengtheit. Dies gilt für nahezu alle Kliniken, welche die unbeschränkte Besuchszeit eingeführt haben, als noch keine entsprechenden architektonischen Lösungen gefunden waren.

Wenn regelmäßig mehrere Angehörige anwesend sind, bereitet allein ihre Placierung am Bett des kranken Kindes Schwierigkeiten, so daß die Beschränkung auf jeweils zwei Bezugspersonen unumgänglich wird. Es muß auch an notwendige sanitäre Einrichtungen wie Waschmöglichkeiten und Toiletten, sowie Ablagen für die Garderoben gedacht werden, wenn Mütter tagsüber mit der Betreuung und Pflege ihrer kranken Kinder beschäftigt sind.

So klagten 93 der 140 Kinderkliniken über Raumenge und erst 19

* Beobachtungen aus dem Jahre 1966, also vor den beiden Kriegen 1967 und 1972, mit dem dadurch ausgelösten Palästinenserproblem der besetzten Gebiete.

verfügten über eigene Besucherräume. Dafür wurden aber Spaziergangsmöglichkeiten für die kranken Kinder und die sie besuchenden Eltern, auch außerhalb des Klinikgeländes in nahegelegenen Grünanlagen, vielerorts großzügig gehandhabt; darüber berichteten 104 der 140 Kinderkliniken.

Wer die englischen Krankenhäuser kennt, wo sich zuerst die Reformen durchgesetzt haben – eine der ersten Mutter-Kind-Einheiten in Amersham bei London war lediglich in Baracken untergebracht –, weiß, daß die räumlichen Bedingungen zweifellos eine Rolle spielen. Entscheidend für die Durchsetzung der notwendigen Änderungen waren aber die moralische Einstellung und die Überzeugung der Ärzte und Schwestern, daß die Reformen dem Wohle des kranken Kindes dienten.

Die Mitaufnahme der Mutter im Kinderkrankenhaus (rooming-in)

Auch bei einer weitgehend verwirklichten unbeschränkten täglichen Besuchszeit ist es immer wieder einmal erforderlich, eine Mutter mit ihrem Kinde aufzunehmen, damit ein Trennungstrauma verhindert wird, das eventuell jede ärztliche Behandlungsmaßnahme blockiert.

Mütter wurden auch früher schon gelegentlich mitaufgenommen, dies war zumindest von den Privatstationen der Kinderkliniken bekannt. Dort sammelte man auch die ersten Erfahrungen im Umgang mit Müttern kranker Kinder, wobei es sich allerdings meist um Mütter aus der Ober- oder oberen Mittelschicht der Bevölkerung handelte. Nur diese konnten sich die bevorzugte Behandlung ihres Kindes leisten. Es gab allerdings auch Mütter, die ihrem kranken Kind zuliebe keine Mittel scheuten, bei ihm bleiben zu können, auch wenn sie sich mit der Aufnahme des Kindes auf der Privatstation in eine wirtschaftliche Notlage brachten.

Das rooming-in von Mutter und krankem Kind wurde in den 50er Jahren in einem Krankenhaus in der Nähe von London unter psychologischer Beratung *James Robertsons,* einem früheren Mitarbeiter (sozial worker) *Anna Freuds* eingeführt. Es erwies sich sehr bald als segensreich, wie es die zahlreichen von *Robertson* gesammelten und veröffentlichten Elternbriefe bestätigten. Die wesentlich rascheren und besseren Heilungsergebnisse dieser neuen Form der Krankenhausbehandlungen von Kindern im Schutz ihrer Mütter wurden durch zahlreiche wissenschaftliche Arbeiten belegt (*v. Troschke,* 355).

1. Mutter-Kind-Einheiten

Als später das rooming-in auch an den Kinderkliniken der Bundesrepublik Deutschland eingeführt wurde, haben wir hierfür den Ausdruck »Mutter-Kind-Einheit« geprägt. Es sollte damit nicht nur die Idee einer schützenden Dual-Union des kranken Kindes mit seiner Mutter herausgestellt werden, sondern auch der Auftrag an die Planer und Erbauer von Kinderkrankenhäusern, architektonisch neue Lösungen zu finden, welche alle hierfür notwendigen räumlichen Voraussetzungen berücksichtigen.

Bei der Mitaufnahme der Mutter geht es nicht darum, daß diese lediglich am Bett ihres kranken Kindes ausharrt, als »Gefangene ihres Kindes«, wie es der Schweizer Kinderpsychiater *Haffter* formuliert hat.

Wenn Mütter sich den ganzen Tag über in der Kinderklinik aufhalten, zudem in Gemeinschaft mit anderen Kindern und deren Müttern – einige Mutter-Kind-Krankenhäuser berichten von der gleichzeitigen Anwesenheit von 20 Müttern –, dann soll auch den unterschiedlichen Bedürfnissen dieser Mütter Rechnung getragen werden. So müssen sich neben den sanitären Einrichtungen auf einer Mutter-Kind-Station auch Kochgelegenheiten und Aufenthaltsräume für die Mütter befinden, damit sie sich einmal vom »Dienst am Kinde« in einen Eigenbereich zurückziehen können.

Es bieten sich mehrere Modelle an:

a) Das Mutter-Kind-Zimmer (Mutter-Kind-Einheit) auf der Krankenstation, eventuell mit der Möglichkeit, nachts für die Mutter ein Notbett (Campingliege o. ä.) aufzustellen. Dies mindert den Kostensatz für die Begleitperson des Kindes erheblich. Für das Kind hat diese Lösung den Vorteil, daß es gemeinsam mit den anderen Kindern voll am Stationsbetrieb mit seinen heilpädagogisch-beschäftigungstherapeutischen Möglichkeiten teilnehmen kann.

b) Die für sich abgeschlossene Mutter-Kind-Station mit mehreren Mutter-Kind-Einheiten und den geschilderten Aufenthaltsräumen für die Mütter. Diese Lösung bringt aber eine Isolierung des kranken Kindes mit sich, sie wurde schon früher auf den Privatstationen als ungünstig empfunden. Hier entwickeln Mütter auch am ehesten eine gewisse Anspruchshaltung gegenüber den Schwestern, zu denen sie nicht das kooperative Verhältnis finden, als wenn sie dem normalen Stationsbetrieb eingeordnet sind.

2. Weitere Unterbringungsmöglichkeiten für Mütter/Eltern

Die Mütter werden mitaufgenommen, aber im Schwesternwohnheim untergebracht, um auf Abruf jederzeit, auch des nachts, bei ihrem Kind sein zu können. Sie verhalten sich im übrigen auf der Station wie die anderen Mütter während der unbeschränkten täglichen Besuchszeit.
Außer der Unterbringung von Müttern im Schwesternwohnheim hat sich das Elternpavillon-System bewährt, über das *Pache* aus den USA berichtete (269). Dies hat den Vorteil, daß Eltern dort weitgehend ihre Familieneinheit aufrecht erhalten können, was gerade für das Geborgenheitsgefühl des kranken Kindes so wichtig ist. Es ermöglicht zudem auch die Mitaufnahme gesunder Geschwister, wie es sich schon an einzelnen Kinderkliniken bewährt hat (*Rodek,* 302). Von manchen Kinderkliniken wird das Pavillon-System zur Eltern-Kind-Pflege der krebskranken Kinder angewandt *(Riehm).*

Ebenfalls nach ausländischem Vorbild (Schweden u.ä.) und mit befriedigendem Erfolg wurden Eltern in Gasthöfen oder Pensionen untergebracht, die in der Nähe der betreffenden Kinderklinik liegen.

Nach dem Ergebnis unserer Umfrage besteht an 28 Kliniken (N: 96)* eine Möglichkeit der Unterbringung von Müttern im Klinikgelände (vorzugsweise in Schwesternwohnheimen), während 19 Kliniken den Angehörigen nahegelegene Gasthöfe und Pensionen vermitteln. In Notsituationen war jedoch schon immer durch Arzt und Krankenhaus die Mitaufnahme einer Mutter ermöglicht worden, dies besonders für Mütter schwerkranker, sterbender Kinder.

* N: Zahl der Kliniken, die zu dieser Frage Stellung genommen haben.

3. Mutter-Kind-Krankenhäuser

Als Leiter eines der ersten Mutter-Kind-Krankenhäuser der Bundesrepublik Deutschland verfügte *Pache* über die größten Erfahrungen (270). Inzwischen wurden mehr als 3000 Mütter im Kinderkrankenhaus München-Harlaching mitaufgenommen. *Pache* machte die Erfahrung – und dieser Ansicht waren auch die meisten der befragten Kinderkliniker –, daß es häufig genügt, wenn die Mutter die ersten Tage und Nächte im Krankenhaus mitaufgenommen ist, um dann bald vom Kind selber verabschiedet zu werden, vorausgesetzt, daß sie dem Kind ihren weiteren täglichen Besuch im Krankenhaus verspricht und auch einhält. Auch wir möchten nach den bisherigen Erfahrungen meinen, daß eine unbeschränkte tägliche Besuchszeit die Mitaufnahme von Müttern oft ersetzen kann, zumal in Großstädten und Ballungsgebieten, wo eine Kinderklinik relativ schnell (im Verkehrsverbundsystem) zu erreichen ist.

4. Begründungen für eine Mitaufnahme der Mutter

Es wird aber immer wieder einmal notwendig sein, daß eine Mutter mit ihrem kranken Kinde aufgenommen wird. Dies ergibt sich:

1) aus der speziellen familiären Situation des Kindes, z. B. einer noch bestehenden symbiotischen Beziehung eines Kleinkindes zu seiner Mutter, was mit der Biographischen Anamnese, d. h. einem der Aufnahme vorausgehenden lebensgeschichtlich orientierten Gespräch mit der Mutter/Eltern abzuklären ist (72).

2) aus den Bedingungen der geplanten Behandlung, d. h. der Schwere der therapeutischen Maßnahmen, z. B. eines operativen Eingriffes, der eventuell dem Krankenhaus-Trennungstrauma das Operationstrauma subsumiert.

3) bei ungünstigen Verkehrsverbindungen, größerer Entfernung zwischen Wohnort der Familie und Krankenhaus, wodurch eventuell regelmäßige Besuche der Mutter erschwert oder unmöglich werden, nicht zuletzt im Hinblick auf die dadurch entstehenden Fahrtkosten. Besonders gilt dies z. B. für die leukämie-/krebskranken Kinder auf Spezialstationen, wo sich die Anwesenheit und Mitarbeit der Mütter/Eltern als unentbehrlich erwiesen hat.

Nach Meinung der befragten Kinderkliniker besteht zur Zeit ein

Bedarf von 10% aller kranken Kinder für die Mitaufnahme von Müttern, was aber noch keineswegs überall mit entsprechenden Einrichtungen an den Kinderkliniken gedeckt wird.

Nach *Paches* Erfahrungen besteht vorrangig noch ein schichtenspezifisches Bedürfnis nach Mitaufnahme von Müttern. Auch nach unserer Umfrage sind es vorwiegend dem Mittelstand zugehörige Mütter, und nur in Einzelfällen Mütter von Gastarbeiterkindern, die sich für eine Mitaufnahme mit ihrem kranken Kind entscheiden.

Wenn bisher nur 10% aller Klinikaufnahmen die Mutter-Kind-Einheit betreffen, so liegt dies auch an einer mangelnden Information der Bevölkerung. Viele Mütter wissen weder etwas von dieser Möglichkeit noch davon, wie notwendig und wichtig ihre Anwesenheit beim kranken Kinde für dessen schnellere Gesundung ist.

5. Argumente gegen eine Mitaufnahme der Mutter

Es gibt gewichtige Gegenargumente (Kontraindikationen) einer Mitaufnahme der Mutter mit ihrem erkrankten Kind. So sollte bei jedem älteren Kind die Motivation der Mutter sorgsam überprüft werden.

Wir sahen in einer englischen Klinik mit Mutter-Kind-Einheiten einen elfjährigen adipösen Jungen, symbiotisches Einzelkind, auf dem Schoß seiner Mutter sitzen. Er war zur Abmagerungskur aufgenommen worden.

Bei jeder psychosomatischen Erkrankung, die – wie die Biographische Anamnese ergibt – mit einer Eltern-Kind-Problematik zusammenhängt, erfordert die gleichzeitig notwendige psychologische Behandlung eine differenzierte Besuchsregelung, wobei eventuell eine gleichzeitige Psychotherapie der Mutter (Simultantherapie von Mutter und Kind) anzuraten ist.

So wird man auch nicht die Mutter eines magersüchtigen Mädchens mit im Krankenhaus aufnehmen. Allein aus diesen Beispielen psychosomatischer Erkrankungen ist die Notwendigkeit einer Spezialabteilung in der Kinderklinik für psychotherapeutische Behandlungen zu ersehen.

6. Kostenregelung für die Mitaufnahme der Mutter

Die Mitaufnahme der Mutter eines kranken Kindes kann zur Zeit noch an der Kostenregelung scheitern. Die sehr unterschiedlichen Kostensätze für die Begleitperson des Kindes reichen von 25,– bis 30,– DM pro Tag – was als eine anzustrebende Lösung erscheint –, bis zu 100,– DM und weit darüber. Mütter der Mittelschicht, wie Lehrerinnen und andere Beamtenfrauen haben allerdings die Möglichkeit einer Abrechnung über die Beihilfe. Es gibt auch schon private Krankenkassen, welche ihren Mitgliedern für die Mitaufnahme von Angehörigen erkrankter Kinder besondere Angebote machen.

An 22 der 140 Kinderkliniken besteht schon für die Mitaufnahme der Mutter ein Nulltarif, d.h. die Kosten sind in dem Pflegesatz – der Abrechnung mit der Krankenhasse – mitinbegriffen. Man bietet mitaufgenommenen Müttern an, sofern sie nicht direkt auf der Station in voller Verpflegung sind, sich in der Cafeteria oder ähnlichen Einrichtungen im Krankenhausareal selbst zu versorgen.

Inzwischen ist eine einheitliche Kostenregelung für die Mitaufnahme der Mutter eines erkrankten Kindes getroffen worden. Nach einem Urteil des Bundessozialgerichtes in Kassel (Bkn 32/79) ist das Krankenhaus verpflichtet, die Kosten im Pflegesatz mit zu übernehmen bzw. der Krankenkasse in Rechnung zu stellen, wenn ein ärztliches Attest die Notwendigkeit der Mitaufnahme der Mutter bescheinigt. Dies ist aber bei jedem Kind bis zu sechs Jahren angezeigt bzw. der medizinischen Indikation ist die psychologische inbegriffen, denn jedes Kind dieser Altersstufe kann mit der Krankenhausaufnahme einem Trennungstrauma mit dessen Folgen ausgesetzt sein. Es ist aber nicht möglich, dies vorher durch eine psychologische Untersuchung, zumal bei einer Akuteinweisung, abzuklären. Besonders gilt dies für Einzelkinder, die oft noch bis ins Schulalter symbiotisch an ihre Mutter gebunden sind. Bei ihnen muß mit pathologischem Verhalten in der Krisensituation der Krankenhausaufnahme gerechnet werden. Wenn ein Trennungstrauma die geplante notwendige klinisch-stationäre Behandlung eines Kindes ernstlich in Frage stellt, ist daher aus ärztlich-psychologischer Sicht die Mitaufnahme der Mutter indiziert.

Aus kinderpsychiatrischer Sicht hat *Wallis* in dem Gutachten für eine Versicherungsgesellschaft ausführlich die Notwendigkeit der Mitaufnahme der Mutter eines erkrankten Kindes im Alter bis zu sechs Jahren begründet und eine entsprechende Kostenregelung gefordert (364).

Die Mitaufnahme von Müttern verlangt entsprechende architektonische Lösungen, die auch mittels Umbauten in älteren Kliniken nicht immer verwirklicht werden konnten. Aber auch der Neubau des Kinderkrankenhauses München-Harlaching war ursprünglich nicht als Mutter-Kind-Krankenhaus vorgesehen.

Wo immer der Neubau einer Kinderklinik geplant ist, sollte der Architekt im Hinblick auf die erforderlichen Spezialeinrichtungen von Mutter-Kind-Einheiten bzw. -stationen nicht nur kinderärztlich, sondern auch psychologisch beraten werden.

Kinder auf Intensivstationen

Die Intensivstation ist der Ort des dramatischen Kampfes um das Überleben eines durch Krankheit oder Unfall vom Tode bedrohten Kindes. Alles ist diesem Ziel zunächst untergeordnet, wofür medizinisch-technische apparative Maßnahmen absolut vorrangig gelten. Lange Zeit waren deshalb aus diesem Bereich alle einen reibungslosen technischen Ablauf hindernden Emotionen, und somit auch die Anwesenheit der Angehörigen eines bedrohten Kindes, verbannt.

Schon für den Erwachsenen war und ist der Aufenthalt auf der Intensivstation eine voller Ängste erlebte Durchgangsphase der Krankenhausbehandlung, von der es für so manchen keine Rückkehr mehr gab. Jugendliche in der Identitätskrise fühlen sich alleingelassen ihren Ängsten besonders ausgeliefert.

Noch halb bewußtlos durch Unfallfolgen und Krankheit oder Operationsnachwirkungen erlebt der Patient schemenhaft verhüllte menschliche Gestalten, welche eine Unzahl unübersichtlicher, ununterbrochen tätiger Apparate bedienen. Personale Zuwendung erfolgt erst auf Anruf und dann stets nur flüchtig, oberflächlich. Hektik prägt das Geschehen auf der Intensivstation, ohne einen ruhenden Pol im Geschehen. Und wo ein Genesender diesen Raum verlassen kann, wartet schon der nächste schwerst Geschädigte auf seine Intensivbehandlung. Alle Tätigkeiten des Personals scheinen routinemäßig, fast maschinell zu erfolgen, in einem reibungslosen Ineinanderspiel von Händen und Apparaten.

Um wieviel fassungsloser, zu tiefst erschrocken und von Urängsten der Verlassenheit gepeinigt, muß das kranke, verletzte Kind den Aufenthalt auf einer Intensivstation erleben, zumal wenn es von der beschützenden Mutter im Stich gelassen wurde. Dies schildert der Neurochirurg *Todorow* eindrucksvoll in seinem Buch vom »Dornröschenschlafsyndrom«. Mit Folgendem versucht er, sich in die Gefühlswelt eines »monitorisierten Kindes« auf der Intensivstation hineinzuversetzen:

»Das Kind findet sich plötzlich in einer fremden, seltsamen, bedrohlichen Welt. Wo ist es? Was ist geschehen? – Es ist unerklärlich! Die traumatische Amnesie hat eine Kluft geschaffen, die unüberbrückbar ist.

Das Kind liegt im Bett an allen vier Gliedern gebunden. In seinem Hals liegt ein Rohr – es kann nicht sprechen. In ihm stecken (Mund, Nase, Harnröhre, Anus) mehrere Schläuche. Andere ähnliche Gebilde haften an verschiedenen Körperstellen (Infusionen, EKG-Ableitungen usw.). Blasbälge (Respiratoren) pusten angestrengt. Rote Augen (Kontrollämpchen) zwinkern, grüne Schlangen (Oszillographen) winden sich, andere (Kaltvernebler) speien Dampf entgegen. Qualvoll stöhnende, menschenähnliche Gestalten liegen umher; andere, eigenartig angezogene (manche auch maskiert) gehen hin und her, tun und sprechen merkwürdige, unverständliche Dinge.

Niemand interessiert sich für das Kind, niemand wendet sich ihm zu, niemand spricht es an. Wenn jemand an sein Bett herantritt, dann nur, um eines von diesen seltsamen und unangenehmen Dingen zu tun: ihm einen saugenden Schlauch in Mund oder Nase zu stecken, und es dadurch zum Würgen und Husten zu bringen, oder ihm mit den Händen auf die Brust zu klatschen, oder ihm ein gelbes, trübes Ding (Sondennahrung) in die Nase zu spritzen.

Wenn es sich herumwälzt und aufbäumt, versucht, sich von den Fesseln zu befreien, sich zu wehren, dann kommt ein Stich (Sedierungsspritze); die Nebel fallen tiefer, und alles schwindet wieder.« (*Todorow,* 1975).

Wiederum unter dem Primat organ-medizinischer Vorstellungen, speziell im Hinblick auf die Gefahr eingeschleppter Infektionen für das frisch-operierte Kind, war die Intensivstation besonders streng von äußeren Einwirkungen abgeschirmt, so daß der Besuch von Angehörigen einem Sakrileg gleichkam. Diese tage- bis wochenlange Trennung der Mutter/Eltern von ihrem Kinde mußte gerade im Kleinkindalter verheerende Folgen nach sich ziehen. Das war aber den Beteiligten, Ärzten wie Schwestern, meist nicht bewußt geworden, weil sie ihre Patienten mit dem Verlassen der Intensivstation meist aus den Augen verloren. Mit deren langanhaltenden psychischen Störungen wurde erst später der Erziehungsberater oder der Psychotherapeut konfrontiert.

Ein dreijähriges Mädchen muß am Herzen operiert werden. Als einziges Kind, zudem chronisch krank, ist es noch symbiotisch an seine Mutter fixiert. Obwohl diese von Beruf Krankenschwester war, erreicht sie es nicht, als Pflegerin ihres frisch operierten Kindes auf der Intensivstation zugelassen zu werden, wie man es ihr zunächst – zur Beruhigung – zugesichert hat. Drei Wochen lang darf sie ihr Kind nur im Scheibenbesuch, vom Gang aus, sehen. Sie tut es heimlich, um das Kind nicht ständig zu beunruhigen.

Bei der Entlassung aus dem Krankenhaus zeigt Viola, nach vorübergehenden heftigen Aggressionen gegenüber der Mutter, hochgradige symbiotische Anklammerungstendenzen. Sie will keine Nacht mehr in einem weiß bezogenen Bett schlafen, es sei denn bei der Mutter. Jeden Abend läuft sie in der Wohnung umher und dreht alle Lichter in den Zimmern an.

In diesem Zustand wird sie ein halbes Jahr später zur psychotherapeutischen Behandlung gebracht, die mit kontinuierlichen Beratungsgesprächen im Sinne einer Simultantherapie die Mutter einbezieht.

Die Notwendigkeit eines Zuspruches zum Kinde auf der Intensivstation begründet *Todorow* mit folgenden Erfahrungen:

Schwestern, welche ein tief bewußtloses Kind mit apallischem Syndrom über Wochen auf der Intensivstation pflegten, bis es auf dem Wege der Rehabilitation auf die Kinderstation zu anderen Kindern verlegt werden konnte, besuchten später dort dieses Kind. Sie waren tief betroffen, daß ihnen das Kind Wort für Wort mitteilte, was sie in den Wochen seiner angeblich tiefen Bewußtlosigkeit mit ihm in der Pflege angestellt, zu ihm gesprochen hatten.

Es scheint diese »funktionelle apallische Syndrom« ein Abwehrmechanismus des Kindes zu sein, mit dem es sich in einer Art Überlebenstechnik gegenüber den unmenschlichjen Daseinspraktiken auf einer modernen Intensivstation zur Wehr setzt (352).

Die Erfahrungen, die man mit dem Einsatz von Müttern bei der Umsorgung ihrer Kinder auf Intensivstationen machte, führten nunmehr generell dazu, Mütter/Eltern als Co-Therapeuten für diese so wichtige, verantwortungsvolle Tätigkeit zu gewinnen (391). Über diese Arbeit, insbesondere die Reanimation schwerst geschädigter Kinder, berichtete zuerst die Universitäts-Kinderklinik Mainz *(Köttgen, Adelhardt).*

Ähnliches bestätigte eine Erfahrung aus der Erziehungsberatung am Institut für Psychohygiene in Brühl:

Ein vierjähriges Kind erkrankte im Verlauf einer Meningitis-Epidemie, als es gerade mit den Eltern zum Sommerurlaub am Mittelmeer angekommen war. Hochfiebernd, bewußtlos, mit Krampfneigung, wurde es sofort in die nächstgelegene Kinderklinik eingewiesen und dort auf Anordnung des leitenden

Arztes im rooming-in mit seiner Mutter untergebracht. Diese erhielt den Auftrag, während der pflegerischen Umsorgung ihres Kindes ununterbrochen liebevoll ihm zuzureden.

Überraschend schnell erholte sich das Kind, so daß es nach zwei Wochen mit dem Flugzeug in das Kinderkrankenhaus am Heimatort verlegt werden konnte. Dort, am Ort der Epidemie, befanden sich noch mehrere Kinder mit Meningitis in stationärer Behandlung. Aus Angst vor einer zusätzlichen Infektion wurde das Kind sofort isoliert und von seiner Mutter getrennt, was zu einer augenblicklichen Verschlechterung im Befinden des Kindes führte. Die Mutter konnte beim Scheibenbesuch den psychischen Verfall ihres Kindes von Tag zu Tag verfolgen. Sie entschloß sich, im Übereinkommen mit ihrem betreuenden Kinderarzt, das Kind nach Hause zu nehmen, wo es sich schnell wieder erholte. Im Vergleich mit anderen beobachteten Kindern dieser Epidemie waren bei dem kleinen Mädchen nur relativ geringe Krankheitsrückstände später nachweisbar.

Während der Abwesenheit der – berufstätigen – Mutter kann ein von dieser besprochenes Tonband am Bett des bewußtlosen Kindes abgespielt und ihm damit die mütterliche Zuwendung vermittelt werden.

Die Umsorgung eines schwerkranken bzw. schwergeschädigten Kindes während der Intensivbehandlung und -pflege durch die Mutter rechtfertigt einmal mehr die Aufnahme beider in der Mutter-Kind-Einheit. Die Mitarbeiter der Intensivstationen haben inzwischen diese Kooperation von Müttern/Eltern schätzen gelernt *(Adelhardt)*.

Laut unserer Umfrage (1979/80) an 151 Spezialkliniken in Nordrhein-Westfalen berichteten von 22 Intensivstationen 14 über eine uneingeschränkte Besuchszeit und Mitarbeit der Eltern, während dies in 7 weiteren Kliniken nach individueller Absprache möglich war; lediglich ein Kliniker lehnte es aus grundsätzlichen Erwägungen heraus ab.

Inzwischen ist diese Mitarbeit der Eltern auch an weiteren Intensivstationen, z. B. an Herzzentren, eingeführt worden. Sie ist gerade bei der Pflege mehrfach behinderter Kinder unentbehrlich geworden. In der heilpädagogischen Betreuung schwerst geschädigter, tief bewußtloser Kinder mit sogenanntem apallischem Syndrom, hat sich die *Lerina-Therapie,* eine musische Ganzheitstherapie *(Haenchen),* bewährt. Sie benutzt neben dem intensiven Einsatz der Eltern die Musiktherapie, speziell unter Anwendung des Cellospiels, als einem der menschlichen Stimme in der Qualität nächststehendem Instrument. Cellospiel auf einer Intensivstation: Nichts mag mehr den atmosphärischen Wandel zur Menschlichkeit deutlicher machen, an einem Ort, der noch vor wenigen Jahren mit seiner »Horrorwelt von Monitoren« *(Todorow)* als eine Stätte wachsender Inhumanität angeklagt wurde.

Chronisch kranke und behinderte Kinder

Für das akut erkrankte Kind und seine Familie ergeben sich meist bald Hinweise, daß die Krankheit nach einem Höhepunkt der Entwicklung wieder abklingt, das Kind nur für eine absehbare Zeit vorübergehend im Krankenhaus weilen und aller Voraussicht nach dann der frühere Zustand von Gesundheit und Wohlbefinden wiederhergestellt sein wird. Das können die Eltern unter Hinweis auf die Auskunft des Arztes ihrem Kind immer wieder beruhigend bestätigen.

Anders geht es dem chronisch kranken Kind, das mit dieser Krankheit oder einer Behinderung vielleicht schon zur Welt gekommen ist und so weit es sich erinnern kann, mit diesem Leiden zu leben gezwungen ist – und nicht nur das Kind, sondern seine ganze Familie.

Wer den Lebenslauf eines an chronischem Bronchialasthma leidenden Kindes verfolgt, das in Symptomtradition seit früher Kindheit nicht nur die eigenen Anfälle von Atemnot, sondern auch diejenigen eines Angehörigen in der Familie miterleben mußte, weiß um die Auswirkungen und Störungen einer derartigen Krankheit im Verband der Familie. Entsprechend müssen alle therapeutischen Ratschläge nicht nur das erkrankte Kind betreffen, sondern auch deren Auswirkungen auf die ganze übrige Familie berücksichtigen. Darüber hinaus verlangt das durch Kranksein gestörte familienneurotische Milieu nicht selten familientherapeutische Maßnahmen (*Steffen,* 341).

Schon im Krankenhaus ändert sich das Verhalten des Kindes, wenn sein Leiden als eine chronische Krankheit erkannt ist. Es spürt die Einschränkungen, denen es nunmehr, nicht selten ein Leben lang, unterworfen ist. Es sind z.B. die tägliche Insulinspritze des zuckerkranken Kindes, sowie einengende diätetische Maßnahmen, auch bei anderen chronischen Krankheiten, wie etwa einer Coeliakie, unter denen eventuell die ganze Familie mitzuleiden hat.

Wenn der kranke Organismus nicht mehr in der Lage ist, lebenswichtige Funktionen zu erfüllen, muß für einen Ersatz gesorgt werden, bevor der Gesamtorganismus zugrunde geht. Das heißt, eventuell ein Leben lang auf ein Ersatzorgan bzw. einen Ersatzapparat angewiesen zu sein, wie es der Herzschrittmacher für das kranke Herz darstellt, der Dialyseapparat (zur Blutwäsche) für das chronisch nierenkranke Kind, die Eiserne Lunge für das durch eine Kinderlähmung atemgeschädigte Kind.

Sehr bald entwickelt das Kind eine symbiotische Bindung an diese Apparate, von deren Funktionieren sein Wohl und Wehe, sein Schicksal abhängt. So wird der Dialyseapparat in zwiespältigen Gefühlen zur gleichzeitig guten, lebenspendenden, oder bösen, wenn versagenden und damit Todesgefahren bringenden Mutter für das Kind, eine Ambivalens mütterlichen Verhaltens, die *Melanie Klein* beschrieben hat.

Diese Symbiose mit dem Apparat verstärkt die hilflose Abhängigkeit des kranken Kindes, wie sie von symbiotischen Mutter-Kind-Beziehungen bekannt ist.

Je älter das Kind ist, um so bewußter wird ihm dies, worauf es in Resignation depressiv reagiert oder – seltener – sich aggressiv aufbegehrend zur Wehr setzt. Für erstere Reaktion spricht das von *Steffen* in der psychotherapeutischen Betreuung chronisch nierenkranker Kinder beobachtete Verhalten eines kleinen Mädchens: Erst bei näherem Hinsehen entdeckte man in einer zeichnerischen Darstellung von sich und dem Dialyseapparat, daß alle Schläuche, die vom Apparat zum Kinde führten, frei in der Luft hingen, d.h. nicht angeschlossen waren; das kleine Mädchen hatte sich in seinen Todesphantasien selbst aufgegeben (338).

Bei Kindern, die an einer Bluterkrankheit (Hämophilie) leiden, ergibt sich eine enge Mutter-Sohn-Bindung, zu der die humangenetische Ausgangslage beiträgt, indem sich die Krankheit nur bei den Söhnen manifestiert, die Mütter aber als Konduktorinnen belastet sind. Der mit der Krankheit fixierte Ödipuskonflikt ist gewissermaßen durch die Erbanlage programmiert. Die Angst des Bluterkindes vor den notwendigen, aber schmerzhaften intravenösen Injektionen von Gerinnungsfaktoren, die Angst aller in der Familie vor dem drohenden Schicksal eines durch Gelenkversteifungen schwerst Behinderten, führt bei diesen Kindern zu Störungen aller familiären Interaktionen *(Völker)*; sie kommen in den projektiven Familienbeziehungen zum Ausdruck (213).

Eine ängstlich-verzweifelte Haltung der Mutter verstärkt unbewußt die Regression des Kindes, anstatt ihm zu seiner Individuation, im Autonomiestreben zu verhelfen, mit dem Vorsatz und Ziel, mit seiner Krankheit zu leben, indem es sich zu seinem Leid bekennt und es damit überwindet. Es ist das Problem, das für viele unfallgeschädigte Kinder, insbesondere Jugendliche, auftaucht, wenn sie, querschnittsgelähmt, ein Leben im Rollstuhl auf sich zukommen sehen.

Eine intellektuell-affektive Einengung führt beim chronisch nierenkranken Kind zum »Schneckenhaussyndrom« (*Steffen,* 340), während wir bei an Kinderlähmung erkrankten Kindern und Jugendlichen in projektiven Zeichentests das »Käfigsyndrom« beobachteten, wobei der gefangen gehaltene Vogel den Bewegungs- und Freiheitsdrang des gelähmten Kindes symbolisiert (89).

Je jünger das Kind ist, desto mehr treten symbiotische Anklammerungstendenzen auf, zumal in Situationen neuer Bedrohung, wie einer bevorstehenden Operation, aber auch schon der Verlegung auf eine andere Station *(Bergmann,* 144).

Doch können durch die Krankheit auch neue, positive Aktivitäten in der Familie füreinander entwickelt werden, indem sich alle bemühen, das aufkommende Leid des kranken Kindes gemeinsam zu tragen. Mit dem Begriff der »Coping-Strategien« hat *Friedrich* (133) gezeigt, wie Familien ernstere Krisen bewältigen, die mit dem Auftreten einer chronischen Krankheit oder Behinderung, z. B. infolge eines Unfallereignisses, das Familiengefüge zunächst zwangsläufig mit Desorganisation und Desorientierung erschüttern. Auf diesem Wege werden Eltern zu wichtigen Co-Therapeuten des Arztes in Praxis und Klinik.

Die Erfahrungen mit dysmelen (Contergan-)Kindern und Jugendlichen lassen die günstigere Ausgangslage erkennen, wenn ein Kind mit angeborenem Leiden heranwachsend lernt, mit seiner Behinderung zu leben. Der Umgang dysmeler Jugendlicher mit ihren Alterskameraden zeigt, daß sie sich in ihren Trieb- und anderen Bedürfnissen nicht wesentlich von den Gesunden unterscheiden und, einmal sozial angenommen, sich zu behaupten lernen (*Jochmus* et al.).

Wieviel Kompensationsmöglichkeiten dem chronisch kranken, behinderten Kind gegeben sind, beweisen vielfältige Schicksale positiver Lebensbewältigung, von Spitzenleistungen auf Olympiaden bis zu politischen Erfolgskarrieren. Thalidomid (Contergan)-geschädigte Frauen mit Stummelarmen haben sich inzwischen als Mütter – mit Geburt und Aufzucht eigener Kinder – bewährt. Diese Einstellung und Überwindung läßt sich – bei gesetzten Grenzen – auf jede chronische Krankheit und Behinderung übertragen.

Bei vielen chronischen Krankheiten und Behinderungen gilt es, entstehende Schuldgefühle zu verarbeiten, die häufig zunächst die Mutter betreffen, welche das Kind zur Welt gebracht hat, besonders eindrücklich beim hämophilen Kind, in ihrer Rolle als Konduktor. Aber auch bei anderen Krankheiten (Diabetes, Asthma) treten wegen des Erbfaktors bei Eltern Schuldgefühle auf. Aufklärung und psychotherapeutische Führung durch den Arzt ist in jedem Falle notwendig, so bald der chronische Charakter der Krankheit offenkundig wird. Meistens, nicht nur bei Vorliegen einer Behinderung schon bei der Geburt des Kindes, sondern auch bei der Abklärung einer plötzlich auftretenden Krankheit, z. B. eines Krebsleidens, wird es im Rahmen der stationären Abklärung dem Kliniker obliegen, diese Rolle zu übernehmen. Es ist der »Neuigkeitenschock« *(Krebs)*, der Eltern sowohl angesichts der Mißbildung des Neugeborenen, als auch bei Erstmanifestierung des chronischen Leidens trifft. Auch die Aufklärung der Eltern und des betroffenen Kindes selbst über dessen weiteres Schicksal kommt auf den Arzt zu. Sie muß offen erfolgen und sollte in den Händen eines psychologisch erfahrenen Arztes liegen, kann von diesem aber auch an seine psychologischen Helfer delegiert werden. Für die Aufklärung des Kindes gilt generell, daß es sich niemals nur um eine einmalige, relativ unverbindlich gegebene Information handeln darf. Der Psychotherapeut wird nunmehr zum Vertrauten, zum Hilfs-Ich des Kindes; er bleibt in diesem Bereich sein Gesprächspartner und Helfer, notfalls über den Krankenhausaufenthalt hinaus. Derartige menschliche Verantwortungen lassen sich nur schwer an Dritte weitergeben.

Thesi Bergmann verdanken wir grundlegende Erkenntnisse über die Psychologie des chronisch kranken Kindes, beruhend auf einer zwanzigjährigen heilpädagogischen Erfahrung (144). Sie weist auf die initiale Reaktion deiner extremen Verwirrung hin, wenn die Kinder nach Abklärung der Diagnose ihrer Krankheit zur weiteren, zeitlich noch nicht absehbaren Behandlung in eine Spezialklinik verlegt werden. Die Kinder versuchen dies entweder mit dem Verhalten eines Musterkindes, aber auch mit regressiven und depressiven Verhaltensweisen abzuwehren.

Gerade bei chronischen Krankheiten sind die Geschwister nicht zu vernachlässigen, die sehr bald in die Rolle von Schattenkindern geraten und selber in ihren eigenen Aktivitäten eingeengt sind, weil sie sich den alles besetzenden Therapieplänen des kranken Kindes (Diät, zeitliche Belastung der pflegenden und kontrollierenden Mutter usw.) in der Familie einordnen müssen, wie es *Völker* für die Familien hämophiler Familien beschrieben hat. Andererseits bekommt das chronisch kranke Kind gegenüber den gesunden Geschwistern, wie seinen Freunden, der peer group, bald zu spüren, daß es – wie z. B. das chronisch herzkranke Kind – aus der Welt der Spiele der anderen ausgeschlossen ist, weil es nicht mehr so mitmachen kann.

Für Familien mit chronisch kranken Kindern haben sich psychotherapeutisch Eltern- und Familiengruppen, bis hin zu Selbsthilfegruppen, bewährt (363).

Kinder und Jugendliche mit orthopädischen Krankheiten sind zusätzlich der körperlichen und psychischen Belastung ihrer Bewegungseinschränkung ausgesetzt, was gerade bei Jüngeren zu erheblichen Unlustspannungen führt. Natürliche Aktivität wird frustriert zu negativer destruktiver Aggressivität, indem der entstehende Aggressionsstau zur Entladung drängt. Dies kann im streng geregelten Ordnungssystem eines Klinikalltags zu disziplinarischen Schwierigkeiten führen, wenn das Pflegepersonal – Ärzte und Schwestern – dem nicht auf psychologischer Ebene zu begegnen weiß. Ausbrüche verbaler Injurien der Kinder und Jugendlichen sind dann nicht selten; sie sollten als solche verstanden und mit Humor toleriert werden. Bei chronischen Fixierungen wird bisweilen ein Ausweg im zwanghaften Onanieren als Ersatzhandlung gesucht.

Ein weiterer Abwehrmechanismus ist die »Identifizierung mit dem Angreifer« (*Anna Freud,* 137), z. B. im Verhältnis des Kindes zu dem ihn operierenden Arzt, was dem kleinen Patienten zu masochistischen Ersatzbefriedigungen verhelfen kann.

Jede Aufnahme eines chronisch kranken Kindes in einem Spezialkrankenhaus fördert eine gewisse Isolierung und damit verbundene Ghettogefühle. Je jünger das chronisch kranke Kind ist, desto mehr entbehrt es die Mutter, weshalb gerade an diesen Kliniken die Mitarbeit der Eltern, bei weitgehender Durchlässigkeit beider Systeme, Familie wie Krankenhaus, anzustreben ist.

Rehabilitationsmaßnahmen

Es muß das Ziel der ärztlichen Behandlung chronisch kranker Kinder sein, ihren Klinikaufenthalt möglichst kurz zu gestalten. Im Rahmen der Rekonvaleszenz sollten sie bald, zunächst »auf Probe«, verlängerte Wochenenden zu Hause verbringen, um später, bei verläßlicher Kooperation des betreuenden Hausarztes mit der Klinik, endgültig in die Familie entlassen zu werden. Das ambulante System klinischer Kontrolluntersuchungen muß allerdings gesichert sein.

So sollte das chronisch kranke Kind möglichst bald wieder an seiner gewohnten sozialen Umwelt – Schule und Freizeitaktivitäten – teilnehmen (*Larbig,* 224), indem es dem Kreis seiner Geschwister, Freunde und Kameraden wieder eingegliedert ist. Diese stellen mit der peer group einen wichtigen Sozialisationsfaktor für das chronisch kranke Kind dar. Daß dies auch bei extremen chronischen Behinderungen zu verwirklichen ist, zeigen die Erfahrungen mit dysmel geschädigten Kindern und Jugendlichen (*Jochmus* et al).

Der Übergang von der Klinikdialyse zur Heimdialyse stellt im ähnlichen Sinne für das chronisch nierenkranke Kind, das bis dahin zweimal in der Woche bis zu 8 Stunden an die Klinik und ihre Apparate gebunden war, einen wichtigen Beitrag nachgeholter Resozialisation dar *(Pistor).*

Für die endgültige psychosoziale Rehabilitation chronisch kranker Kinder spielen Kuraufenthalte in Spezialheimen mit ihren stabilisierenden heilpädagogischen und anderen Therapiemöglichkeiten eine wichtige Rolle. Eine begleitende Psychotherapie trägt zur Ich-Stärkung dieser Kinder im Sinne eines »Triumphes des Geistes über die Krankheit« *(Th. Bergmann)* und so zur Leidüberwindung bei. Chronisch kranke Kinder fallen nicht selten durch eine bemerkenswerte innere Reife auf.

Gerade bei langfristigen familienfernen Kuraufenthalten chronisch kranker Kinder ist eine gleichzeitige Milieutherapie gestörter Familien notwendig; sie kann in Händen eines Psychotherapeuten bzw. der Beratungsstelle am Wohnort der Familie liegen. Mit ihr wird neurotischen Abwehrhaltungen bei Rückkehr des Kindes ins häusliche Milieu wirksam vorgebeugt (75).

Wenn das asthmakranke Kind von der Klimakur am Meer oder im Gebirge gesundet heimkehrt und oft schon auf dem Bahnhof angesichts der ausgebreiteten Arme der Mutter, diesem Signal mütterlicher Symbiose, einen ersten Asthmaanfall bekommt, liegt dies nicht an den häuslichen Allergenen, es sei denn, man rechnet »psychische Allergene«, d.h. Reiz und Reaktion im gestörten Familienmilieu, hinzu (49).

So wird die Heilpädagogik zu einem zentralen Anliegen der Kliniken und Stationen für chronisch kranke und behinderte Kinder, was auch das Atmosphärische dieser Spezialkliniken im Sinne eines kindgemäßen familiären Daseinsraumes bestimmt, in welchem sie oft Wochen und Monate verbringen müssen. Alles dirigistisch Anordnende, auf Anpassung an hierarchische Strukturen Bemühte sollte dabei weitgehend in den Hintergrund treten. Entsprechend werden Heilpädagogen (Lehrer, Beschäftigungstherapeuten) zu den wichtigsten Mitarbeitern des Arztes in einer verläßlichen Teamarbeit aller Beteiligten.

Bei Anwesenheit der Eltern auf den Krankenstationen sind diese von Fall zu Fall in die krankheits- und krankenbezogenen psychologischen Erwägungen (Diskussionen u. ä.) einzubeziehen. *Steffen* schildert dies am Beispiel des psychotherapeutischen Teams einer Dialysestation mit Arzt, beratendem Kinderpsychiater, Schwester, Diätassistentin, Lehrer und Psychologen (340) *.

Krebs-/Leukämiekranke Kinder

Chronisch kranke Kinder, die einer besonderen Zuwendung bedürfen, sind die krebs- und leukämiekranken** Kinder. Bis vor einem Jahrzehnt noch waren sie fast alle vom Schicksal eines frühen Todes bedroht, so daß nur in Ausnahmefällen ein an Leukämie erkranktes Kind überlebte. Mit den Fortschritten der medikamentösen und Strahlenbehandlung haben inzwischen die Heilungserfolge zugenommen, sie betragen bei den leukämiekranken Kindern 50–60% (263, 311). Dies allerdings bei der intensiven sogenannten aggressiven Therapie, welche, bis an die Grenzen der Lebensgefährdung reichend, von allen Beteiligten als eine große Belastung empfunden wird.

Während man früher zum Schutz der Kinder vor Infektionen eine strenge Besuchsregelung einhielt, läßt man heute wieder die Geschwi-

* Bei allen notwendigen Rehabilitationsmaßnahmen, von der medikamentösen Therapie bis zur heilgymnastischen Behandlung besteht immer die Gefahr des ärztlichen Über-Therapierens, was als »Zwang, gesund zu sein« *Aly u. Tumler*) erfahren wird. Dies darf aber nicht zu Abbau oder Einschränkung von Menschlichkeit führen, deren gerade das behinderte Kind und seine Umwelt so dringend bedürfen (393).

** Da es sich bei der Leukämie um eine krankhafte Vermehrung pathologisch veränderter Blutzellen handelt, wird sie als sogenannter Blutkrebs den Krebskrankheiten zugeordnet.

ster zum kranken Kind; das bedeutet für die älteren unter ihnen eine große Hilfe.

Nirgends ist die Aufgabe der Eltern als Co-Therapeuten deutlicher erkennbar als auf den Stationen für krebskranke Kinder, wo deren familiäre Umsorgung gleichzeitig eine Entlastung der Schwestern und des sonstigen Pflegepersonals in ihrer schweren Arbeit bedeutet, eine Meinung, die auch von erfahrenen Klinikern und Onkologen vertreten wird (*Hertl,* 263).

Es bleibt das Ziel, die Kinder nach der mehrwöchigen klinisch-stationären Einleitung der Therapie wieder nach Hause zu entlassen, gesicherte Betreuung durch den Hausarzt und regelmäßige Einbestellung zu den ambulanten klinischen Kontrollen vorausgesetzt. Schmerzhafte Prozeduren der Behandlung, wie Injektionen u. a. werden vom Kind in Anwesenheit der Mutter/Eltern erfahrungsgemäß besser ertragen. Die überwiegende Mehrzahl der Eltern ist für diese Aufgabe und Rolle des Co-Therapeuten zu gewinnen. Dies schließt nicht aus, daß immer wieder einmal eine Mutter am schweren Schicksal ihres Kindes zusammenzubrechen droht, so daß eventuell im Interesse dieser Mutter zur Besuchseinschränkung zu raten ist. Dies gilt besonders dann, wenn die Mutter, z. B. bei geschiedener Ehe, ein persönliches Lebensschicksal nicht bewältigt hat und das chronisch kranke Kind für sie eine besondere Rolle einnimmt. So ist manchmal im Rahmen der Behandlung eines schwerkranken Kindes zu einer psychotherapeutischen Behandlung der Mutter zu raten, die dann auch dem Kinde zugute kommt.

Die Aufgaben einer psychotherapeutischen Hilfe für das gefährdete Kind übersteigen oft die Kompetenzen und Möglichkeiten von Ärzten und Schwestern. Besonders junge Ärzte sind hierin überfordert. Sie retten sich in die Abwehrhaltung einer medizinischen Informationsvermittlung an die Eltern, womit diesen in ihrer persönlichen Not aber wenig gedient ist. Die Psychotherapie im Rahmen einer klinischen Behandlung sollte im übrigen möglichst in neutralen Händen liegen und nicht dem Stationsarzt übertragen werden, der zugleich disziplinarische und frustrierende medizinische Anordnungen zu treffen hat. Dies muß zu Autoritäts- und Übertragungskonflikten für das betroffene Kind führen.

So muß die Standardforderung erhoben werden, daß zu dem Personal dieser Spezialabteilungen der Heilpädagoge, der Kinderpsychotherapeut bzw. Kinderpsychiater gehört. Unter dessen Leitung entwickelt sich in einem gruppendynamischen Prozeß das therapeutische Team der Station für krebskranke Kinder mit Ärzten, Schwestern, Psychologen und Lehrern sowie den Eltern der Kinder. Auf lange Sicht gesehen, kann es zu einer wertvollen psychotherapeutischen Hilfe werden, die sich besonders in Krisensituationen, aber auch langfristig in der Planung der Zukunft der Familien chronisch kranker Kinder bewährt *(Gilder)*. Die psychischen Belastungen, die alle Beteiligten auf diesen Stationen zu spüren bekommen, erfordern eine ständige psychologische Führung im Klinikalltag. Ältere Schwestern, welche in der Betreuung dieser Kinder eine Lebensaufgabe erkannt haben und oft über Jahre in selbstlosem Einsatz ohne Ablösung auf diesen Stationen tätig sind, tragen bisweilen durch eigene, nicht verarbeitete Lebensprobleme zu neurotischen Konfliktspannungen bei. Aus psychohygienischen Erwägungen sollte daher immer wieder an einen Personalwechsel gedacht werden, um menschliche Überforderungen, insbesondere jüngerer Schwestern zu vermeiden.

Die Krisensituation unerwarteter Todesfälle, mit denen stets zu rechnen ist, verstärkt depressive Grundstimmungen auf den Stationen krebskranker Kinder, die sich allen mitteilen.

Die Zusammenlegung krebskranker Kinder auf Spezialabteilungen bringt zwar organisatorische Vorteile im Hinblick auf die Intensität und Kontrolle therapeutischer Maßnahmen, führt aber zu anderen, schwer lösbaren Problemen. Kinder identifizieren sich allzuleicht mit dem miterlebten Schicksal anderer Kinder. Falsch verstandene Worte, die während der Visite halb mitgehört wurden, werden im Selbstbezug pathologisch verarbeitet, wofür *Emma Plank* eindrucksvolle Beispiele gebracht hat (282, 283). Dies gilt besonders für den miterlebten Tod eines Kindes auf der Station, wenn die anderen Kinder nicht rechtzeitig darüber informiert sind.

So erscheint es aus psychohygienischer Sicht besser, das durch eine Krankheit lebensgefährdete Kind in der Kinderklinik auf eine Station mit »gesunden« Kindern zu legen, die es mit ihrem Optimismus und ihre Fröhlichkeit anstecken und mittragen. Diese Kindergemeinschaft ist im Kinderkrankenhaus ein wichtiger Heilungsfaktor.

Die Isolierung auf der Station für krebskranke Kinder hat sich als ungünstig erwiesen, besonders wenn die jüngeren unter ihnen wegen der Entfernung der Klinik vom Wohnort nicht regelmäßig von ihren Eltern besucht werden können und letztere deshalb ihrer wichtigen

Rolle als Co-Therapeuten, Helfer des Arztes, nicht gerecht werden können.

Dies gibt der laut unserer Umfrage auch von Krebsspezialisten (Onkologen) erhobenen Forderung Nachdruck, daß die Dank ihrer Erfolge so bedeutsame Spezialbehandlung krebs-/leukämikranker Kinder möglichst dezentralisiert, d. h. familiennah, organisiert wird, wozu die Ausbildung möglichst vieler in der Krebsbehandlung erfahrener Kollegen beiträgt. Sie stehen in einem ständigen beratenden Kontakt mit einem Therapiezentrum, in das von Fall zu Fall immer wieder Kinder in Notsituationen aufgenommen werden. Das Modell einer zentral geleiteten, aber dezentralisierten, d. h. familiennahen Krebsbehandlung, mit Intensivierung der familiären Umsorgung dieser Kinder, hat sich auch in anderen Ländern bewährt. Es wird dadurch verhindert, daß immer wieder verzweifelte Eltern ihr Kind – auch gegen ärztlichen Rat – von einem entlegenen Krebszentrum in das ihnen nächstgelegene Krankenhaus verlegen lassen oder einfach nach Hause holen.

Sterben, der Tod und das Kind

1. Sterben und Tod im Erleben des gesunden Kindes

In der Familie aufwachsend, sind Kinder immer wieder einmal der Begegnung mit dem Tod ausgesetzt. Der Verlust geliebter Großeltern, der eigenen Eltern oder eines Geschwisters, nach langer Krankheit oder dem Schockerlebnis eines Unfalles, konfrontiert das Kind früh mit der Erfahrung, daß das Leben begrenzt und sein Ende mit Trennungs- und Verlustängsten verbunden ist. Wie das Kind dies verarbeitet, hängt individuell mit seinem und des Verstorbenen beidseitigem Schicksal zusammen, der Befriedigung und nunmehrigen Frustration seiner libidinösen Bedürfnisse aus dieser Beziehung.

Wo der Verstorbene die primäre und einzige Bezugsperson des Kindes, zumal in dessen jungem Alter war, resultiert das Verlassenheitssyndrom des Kindes. Hier kann nur ein unmittelbarer Ersatz des verlorengegangenen Liebesobjektes einem Deprivationsschicksal des verwaisten Kindes vorbeugen.

Bei einer nächtlichen Autofahrt zu Beginn der Ferien verunglückte durch einen Auffahrunfall die gesamte Familie, Eltern und vier Kinder. Nur das dreijährige Mädchen überlebte trotz erheblicher Verletzungen. Im Krankenhaus, am fremden Ort, schrie es unablässig, über drei Tage. Mit der Aufnahme des Kindes bei den nächsten Verwandten, unter gleichaltrigen Kindern, als seiner weiteren endgültigen Heimat, konnte das schwer gestörte Mädchen aus dem psychischen Schockzustand herausgeholt werden. Seine weitere Entwicklung verlief unauffällig.

Nicht selten rettet sich das Kind beim Verlust seiner Liebesbezugsperson im Abwehrmachanismus in ein psychosomatisches Krankheitsgeschehen, um die kritische Phase des akuten Liebesverlustes zu überstehen.

Es ist weitgehend vom Reifungs- und Entwicklungsstand des Kindes abhängig, wie es den erfahrenen Verlust seiner Liebesbezugsperson, deren Sterben und Tod verarbeitet. Erst das achtjährige Kind entwickelt allmählich reale Vorstellungen vom Tod eines Menschen.

Charakteristisch ist die Äußerung eines sechsjährigen Kindes, das seine Mutter durch einen Verkehrsunfall verloren hatte: »Daß die Mutti tot ist und nicht mehr da sein wird, das begreife ich wohl. Aber warum kommt sie nicht mehr abends, um mir einen Gutenachtkuß zu geben?«

Larbig hat auf die Altersabhängigkeit der Todesvorstellung von Kindern und Jugendlichen hingewiesen (224).

Periodisierung kindlichen Todeserlebens (nach *Larbig)*

Alter Jahre	
4	Der Tote besitzt vitale und magische Funktionen
5	Allmähliche Differenzierung des Toten vom Lebenden
6	Beginn einer affektiven Einstellung
7	Realistische Details
8	Leben = Bewegung; Tod = nicht atmen
9	Unvermeidbarkeit des Todes. Interesse für das Jenseits
10–12	Zunehmendes physiologisches Verständnis
12–14	Reiferes Todesbewußtsein, ähnlich dem von Erwachsenen

Wenn allerdings Kinder im Zustand schweren Krankseins mit dem eigenen Todeserleben konfrontiert sind, erfahren sie schon in einem viel früheren Alter den Tod als eine bewußte Realität, in einer frühen Reifung zur Einsicht *(Raimbault)*.

Für das Todeserleben spielt die Entwicklungsphase des Kindes zum

Zeitpunkt des Verlusterlebnisses eine wichtige Rolle. In der ödipalen Phase sind die Kinder besonders vom Verlust eines Elternteiles bedroht. Krankheitsbedingter körperlicher Verfall z. B. eines Krebskranken, insbesondere mit Entstellungen der geliebt-gewohnten Gesichtszüge des Dahinsiechenden prägen sich tief und unvergeßlich einem jungen Kinde ein *(Kliman)*.

Das unmittelbare Miterleben des gewaltsamen Todes eines Elternteiles ist ein besonderes Schockerlebnis, das nur unvollkommen vom Kinde verarbeitet wird, zumal wenn man, wie bei kriminellen Delikten, darüber schweigt.

Eine Mutter, die sich von ihrem Freund, dem Vater des Kindes, getrennt und inzwischen neue Bekanntschaften aufgenommen hat, wird von diesem Freund wieder aufgesucht und, von ihm in einer verfänglichen Situation angetroffen, im Affekt ermordet. Das achtjährige Mädchen, das zu diesem Zeitpunkt gerade nach Hause zurückkehrte, hörte hinter der verschlossenen Tür Schreie und den Todeskampf der Mutter; es sah kurz darauf seinen Vater die Wohnung verlassen. Das Mädchen alarmierte daraufhin die Nachbarn. Als einzige Zeugin sagte sie später bei der Gerichtsverhandlung aus. Ihr Zeugnis war, unabhängig von dessen Wahrheitsgehalt, ganz daraufhin angelegt, die geliebte Mutter zu entlasten, sie noch nachträglich zu retten.
Psychische Störungen folgten der versäumten Trauerarbeit und ließen zu einer psychotherapeutischen Behandlung raten.

Psychische Störungen von Kindern, die bei Verkehrsunfällen und damit verbundenem Liebesverlust – Tod naher Angehöriger –, auch bei eigener körperlicher Unversehrtheit auftreten, weisen auf die Notwendigkeit psychotherapeutischer Hilfen hin *(Biermann,* 64) (siehe Seite 127).

Ein sechsjähriges Mädchen hatte bei einem Autounfall die geliebte Großmutter verloren. In nicht bewältigter Trauerarbeit der Familie blieb fortan das Zimmer der Verstorbenen für das Enkelkind verschlossen; es war bis dahin sein Spielzimmer gewesen.

Als Susanne eingeschult wurde, entwickelte sie eine Schulangst. In der daraufhin durchgeführten Spieltherapie baute das Kind im Wiederholungs- und Geständniszwang (36) mehrere Male im Scenotest eine aufgebahrte tote Großmutter im Kreis der Angehörigen, und setzte quer davor das Krokodil. Als man ihr das Zimmer der Großmutter wieder für ihre Spiele freigab, schwanden binnen kurzem alle Schwierigkeiten des Kindes.

In ihrem Buch »Ein Kind verwaist« hat *Erna Furman* auf die Bedeutung und Notwendigkeit einer Trauerarbeit für diese Kinder hingewiesen, sie wird zu einem Hauptanliegen der psychotherapeutischen Behandlung dieser Kinder.

In dem Buch und Film »Verbotene Spiele« (»Jeux interdits«) schildert *Boyer,* wie eine Gruppe von Kindern, die im Kriegsgeschehen (Zusammenbruch Frankreichs im Sommer 1940) nach dem Tod ihrer Eltern sich von dem Druck der erfahrenen Erlebnisse zu entlasten suchten, indem sie, rund um sich herum erlebte Todesvisionen, in einer nachgeholten Trauerarbeit in Friedhofs-Beerdigungsspielen kleine tote Tiere begruben.

Das Sterben eines chronisch-kranken Kindes und sein Tod bringen oft tiefgreifende Veränderungen der Struktur der betroffenen Familien mit sich, indem sich die Rollenposition des Kindes, in der Geschwisterreihe wie im Verhältnis zu seinen Eltern, ändert. Schon das lange Krankenlager eines Kindes führt zu einer noch engeren symbiotischen Abhängigkeit von der pflegenden Mutter, gleichzeitig aber auch zur Isolierung des »kranken Teils« von der übrigen Familie.

Das vernachlässigte Geschwister des chronisch kranken und behinderten Kindes gerät in die Rolle des »Schattenkindes«, zumal wenn es sich sowieso schon in der Sündenbockrolle eines benachteiligten Kindes befand; Neid, Eifersucht und Haß bestimmen zwangsläufig sein Abwehrverhalten.

Ist aber ein Geschwister gestorben, dann muß das andere in irgend einer Form den Platz desselben ausfüllen, zumindest in den Augen und Gefühlen der Mutter. Es wird ihm eine Aufgabe übertragen, die es nur unvollkommen bewältigen kann, wenn es bisher nicht einmal seinem eigenen Auftrag in der Identitätsfindung gerecht geworden ist. Das nachgeborene Wunsch-Ersatzkind aber bringt neue Probleme in die Familie, zumal wenn es einen neurotischen Lösungsversuch bei bestehenden innerfamiliären Konflikten verkörpert.

2. Sterben und Todeserleben für Kinder im Krankenhaus

Auch wenn ein Kind nur wegen einer harmlosen Erkrankung in ein Krankenhaus aufgenommen ist, kann es dort, in der ihm fremden Klinikatmosphäre, unerwartet mit einem Todeserleben konfrontiert werden. Es gilt dies gleichermaßen für den überraschenden, dramatischen Tod eines akut erkrankten Kindes, wie den eines chronisch kranken Kindes, das sich mit der Realität des Todes schon länger auseinandergesetzt hat. Die Aufklärung des Kindes im Krankenhaus über den miterlebten Tod eines anderen Patienten ist unumgänglich, allein schon um Identifizierungen mit dem verstorbenen Kind zu verhindern. Sachliche Informationen über die Todesursache bei jenen Kindern beugen derartigen Eigenprojektionen, insbesondere bei hypochondrischen Neigungen vor.

Die Aufklärung durch die dazu angeleitete Mutter, die in täglicher Besuchszeit ständig bei ihrem Kinde ist, erweist sich als eine wertvolle Hilfe. An sie wird sich das Kind zuerst bei ungelösten Fragen wenden, sie dient aber auch der Beruhigung der Mutter, die sonst leicht eigene diesbezügliche Ängste auf ihr krankes Kind projiziert.

3. Sterben und Tod des schwerkranken Kindes

Unter den chronischen Krankheiten gibt es manche, die im schicksalsmäßigen Verlauf zum Tode führen, wenn auch die moderne Therapie die Heilungsaussichten vieler dieser Krankheiten entscheidend verbessert hat. Bei anderen Krankheiten kann es plötzlich, nicht immer vorhersehbar, zu Komplikationen mit tödlichem Ausgang kommen. Viele Kinder, die eine chronische Krankheit durchmachen, sind ständig vom Tode bedroht. Auch ohne das direkte Miterleben des Todes eines anderen Kindes setzen sie sich innerlich mit dem Problem ihres Todes auseinander. Dies haben die Untersuchungen von *Raimbault* über sterbende Kinder im Alter von 5–14 Jahren ergeben.

Schon das Fünfjährige spürt aus der veränderten Reaktion seiner Umgebung, wie es um es bestellt ist. Hinweise von Kinderklinikern, man solle Kinder und Eltern mit der Aufklärung über ihr Todesschicksal nicht beunruhigen, sehen an der Wirklichkeit vorbei. Vielmehr wird eine Aufklärung, die, behutsam vorgenommen, dem phasenspezifischen Verständnis der Kinder entsprechen muß, eher zu einer Erleichterung führen *(Braun)*. Man macht dabei die Grunderfahrung, daß die meisten der Kinder es eigentlich schon gewußt haben. Hierfür hat *Bennholdt-Thomsen* erschütternde Zeugnisse von Kleinkindern berichtet, aus denen frühreifes Verständnis und Einsicht in kommende Dinge sprechen.

Bei den über ihren bevorstehenden Tod nicht aufgeklärten Kindern können irreale Ängste und Phantasien jederzeit in unmittelbare Todesängste übergehen, nachdem sie zunächst unter dem Bild der Depression, aber auch aggressiver Durchbrüche verborgen waren.

Auch Selbstmordanwandlungen werden schon bei Zehnjährigen in dieser Lage beobachtet.

Eine dem Entwicklungsstand des Kindes angemessene Aufklärung durch seine Eltern, oder, falls diese sich dazu nicht in der Lage fühlen, durch den behandelnden Arzt (Kinderpsychiater, Kindertherapeut) trägt zur allgemeinen Entängstigung bei, zumal wenn sie niemals die Hoffnung aufgibt, in welchem Stadium seiner Krankheit das Kind sich auch befindet. Die Berechtigung, ja Notwendigkeit derselben kann nicht besser als am Beispiel der Leukämie dargelegt werden, und dem entscheidenden Wandel, der in den letzten Jahrzehnten bezüglich der Heilungsaussichten bei dieser Erkrankung erreicht wurde.

Wer Pubertierenden nicht die Wahrheit über ihren Zustand sagt, mißachtet die seelische Reife dieser Kinder, zumal allgemein schwerstkranke Kinder oft über ihr Alter hinaus gereift sind *(Asperger*, 6).

Die Phasen, in denen sich das schwerstkranke Kind mit dem Problem des auf es zukommenden Todes auseinandersetzt, entsprechen im allgemeinen jenen, die *Kübler-Ross* für den Erwachsenen in ähnlichen Situationen beschrieben hat. Sie reichen von den Abwehrmechanismen der Verleugnung, des Nichtwahrhabenwollens sowie des Protestes, über Depression und Resignation zum Auftauchen von Hoffnung bis zum endgültigen Sich-Abfinden mit dem Schicksal.

Daß in jedem Alter die Eltern als Weggefährten des Kindes wesentlich daran beteiligt sind, weist auf den Umfang psychohygienischer Bemühungen hin (237).

Braun betont in diesem Zusammenhang Wert und Bedeutung des religiösen Erlebnisses für sterbende Kinder, weist aber auch darauf hin, daß die Kinderseelsorge, von den führenden Kirchen vernachlässigt, noch keineswegs in den Kinderkliniken den ihr zustehenden Platz einnimmt. In Bestätigung der Notwendigkeit einer religiösen Hilfe für sterbende Kinder und ihre Familien *(Becher)* meint aber *Asperger* (6) kritisch, daß sich heute nur noch eine Minderzahl von Familien dafür aufgeschlossen zeigt, in einer ringsum areligiösen Welt. Doch habe *Bloch* gezeigt, daß das menschliche Prinzip Hoffnung auch im atheistischen Raum seine Berechtigung und Notwendigkeit erweise.

So wird nicht immer nur der Arzt (Kinderpsychiater), sondern auch die Schwester, der tiefenpsychologisch geschulte Heilpädagoge im Sinne *Planks* und *Veeneklaas'*, ja der Lehrer *(Haas)* zum Vertrauten des Kindes, an den es sich in seiner Not wendet, weil es sich von ihm verstanden fühlt. Zu deren therapeutischen Mitteln gehören neben dem Gespräch auch die spontanen Malereien des Kindes, welche tiefere Einblicke in das Unbewußte des Kindes vermitteln, zu denen es in seinen Nöten vielleicht nicht direkt in der Lage ist *(Plank, Bürgin, Kiepenheuer, Haas* u. a.).

Die Kinder erhalten im therapeutisch gelenkten Puppenspiel Gelegenheit, ihre aggressiven inneren Spannungen zu entladen, was ihnen normalerweise in ihrer Hilflosigkeit im Kranksein verwehrt bleibt. Kastrationsängste, die mit Verstümmelungsphantasien jede Krankheit begleiten, als Urangst körperlicher Versehrtheit, werden aggressiv an Puppen ausgelebt, die amputiert und getötet werden – ein Abwehrmechanismus der »Identifizierung mit dem Angreifer« *(Anna Freud,* 137), der nicht nur von operierten, sondern auch von mißhandelten Kindern berichtet wird (69).

Hierin liegt auch der Wert von Puppenspielen mit Arztinstrumenten gerade für die Kinder, die sich auf dem Höhepunkt ihrer Krankheit in ihrer Machtlosigkeit der Allmacht des Arztes und seiner Helfer total ausgeliefert fühlen *(Becker, Veeneklaas).*

Eine intensive Zuwendung benötigen schwerstkranke Kinder bei unerträglichen Schmerzen, bei denen eventuell auch jede medikamentöse Hilfe versagt.

Im Sinne einer wohlverstandenen Euthanasie, d. h. Sterbehilfe, ist das Autogene Training, bis hin zu den Nirvanaerlebnissen der Oberstufe (46), zu empfehlen. Analog haben *Henningsen und Ullner* bei schwerst-nierenkranken Kindern und Jugendlichen das Katathyme Bilderleben *(Leuner* u. a.) mit Erfolg angewandt.

Die Aufgabe, die mit der Betreuung sterbender Kinder auf den Kinderkliniker zukommt, stellt eine Forderung dar, der er und seine Mitarbeiter nicht immer gewachsen sind. Sie setzt Erfahrung und Einfühlungsvermögen mit dem schwerstkranken Kind und seinen Eltern voraus. Dabei ist wichtig, daß das Kind, das einmal den Arzt, die Schwester oder andere Helfer zu Vertrauten seiner innersten Nöte gewonnen hat, dieser Person auch weiterhin vertrauen kann, im sicheren Gefühl, von ihr nicht mehr verlassen zu werden. Das sind psychotherapeutische Haltungen und Wege, die jenseits orthodoxer psychoanalytischer Therapieregeln liegen, ohne dadurch den echten inneren psychotherapeutischen Auftrag aus dem Auge zu verlieren.

Klinische Spezialisten (Onkologen) stehen in Gefahr, sich in die

Welt ihrer Spezialkenntnisse zu retten, wenn sie die menschliche Forderung – und Überforderung – spüren, die unausgesprochen als Auftrag vom sterbenden Kind und dessen Eltern auf sie zukommt. Denn hinter der Not dieses Kindes steht vielleicht der Abgrund einer Familientragödie, wo unmittelbare Hilfe gerade nach dem Tod des Kindes für alle Beteiligten nottut. Gefährdet sind besonders Familien, die schon früher einmal eine Trauerarbeit nur unvollkommen bewältigt hatten *(Steffen,* 341). Es hat uns ein Ergebnis unserer Umfrage besonders beunruhigt, nach dem nur relativ wenige Kliniker sich nach dem Tod eines Kindes noch weiter beratend um die Familie kümmern. Auch *Hertl* (263) weist auf die Aufgabe des Klinikers hin, den Eltern eines verstorbenen Kindes bei der Bewältigung der Trauerarbeit zu helfen, damit nicht die übrige Familie, insbesondere die Geschwister, darunter zu leiden haben, einschließlich nachfolgender, später geborener Wunsch- und Ersatzkinder.

Über die klinischen Behandlungszentren krebs-/leukämiekranker Kinder hinaus kann nur eine intensive Schulung aller an der Therapie Beteiligten, vom Radiologen bis zum Psychotherapeuten, zu einer für ein solches Kind und seine Eltern hilfreichen Teamarbeit führen, die sich letztlich in kritischen Situationen als Sterbehilfe bewährt, so daß der Tod des Kindes nicht ein chaotisches Feld hinterläßt, das nachfolgendes, weiteres Unglück bringt. Daß diese Aufgabe lehrbar und lernbar ist, darauf hat mit speziellem Blick auf den Sterbebeistand für krebskranke Kinder aus der Sicht des klinischen Psychologen *G. Wolff* hingewiesen (375).

Parker und Mauger haben einen Ratgeber für Eltern krebskranker Kinder entwickelt, in welchem alle auftauchenden Probleme, sowie die Gefühle der betroffenen Eltern besprochen werden.

Das verhaltensgestörte, seelisch kranke Kind und seine Behandlung

Über eine Zunahme an psychischen Störungen – Verhaltensstörungen, Verhaltensauffälligkeiten, Erziehungsschwierigkeiten – wird aller Orts berichtet, obwohl es aus noch näher zu schildernden Gründen (siehe Seite 119) nahezu unmöglich ist, hierüber eine exakte Statistik zu erhalten.

Schon vor 100 Jahren hat der Psychiater *Strümpell* die damals bekannten »Kinderfehler« mit einer Gesamtzahl von 300 beziffert. Für die Bedeutung dieses Problems spricht auch die Tatsache, daß es schon damals eine Fachzeitschrift mit diesem Titel, nämlich »Kinderfehler«, gab. Noch bis in die dreissiger Jahre wurde im übrigen auch von einer »Psychoanalytischen Pädagogik« dieser Begriff übernommen, obwohl derselbe schon damals von Fachleuten kritisch in Frage gestellt wurde –, ob nämlich nicht die geklagten Kinderfehler letztlich auf solche der Eltern zurückzuführen seien –, eine Frage, die bis heute, der Zeitepoche familientherapeutischer Aktivitäten, an Aktualität nichts eingebüßt hat.

Im geschichtlichen Rückblick ist die Arbeit von *A. Weber* zu erwähnen, der in der Zeit nach dem 2. Weltkrieg in einem von Kriegs- und Nachkriegswirren verschonten Land (Schweiz) ein ähnliches Ausmaß geklagter Verhaltensstörungen bei Kindern und Jugendlichen feststellen konnte, so daß diese eher als ein Zivilisationsphänomen anzusehen waren.

Die Untersuchungen *von Harnacks* über das Ausmaß von Verhaltensstörungen bei Kindern wurden mit einer Untersuchung Sechsjähriger aufgenommen und vier Jahr später durch eine nachfolgende der nunmehr zehnjährigen Schulkinder ergänzt. Sie ergaben eine Häufigkeit von 20% kindlicher Verhaltensstörungen (mit einzelnen Störungen bei 60% der Kinder). Dies bekräftigten eine Generation später die Untersuchungen von *Frederking, Thalmann* und *Kohlscheen.* Eigene Umfragen bei Kinderärzten hatten 1962 in Bestätigung der Mitteilungen von Erwachsenenuntersuchungen *(v. Uexküll)* ergeben, daß von den befragten 300 Kinderärzten ca. 30% ihre Patienten* als psychogen gestört ansahen (23).

Tragische Kinderschicksale, von denen das des *Jürgen Bartsch* als Zeugnis aus unserer Gesellschaft am eindrücklichsten ist (52), weisen auf die Verkettung erbgenetischer, insbesondere aber milieubedingter Charakter- und Verhaltensstörungen hin. Diesen Einflüssen ist das noch prägungsabhängige junge Kind als Teil der Gesellschaft ausge-

* Im Gegensatz zu dem bei Psychologen gebräuchlichen, in der Verhaltenstherapie und Gesprächstherapie verwandten Ausdruck *Klient,* benutzen wir bewußt das Wort *Patient* auch für das seelisch gestörte Kind, gerade in der Rolle des Arztes gegenüber dem Hilfsbedürftigen. Herkunftsgemäß heißt Klient »der Hörige«. Dies betont eine Abhängigkeit in der therapeutischen Arzt-Patientenbeziehung. Die Psychotherapie aber strebt die Selbständigkeit des Patienten an.

setzt, die über seine Eltern schon früh auf das Kind Einfluß nimmt. Man wird an den Ausspruch *Goethes* erinnert: »Man könnt' erzogene Kinder gebären, wenn nur die Eltern erzogen wären.« *(Xenien)*.

Die Bedeutung, welche nicht nur die Psychoanalyse, sondern nahezu alle kinderpsychologischen Forscher, der frühen Kindheit als Prägungsmodell für das ganze weitere Leben des Menschen beimessen, läßt mit den dadurch entstehenden Abhängigkeiten, wie sie in den Fehlentwicklungen gestörter Erwachsener sichtbar werden, fragen, ob es überhaupt bis ins Jugendlichenalter und nicht selten noch darüber hinaus die Wahl einer freien Willensentscheidung für den Menschen gibt. Es sei nur an die Lebensläufe erinnert, die *Schottländer* in seinem Buch »Mutter als Schicksal« schildert.

Wenn wir den Ausdruck »seelisch krankes Kind« wählen, dann leidet doch nur eine Minderzahl derselben unter ihrer Symptomatik. Immerhin sorgt schon das Umfeld eines bettnässenden Kindes dafür, daß es allmählich ein Leidens- und Krankheitsgefühl entwickelt, im Ablauf eines sekundärneurotischen Prozesses im gestörten Familienmilieu. So ist mindestens mit einem Leidensdruck der Familie unter dem gestörten Verhalten ihres Kindes zu rechnen, bei unterschiedlicher, auch schichtenabhängiger Toleranzgrenze einzelner Familien für derartige Verhaltensauffälligkeiten ihrer Kinder.

Sie sind schon im Säuglingsalter mit Schlaf- und Eßstörungen zu beobachten, weshalb der Kinderarzt *Adalbert von Czerny,* als einer der ersten Beobachter der pädagogischen Mutter-Kind-Beziehung, in seinem Buch vom »Arzt als Erzieher des Kindes« gesprochen hat.

Verhaltensstörungen begleiten die Entwicklung des Kindes zum Jugendlichen. Auf deren Phasenabhängigkeit hat aus reicher Berufs- und Lebenserfahrung *Anna Freud* hingewiesen und insbesondere die Krise der Pubertät mit ihren Störungen hervorgehoben (137, 139).

Als Beispiel für eine derartige, an Entwicklungsphasen – auch der Familie – gebundene Störung ist das nach der Geburt des jüngeren Geschwisters wieder auftretende Einnässen eines vierjährigen Kindes zu erwähnen. Mit ihm bekundet es den Wunsch nach Regression zur Mutter bei auftauchender Rivalität zum jüngeren Geschwister. Mit wenigen psychotherapeutischen Ratschlägen läßt sich dieses Symptom beheben, während es, unbeachtet, eine neurotische Fehlentwicklung des älteren Kindes einleiten kann.

Zur Fülle der Symptome von Verhaltensauffälligkeiten rechnen, um nur die wesentlichsten zu nennen: Einnässen, Einkoten, Schlafstörungen, Eßstörungen, nervöse Tics, Sprachstörungen, Ängste, Aggressionen, Kontaktstörungen, Hemmungen, Depressionen. Ihnen sind psychosomatische Reaktionen bzw. Krankheiten hinzuzurechnen wie Asthma bronchiale, nervöse Herzbeschwerden, Kreislaufstörungen, Kopfschmerz, Erbrechen, Nabelkoliken, Colitis, Obstipation, Magersucht und Fettsucht.

Sieht man all diese Symptome als Abwehrmechanismen des Kindes in einem primär gestörten Familienmilieu an, dann ist – bei Beteiligung aller Partner an denselben – zunächst an die auslösende, prägende Elterngeneration zu denken. Nicht selten wirkt sich auch deren erzieherische und sonstige Abhängigkeit von der Großelterngeneration des Kindes nachteilig aus. Auch übertragen Eltern im Sinne von Delegierung *(Stierlin)* oder im Rollengeschehen – das Kind als Substitut *(Richter)* – ihre bewußten oder unbewußten Wünsche, Hoffnungen und Erwartungen, aber auch Befürchtungen auf das Kind. Dies spielt eine besondere Rolle bei der Symptomtradition (247), der Übertragung psychosomatischer Erkrankungen, aber auch Verhaltensstörungen mit und ohne den nachweisbaren genetischen Stellenwert, wie es eigene psychologische Untersuchungen an mehr als 400 Asthmakindern und deren Familien bestätigten (30, 49).

Hat sich das junge Kind auf dem Wege zu seiner Individuation *(Mahler),* dem Autonomiestreben *(Erikson),* noch nicht von seiner Mutter lösen können, dann wird es bei auftauchenden Schwierigkeiten und einer immer noch als allmächtig erfahrenen Mutter den Weg in eine Regression beschreiten, für die vielfältige Symptome charakteristisch sind. An erster Stelle stehen hierfür die Schlafstörungen, mit denen das Kind, im Bett und am Leib der Mutter, die nahezu totale symbiotische Regression anstrebt, wie es seine Traumphantasien bestätigen. Aber auch Hemmungen und Kontaktstörungen können derartige Regressionsmechanismen zugrunde liegen, wobei ein Rückzug des autistischen Kindes, bei einer frühen Störung desselben, so weit gehen kann, daß es nicht einmal die Mutter mehr erreicht, worin sich die totale Verlorenheit dieses Kindes ausdrückt.

Dem gegenüber steht eine Vielfalt aggressiver Abwehrmechanismen, angefangen bei der Aggression an sich, gegen den Widersacher, auch gegen den Partner, z. B. die symbiotische Mutter des heranwachsenden Kindes, die sich gegen die Ablösungsbestrebungen wehrt. Aber auch die zerstörerisch gegen sich selbst gerichtete Aggression, unter Umständen mit dem Höhepunkt einer Pubertätsmagersucht oder allgemein gegen die Umwelt gerichtetem erziehungs- und schulschwierigem Verhalten gehört zu diesen Abwehrmechanismen.

Allein letzteres läßt schon erkennen, wie weit diesem Störverhalten eine pathologische Bedeutung zukommt, d. h. wie unterschiedlich Vater und Mutter und darüber hinaus die weitere Umwelt des Kindes dessen Symptome ertragen und verarbeiten können. Löst doch jede Aktion zwangsläufig eine Gegenaktion aus, die aber seitens der Umwelt weitgehend von den Spielregeln der Gesellschaft abhängig ist. Langjährige Erfahrungen des Erziehungsberaters bestätigen immer wieder, wie unterschiedlich das Toleranzvermögen der einzelnen Familien, der Lehrer bzw. Schulen wie auch der Gesellschaft als erweiterter Daseinsraum des Kindes ist. Hierin liegen auch die Grenzen der statistischen Erfassung und Auswertung der geschilderten Problematik.

Ein bettnässendes Kind ist keinesfalls, trotz nachgewiesener Stammbäume von Bettnässerfamilien, durch seine Geburt schicksalsmäßig ein Bettnässer, es wird vielmehr erst dazu gemacht. Nur verlangt das Wissen um derartige Zusammenhänge eher die Berücksichtigung einer psychosomatischen Familie.

Ein gleiches gilt von Fall zu Fall für den Legastheniker, der außer der schulischen Förderung wegen seiner Schreib-Lese-Schwäche psychotherapeutischer Hilfen bedarf. Dies läßt grundsätzlich die Frage stellen, wieweit Kinderfehlern solche der Eltern zugrundeliegen (26, 74, 91).

Eine weitere Möglichkeit, im Abwehrmechanismus Verhaltensstörungen zu entwickeln, sind die psychosomatischen Erkrankungen (siehe Seite 120). Der »Flucht in die Krankheit« liegt meist ein regressiver Mechanismus zugrunde, bei manchen sind autoaggressive Verhaltensweisen nicht zu übersehen.

Das schulversagende Kind und seine Probleme

Als Prototyp eines milieubedingten psychosomatischen Abwehrverhaltens sind die Reaktionen eines schulkranken Kindes anzusprechen. So können allgemein die Probleme kindlicher Verhaltensstörungen am Beispiel des schulversagenden Kindes aufgezeigt werden. Haben doch 50% der wegen Erziehungsschwierigkeiten in Beratungsstellen vorgestellten Kinder im Schulalter auch Schulprobleme. Die Hälfte von ihnen ist direkt wegen derselben auf Rat des Lehrers bzw. der

Schule zur Erziehungsberatung bzw. Behandlung überwiesen worden*.

1. Kinder im Schulstreß

Wird ein Kind wegen Schulproblemen überwiesen, kann die Störung beim Kind selber, auf seiner mangelnden Schulfähigkeit (Schulreife) beruhen (83). Ihr liegen häufig eine psychosoziale bzw. emotionale Unreife des Kindes zugrunde, bei noch ungelöster symbiotischer Mutter-Kind-Bindung und daraus resultierenden Trennungsängsten beim Schulbesuch, die als Schulphobie in Erscheinung treten. Nicht selten waren dem als Vorboten schon Einordnungsschwierigkeiten in den Kindergarten vorausgegangen.

Es kann aber auch eine chronische Leistungsüberforderung im Elternhaus dem Schulversagen des Kindes zugrunde liegen, wofür die Ehrgeizhaltung von Vätern in Aufsteigerfamilien charakteristisch ist. Es ergibt die Biographische Anamnese nicht selten ein Schulversagen des Vaters in dessen Kindheit, das es nunmehr im Erfolg des Kindes zu kompensieren gilt.

Tragische Höhepunkte derartiger familiärer Fehlentwicklungen sind die Schülerselbstmorde, die meist in gestörten Familien wurzeln (214), aber auch auf gesellschaftliche Fehlentwicklungen hinweisen, worauf der zeitweilig epidemische Charakter dieser Schülerselbstmorde hindeutet. Diese Ereignisse spielen sich meist zu Zeiten der Zeugnisausgabe ab, wobei die Angst vor Strafe immer wieder die Rolle eines auslösenden Faktors spielt (siehe Seite 144).

Auf der anderen Seite steht beim schulversagenden Kind die Schule als Institution, verkörpert im Lehrer, mit einer strengen, überfordernden Autorität, bisweilen als Wiederauflage einer strafenden väterlichen Autorität.

Aber auch die Schule als Gebäudekomplex schlechthin kann eine Rolle spielen, ferner die körperlichen Strapazen insbesondere für junge Schulkinder, mit stundenlangen An- und Rückfahrten mit dem Schulbus, Schulzentren mit mehr als tausend Kindern, mangelnde Hygiene klimatisierter, sogenannter fensterloser Schulen in grauem

* Statistik des Institutes für Psychohygiene – Heinrich Meng-Institut – des Erftkreises, in Brühl, erhoben an einem Patientengut von jährlich 1200–1500 Patienten *(1970–1977)*.

Sichtbeton, der Streß eines 6-Stunden-Schulalltages ohne echte schöpferische Pausen, mit nachfolgenden stundenlangen nachmittäglichen Hausaufgaben.

Wo Schule und Elternhaus wenig kooperieren und von beiden Seiten alles lediglich der von der Leistungsgesellschaft geforderten Sollerfüllung unterstellt ist, muß es zwangsläufig zur Subsumierung schädlicher Ursachen im Bilde des Schulstresses kommen (56).

Daß unabhängig von den Erziehungsberatungsstellen wegen deren chronischer Überlastung und monatelangen Wartefristen, seit Jahrzehnten in allen Bundesländern ein Netz von schulpsychologischen Beratungsdiensten sowie Stellen für Schulpsychologen an den Schulen unmittelbar eingerichtet ist, weist auf grundsätzliche Probleme der Beschulung der Kinder in der Leistungsgesellschaft hin. Darauf haben Kulturkritiker wie *Picht* (Die Bildungskatastrophe), *Hamm-Brücher* (Auf Kosten unserer Kinder), *v. Hentig* (Alternativen zur Schule), *Singer* (Verhindert die Schule das Lernen?), *Illich* (Entschulung der Gesellschaft), *Ewers* (Versäumen unsere Schulen die Zukunft?), *Jegge* (Dummheit ist lernbar), *Schwarzmann* (Volksschule – Lebensschule. Erfahrung mit sozialen Widersprüchen) sowie *Dirx* (Kinder brauchen gute Schulen) hingewiesen.

Bei der Schlüsselstellung, welche neben dem Schüler in diesem Problembereich der Lehrer einnimmt, der nur in der Minderzahl seitens der Pädagogischen Hochschulen kinderpsychologische und gruppentherapeutische Informationen erhalten hat, erscheinen alle Untersuchungen fragwürdig, welche lediglich auf der Grundlage von Lehreraussagen zu der Häufigkeit von Verhaltensstörungen der Schüler Stellung nehmen. Sind sie doch weitgehend, nicht zuletzt emotional, an dem Schüler-Lehrergeschehen beteiligt, worüber Psychoanalytiker Aussagen gemacht haben, die sich gleichzeitig in der Rolle von Lehrern befanden *(Müller-Bek, Singer)*.

2. Schulkrankheit

Bei Kindern im Schulstress (56) hat sich in den letzten Jahren die Schulkrankheit zu einem eigenen Symptomenbild entwickelt (76). Mit Schulkrankheit ist eine psychosomatische Reaktion gekennzeichnet, die in Abhängigkeit von den Eigenheiten des Schülerdaseins auftritt. Diese Besonderheit hat dazu geführt, direkt von einem Schulbauchweh, Schulerbrechen, Schulkopfschmerz, ja einem Schulasthma zu sprechen, wenn z.B. die Anfälle von Atemnot direkt und ausschließlich im Zusammenhang mit schulischen Belastungen auftreten.

Schulängste sind allgemein dem Begriff der Schulkrankheit unterzuordnen. Eine sorgfältig erhobene Biographische Anamnese versucht den Stellenwert des jeweilig geklagten Symptoms, in Abhängigkeit von schulischen Belastungen, aber auch häuslichen Konfliktsituationen zu klären. So ist erwiesen, daß es sich bei Kindern mit Schulkopfschmerz hauptsächlich um erstgeborene Söhne handelt, die früher in Flüchtlingsfamilien, nunmehr in Aufsteigerfamilien unter einem hohen Erwartungsdruck seitens ihrer Eltern, insbesondere ihrer Väter stehen, um die einmal erreichte gesellschaftliche Position der Familie zu halten und möglichst zu verbessern. Auf den ältesten Söhnen ruhen im patriarchalischen Gesellschaftsgefüge immer noch besondere väterliche Wunsch-Projektionen. Für die Zeitlosigkeit dieses Phänomens spricht *Hermann Hesses* »Unterm Rad«, dessen Hans Giebenrath, ein vom Schulkopfschmerz geplagtes Kind, in einem unentrinnbaren Schicksal zwischen Elternhaus und Schulinternat im Selbstmord endet. Ein ähnliches, von seinen Lehrern wenig begriffenes Schicksal ereilt den »Schüler Gerber« *Friedrich Torbergs*. Charakteristisch für alle Symptome der Schulkrankheit ist die völlige Beschwerdefreiheit dieser Kinder in schulfreien Zeiten, an den Wochenenden wie in den Ferien, um mit Beginn des Schulunterrichtes wieder verstärkt in Erscheinung zu treten.

So wichtig bei der Schulkrankheit, wie im übrigen bei allen anderen Verhaltensstörungen, die ärztliche Abklärung ist – im Hinblick auf organische Störungen und Erkrankungen, wie z. B. die Auswirkungen eines frühkindlichen Hirnschadens oder eines sich entwickelnden Hirntumors mit dem Frühsymptom des Kopfschmerzes-, so sollte diese maßvoll begrenzt sein und deshalb keinesfalls ein Kind langfristig stationär in einer Klinik aufgenommen werden. Lassen sich doch die meisten Untersuchungen ambulant durchführen, allein schon, um einer iatrogenen Fixierung der Neurose »Schulkrankheit« vorzubeugen.

Bei einer an den Schulbesuch adressierten Schulphobie ist manchmal eine mehrwöchige Befreiung vom Schulbesuch notwendig, um das Kind unter der Psychotherapie Schritt für Schritt wieder an den Schulbesuch zu gewöhnen. Nach *Buxbaum* ist die Therapie einer

Schulphobie nur dann erfolgreich, wenn sie die Eltern im Sinne einer Familientherapie in die Behandlungsmaßnahmen einbezieht.

Als eine einfache therapeutische Maßnahme für die im Schulunterricht überforderten Schüler und Lehrer hat sich das Autogene Training erwiesen, mit gezielten Entspannungsformeln, wie: »Ich arbeite ruhig weiter – ich schaffe es.«

Doch sollte die Leitung eines Autogenen Gruppentrainings von Schülern nicht in Händen des Klassenlehrers liegen, da sich dabei eventuell ein gespanntes Lehrer-Schüler-Verhältnis ungünstig auswirken kann. Es läßt sich eher durch den Schulpsychologen bzw. psychologischen Schulberater ausführen (46).

Mit Psychopharmaka das Schulversagen eines Kindes im Sinne von Anpassung und Leistungssteigerung zu behandeln, ohne durch Erhebung der Biographischen Anamnese und psychologische Diagnostik Grund und Ursache desselben ermittelt zu haben, bleibt problematisch. Bei einer aetiologisch häufig ungeklärten psychomotorischen Unruhe des Kindes, die nicht selten schon einen Abwehrmechanismus des überforderten Schulkindes darstellt, ist vielmehr eine Bewegungserziehung – psychomotorische Übungsbehandlung – im Sinne *Frostigs* und *Kiphards* anzuraten.

Geschlechtsspezifität von Verhaltensstörungen?

Die Tatsache, daß an allen Beratungsstellen ⅔ Jungen und ⅓ Mädchen mit Verhaltensstörungen vorgestellt werden, hängt mit den Rollenaufgaben der Geschlechter schon im Kindesalter zusammen. Auf Jungen ruhen heute noch ungleich mehr Erwartungen der Familie als auf Mädchen. Es gehört zum Rollenbild des Jungen, insbesondere des mit Hoffnungen erwarteten ersten Sohnes, daß sich Jungen wie kleine Männer verhalten und es ihnen somit aufgegeben ist, aktiv-aggressiver und durchsetzungsbereiter zu sein als Mädchen. Hiermit geraten sie aber im Trend der gleichzeitigen Forderung zur Anpassung an die Gesellschaft mit deren Vertretern und Gesetzen in Konflikt.

Ein Beispiel bietet der Verkehrsunfall des Kindes: Es verunglücken 9:1 Jungen mit ihren Fahrrädern im Straßenverkehr (64), nicht selten bei sogenannten Mutproben (Initiationsriten der peer group), und Motorräder werden fast ausschließlich von männlichen Jugendlichen gesteuert. So wird die Anpassung in der Großstadt zur Überlebenstechnik.

Gleichzeitig stehen hohe Erwartungen auf dem Sohn, im Leistungssoll die Forderungen des Vaters zu erfüllen, indem dieser den am Arbeitsplatz erfahrenen eigenen Leistungsdruck an den Sohn weitergibt.

Das psychosomatisch erkrankte Kind und seine Behandlung

Hausärzte und Kliniker registrieren eine Zunahme der psychosomatischen Erkrankungen im Kindes- und Jugendalter. Sie wurden für das Magengeschwür wie die Colitis ulcerosa besonders aus den europäischen Industrieländern beschrieben und als Zivilisationskrankheiten gedeutet. Das enthebt nicht der Beachtung eigener und familiendynamischer Zusammenhänge für die Entstehung dieser Krankheiten, wofür seit *Mitscherlich* der Begriff der Symptomtradition – Übernahme eines Symptoms von einer zur nächsten Generation – spricht (247).

Daß es sich keineswegs lediglich nur um genetische Fragestellungen handelt, beweist die Symptomtradition in Pflegefamilien am Beispiel eines übernommenen Sprachfehlers, aber auch das Beispiel der Symptomtradition eines unehelichen Kindes, die in manchen Familien über mehrere Generationen zu verfolgen ist: Die Fehlhaltung – Lebensunsicherheit – der Mutter überträgt sich auf das Kind, das zum Mädchen herangereift, wieder in einer vorzeitigen Schwangerschaft und damit erstrebter Bindung an einen Mann eine Konfliktlösung sucht. Die Symptomtradition des mißhandelten Kindes, das später selber zum Mißhandler eigener Kinder wird, wurde schon erwähnt.

Die Erkennung und Behandlung psychosomatischer Erkrankungen erfordert besondere psychologische Erfahrungen, da neben dem organischen Krankheitsgeschehen stets auch die Abhängigkeiten des Kindes von seiner Familie als seinen nächsten Bezugspersonen, wie allgemein von seiner Umwelt, seine psychosozialen Bezüge und deren Auswirkungen auf das Krankheitsgeschehen zu beachten sind. Das psychosomatisch erkrankte Kind ist ein psychisch leicht verletzlicher, empfindsamer Patient. Die lebensgeschichtlich festgelegte Programmierung seines Krankseins, die biographische Erbschaft mit ihren projektiven und identifikatorischen Abhängigkeiten zwischen Eltern und Kind, läßt es sehr bald bewußt, mehr aber noch unbewußt, Möglichkeiten der Beeinflussung und Steuerung des Verhaltens zu seinen Beziehungspersonen, aber auch seiner Abhängigkeiten, nicht nur im Zustand des Krankseins, erkennen. Es entwickelt die unterschiedlichsten Abwehrmechanismen, um neurotische Ansprüche und Befriedigungen durchzusetzen, wozu auch masochistische zu rechnen sind.

Wo in Familien Symptomtradition eine Rolle spielt, die gerade bei psychosomatischen Krankheiten zu beobachten ist, sind mehr als sonst die Eltern in die Therapiepläne miteinzubeziehen. Dies gilt vornehmlich bei der Fixierung frühkindlicher psychosomatischer Reaktionsmuster, worauf *Hoff und Ringel* hingewiesen haben.

1. Klinisch-stationäre Behandlung

Erscheint die klinisch-stationäre Behandlung eines psychosomatisch erkrankten Kindes unumgänglich, was sich bei größerer Entfernung zwischen Wohnort und ambulanten Einrichtungen, aber auch bei notwendigen längerfristigen klinischen Behandlungen ergeben kann, dann erfordert sie völlig andere Behandlungsstrategien als beim chronischen Verlauf einer organischen Erkrankung. Es ist die Unterbringung auf einer kleinen, 12–15 Betten-Station anzustreben, die zentralisiert und gleichzeitig dezentralisiert zum übrigen Klinikbereich arbeitet: Zentralisiert im Hinblick auf die stets unmittelbar erreichbaren medizinisch-therapeutischen Hilfsmöglichkeiten – die Intensivbehandlung beim großen Asthmaanfall, die Behandlung der akuten Blutung bei Ulcus und Colitis u. a. –, dezentralisiert im Hinblick auf die Eigenständigkeit der Station, personell wie institutionell, mit einem eigenen Therapieprogramm und Sonderstellung ihrer Mitarbeiter. Dies sollte auch in der architektonischen Gesamtplanung zum Ausdruck kommen, wobei sich immer noch ein individuell im Klinikbereich liegender, ebenerdiger Pavillon, notfalls in Fertigbauweise, mit Auslauf von den Krankenzimmern ins Freie bewährt hat, und nicht die Einordnung der Station unter viele andere, im mehrstöckigen, anonymen Krankenhausbettenbau.

Der Tagesablauf ist kindzentriert heilpädagogisch ausgerichtet, mit vorwiegend gruppentherapeutischen Maßnahmen, bis zu Spiel und

Sport, aber auch regelmäßigen Einzeltherapiesitzungen für jedes Kind, mit individueller An- und Aussprache seiner persönlichen Konflikte.

Unter Aufhebung der täglichen Pflichtvisite am Krankenbett dieser nicht primär auf eine organische Krankheit behandelten Kinder, steht im Vordergrund das tägliche Teamgespräch aller Mitarbeiter, mit Falldarstellungen und Behandlung organisatorischer und psychodynamischer Fragen des Stationsgeschehens. Hierfür wurden inzwischen von verschiedenen Seiten Modelle entworfen *(Peltz, Jungjohann, Zimprich)*. Speziell für die klinisch-stationäre Behandlung von Jugendlichen haben *Zauner und Stieber* Richtlinien vermittelt. Sie reichen von dem selbstverantwortlichen Einbeziehen der Jugendlichen in die Mitarbeit auf der Station (Mitverwaltung) bis zur räumlichen Berücksichtigung ihrer Bedürfnisse: Gruppenräume, aber auch Möglichkeiten des Rückzugs des einzelnen Jugendlichen, z. B. Einzelzimmer für eine längerfristig aufgenommene Magersüchtige.

Die Einbeziehung der Eltern im Sinne einer Milieutherapie wird von allen in dieser Richtung Arbeitenden verlangt, ihre Realisierung sollte zur Grundvoraussetzung einer jeden klinischen Behandlung psychosomatischer Erkrankungen von Kindern und Jugendlichen erhoben werden. Allein die langfristigen Kuraufenthalte von Asthmakindern, fern vom Heimatort, am Meer oder im Gebirge und die dadurch bedingte äußerst begrenzte Kontaktmöglichkeit zwischen Arzt und Eltern weisen auf die Notwendigkeit hin, nach anderen Lösungen zu suchen. Die Rückfälligkeit der von der Kur ins häusliche Milieu heimkehrenden Asthmakinder ist weniger auf häusliche Allergene als vielmehr auf eine mangelnde Beratung und Behandlung der Eltern im Sinne einer Familientherapie zurückzuführen. Es ist daher rechtzeitig für eine parallel zur Kur des Kindes verlaufende psychotherapeutische Betreuung der Eltern Sorge zu tragen, um nicht von vornherein den Kurerfolg des Kindes in Frage zu stellen.

Eine erfolgreiche Arbeit auf der Station für psychosomatisch kranke Kinder setzt neben fachärztlicher klinischer Erfahrung auch tiefenpsychologisch-psychotherapeutisches Wissen voraus. Der Leiter dieser Abteilung sollte als Kinderfacharzt oder Kinder- und Jugendpsychiater mindestens über den Zusatztitel »Psychotherapeut« verfügen und in Kinderpsychotherapie erfahren sein. Zu seinen wichtigsten Mitarbeitern gehört der analytische Kinder- und Jugendlichen-psychotherapeut, ein in Kinderpsychotherapie ausgebildeter klinischer Psychologe bzw. ein tiefenpsychologisch geschulter Heilpädagoge *(Plank, Veeneklaas, Neuhaus)*. Auch das übrige Personal, wie Lehrer, Krankengymnastin und Schwestern, insbesondere die leitende Stationsschwester, sollten über kindertiefenpsychologische Kenntnisse verfügen.

Das Therapieprogramm wird auf Grund der Psychodiagnostik, insbesondere der psychosozialen Situation des Kindes, aber auch nach den bestehenden klinisch-stationären Gegebenheiten erstellt. Es sollte alle therapeutischen Möglichkeiten, von der analytischen Kinderpsychotherapie bis zur Verhaltenstherapie und Gesprächstherapie (für Jugendliche) als Angebot umfassen und individuell nach gemeinsamer Absprache im Team gehandhabt werden. Dazu rechnet parallellaufend in ein- bis mehrwöchigen Abständen die Elterngruppenberatung und -therapie *(Peltz, Jungjohann)*, als unentbehrliche Ergänzung der Therapie des Kindes. Sie läßt sich zwanglos zur Familientherapie erweitern.

2. Ambulante Behandlung

Um das Kind nicht allzusehr von dem Konfliktort Familie zu isolieren, wird die ambulante Behandlung durch familiennahe Beratungsstellen gefördert, die sich mit einem vielfältigen Angebot zum System einer Tagesklinik ausweiten. Da es sich meist um im Umkreis der Institution wohnende Kinder und Familien handelt, ist auch eher die Mitarbeit der Eltern gewährleistet. Doch sollten die Kinder dazu angehalten werden, möglichst bald alleine zu den Gruppenveranstaltungen zu kommen, da die Arbeit in Aktivitätsgruppen für die Kinder eine wichtige Rolle spielt *(Slavson und Schiffer)*.

Das Modell einer ambulanten Behandlung psychosomatischer Erkrankungen von Kindern und Jugendlichen wurde am Institut für Psychohygiene – Heinrich Meng-Institut des Erftkreises – in Brühl mit der Behandlung von Asthmakindern und anderen Patienten mit psychosomatischen Erkrankungen erprobt. Es handelte sich vielfach um Patienten, bei denen bisher klinische Behandlungen und Kurverschikkungen versagt hatten. Zu den speziellen Therapiemaßnahmen gehörten verschiedene Formen der Gruppentherapie mit Kindern (254), das Autogene Training mit den Kindern und Jugendlichen, aber auch mit deren Eltern, das Therapeutische Schwimmen (46), sowie die Mütter-/Elterntherapie, kombiniert als sogenannte bifokale Mütter-Kinder-Gruppentherapie. Die analytische Einzeltherapie, unter anderem in der Krisenintervention für Jugendliche, spielte dabei zahlenmäßig eine geringe Rolle. Über die Erfahrungen mit dem Autogenen Training bei Jugendlichen wurde in einer katamnestischen Studie berichtet (90).

Kinder der Großstadt

Das Leben in der Großstadt, insbesondere in den Hochhäusern der Satellitenstädte, ist für heranwachsende Kinder voller Beunruhigungen und Gefährdungen. Der Geräuschpegel des Straßenverkehrs kann schon bei Säuglingen vegetative Störungen auslösen, Kleinkinder, die in Hochhäusern leben, leiden unter der Einengung ihres natürlichen Bewegungsantriebes. Wo kinderreiche Familien in obersten Stockwerken zu wohnen gezwungen sind, resignieren die Mütter sehr bald, mit ihren Kleinkindern entfernt gelegene Spielplätze aufzusuchen, andererseits verlangt die Rücksichtnahme auf den Nachbarn, im Bemühen um friedliche Anpassung, erste erzieherische Verbote mit den Folgen einer frühen repressiven Dressur der Kinder. Das Verbot der Benutzung der umliegenden Grünflächen für spielende Kinder hat sich als eine spezifische Eigenart unserer Gesellschaft mit den Maximen von Ordnung und Sauberkeit erwiesen, eine im Grunde kinderfeindliche Einstellung.

Mit der Zahl der Stockwerke im Hochhaus steigt das Ausmaß neurotischer Störungen seiner Bewohner (39). Dies gilt besonders für Kinder, bei denen Verhaltensstörungen und psychosomatische Reaktionen als Abwehrmechanismen zunehmen, während die Anonymität des Daseinsraumes in Hochhäusern die Verwahrlosung Jugendlicher fördert. Das Mädchen Christiane (»Wir Kinder vom Bahnhof Zoo«) schildert eindrücklich, wie ihre frühe Verwahrlosung in seelischer Heimatlosigkeit von den Wohnsilos der Gropiusstadt in Berlin ihren Ausgang nahm (124).

Die Notwendigkeit, in den Massensiedlungen der Hochhaus-Betonburgen, wie dem »Märkischen Viertel« in Berlin, und an anderen Orten, Sozialarbeiter anzustellen, um die durch die Anlage der Wohnsiedlungen programmierten menschlichen Konflikte zu bereinigen, weist auf strukturbedingte Fehlplanungen menschlichen Zusammenlebens hin. Darauf hat schon 1965 *Mitscherlich* in seiner Schrift über »Die Unwirtlichkeit der Städte« als »Anstiftung zum Unfrieden« hingewiesen (248). *Richter* und seine Mitarbeiter suchen dem mit Sozialarbeit in der Randgruppenbevölkerung zu begegnen, bei der Hilfen für Kinder im Mittelpunkt stehen (296). Ähnliche Aufgaben haben Kinderschutzzentren übernommen, die aus der Hilfe für mißhandelte Kinder hervorgegangen sind *(R. Wolff* und Mitarbeiter, 244, 377).

1. Häusliche Unfälle von Kleinkindern

Beengte Wohnungsverhältnisse bei gleichzeitig perfektionistischer Technik im Haushalt, speziell in der Küche, die oft als Wohnküche benutzt wird, steigern die Gefahren für die in ihr lebenden Kleinkinder, zumal wenn sie, in den oberen Stockwerken eines Hochhauses wohnend, am natürlichen Auslauf, der »Funktionslust der Organe« (104) gehindert sind.

Dank der Fortschritte der Medizin haben die Infektionskrankheiten mit ihren tödlichen Gefahren abgenommen, dafür aber ist die Zahl der Unfälle im Kindesalter gestiegen. Bei Kleinkindern stehen Vergiftungen (durch Medikamente u. a.) und Verbrennungen (Verbrühungen) an erster Stelle, sie führen oft zu einer dramatischen Klinikeinweisung. Dort ist die Anwesenheit der Mutter, besonders für das gefährdete Kleinkind, auf der Intensivstation unentbehrlich. Auch bei der stationären Behandlung von Kindern mit Verbrennungen, die man früher aus Angst vor Infektionen von allen Besuchern abschirmte, ist man heute großzügiger, im Wissen um die Notwendigkeit des Mutterschutzes für die betroffenen Kinder.

Häufig benötigen die Mütter selber psychotherapeutischer Hilfe, um Schuldgefühle zu überwinden, am Unglück ihrer Kinder mitverantwortlich zu sein. Derartige auslösende »Fehlhandlungen« von Müttern können bei Verbrühungen von Kleinkindern eine Rolle spielen (340).

Auf die Notwendigkeit einer heilpädagogischen Betreuung vom Kind und seinen Eltern auf der Intensivstation weist folgender Fall hin:

Drei Geschwister verunglückten beim Spiel auf einem Fabrikgelände, als eine Flasche mit Benzin explodierte. Die beiden Brüder waren sofort tot, während die elfjährige Marion mit schweren Verbrennungen im Gesicht und am Oberkörper überlebte. Sie kam wegen ihrer Verbrennungen auf die Intensivstation einer Unfallklinik. Der Arzt riet den Eltern dringend, Marion nichts vom Tod ihrer Brüder zu sagen, ja beim Besuch des Kindes keine Trauerkleidung zu tragen. Die Eltern, die ihr Kind täglich besuchten, waren von Zweifeln und Schuldgefühlen geplagt. Sie hielten sich 8 Wochen an den Rat des Arztes, der sich außer den zu treffenden medizinischen Maßnahmen nicht um das Kind kümmerte. Marion hatte von Anfang an vom Tod der Brüder gewußt, den sie miterlebt hatte. Sie warf der Mutter vor, sie belüge sie. Erst als das Kind nach 8 Wochen verlegt wurde, teilten die Eltern ihm die Wahrheit mit. Marion entwickelte ein starkes Zärtlichkeitsbedürfnis zur Mutter, wie es dem Verhalten des jüngeren Bruders entsprach. Die bevorstehenden kosmetischen Gesichtsoperationen lösten Ängste und Verhaltensstörungen aus.

2. Der Verkehrsunfall des Kindes

Wenn das Kind heranwächst und den inneren Kreis der Familie, das Haus als schützenden Lebensraum verläßt, ist es den äußeren Gefahren im Straßenverkehr der Städte ausgesetzt (64, 391). Dieser ist bislang nur unzureichend mit einer Geschwindigkeitsbegrenzung für Motorfahrzeuge in den Wohngebieten angehalten, den Spiel- und Daseinsraum von Kindern zu berücksichtigen.

Es sind die behüteten, symbiotischen Kinder besonders gefährdet, die erst spät gelernt haben, sich den Gefahren des Großstadtverkehrs anzupassen. Aber auch die psychomotorisch unruhigen Kinder sind gefährdet, die im unkontrollierten Spontanverhalten nach einer unmittelbaren Triebbefriedigung im Auflauf und Spiel streben.

In der Mortalitätsstatistik der Kinder stehen die Opfer von Verkehrsunfällen an erster Stelle. Ungleich höher aber ist die Zahl der Schwergeschädigten, insbesondere Kopfverletzten, deren Rehabilitation im Zustand der Behinderung oft Jahre benötigt, falls sie überhaupt gelingt.

Zahlreiche Kinder aber erleiden, ohne körperlichen Schaden genommen zu haben, durch das erfahrene Unfallereignis ein psychisches Trauma, das sie oft erst nach Jahren überwinden.

Einem zehnjährigen Jungen fielen nach einem schockartig – ohne eigene körperliche Verletzungen – erfahrenen Autounfall im Laufe von wenigen Wochen sämtliche Haare aus. Trotz vielfältiger spezialärztlicher Maßnahmen blieb er über zwei Jahre ohne Haare, entwickelte in diesem Zustand Depressionen und es kam zu Schulversagen. Erst mit einer psychotherapeutischen Behandlung konnte eine völlige Heilung erreicht werden (77).

Bei der Beurteilung psychischer Unfallfolgen sind folgende Faktoren zu beachten:
1. die praetraumatische Familiensituation des Kindes, d.h. seine Lebensgeschichte,
2. der mit dem Unfallereignis erfahrene Liebesverlust in Gestalt naher Bezugspersonen wie Eltern, Großeltern oder Freunde,
3. Belastungen, die nach dem Unfallereignis auf das Kind in seinem Lebensraum zukommen.

Wie schon erwähnt, sind 20% unserer Kinder verhaltensgestört, sie erleben entsprechend vorgeschädigt einen Unfall. Hierzu sind auch die Unfallpersönlichkeiten zu rechnen, die als »Unfäller« schon bei Kindern beobachtet werden. Durch ihr (auto-)aggressives Verhalten, z.B. tollkühnes Radfahren im Straßenverkehr, provozieren sie Unfallsituationen. Auch Todeswünsche können ein derartiges Unfallgeschehen verursachen:

Ein Achtjähriger stürzte in einer für ihn unlösbaren schulischen Konfliktsituation mit den Worten, »so nicht mehr weiterleben zu wollen«, aus dem Schulgebäude und rannte blindlings in ein vorbeifahrendes Auto.

Der elementaren Gewalt des Unfallereignisses fühlt sich das Kind schutzlos ausgeliefert. Es kann in seiner Hilflosigkeit, z. B. nach einer Verletzung mit Aufnahme auf der Intensivstation, langfristiger Fixierung durch Schienen und Gipsverbände usw., nur mit einer Gegenaggression, einer »Identifizierung mit dem Angreifer« reagieren. Dies ist für seine Umgebung umso auffälliger, wenn es sich bis dahin um ein williges, brav angepaßtes Kind gehandelt hat.

Ein zehnjähriger Junge, der bei einem Auffahrunfall auf der Autobahn hilflos zusehen mußte, wie sein Vater von einem Lastwagen zermalmt wurde, zerstörte, selber unverletzt, in den nachfolgenden Wochen in Aggressionsspielen 60 kleine Matchboxautos.

Es gilt, Eltern mit dem Hinweis auf die psychologischen Zusammenhänge für eine Toleranz gegenüber dem gestörten Verhalten ihres verunfallten Kindes zu gewinnen und diesem notfalls in einer psychotherapeutischen Spielhandlung Möglichkeiten einer Aggressionsabfuhr zu geben.

Bei der Dramatik des Unfallereignisses und nachfolgender Einlieferung der Verletzten in eine Unfallklinik benötigen Kinder des Schutzes durch eine Bezugsperson. Dies gilt besonders für die Krankenhausaufnahme und alle nachfolgenden Maßnahmen. Das Mutter-Kind-Krankenhaus München-Harlaching hat hierfür ein Mutter-Kind-Doppelbett konstruieren lassen, um auch einer verletzten Mutter die Nähe und Betreuung ihres Kindes zu ermöglichen.

Wo psychische Schäden des Unfallkindes nachzuweisen sind, sollten alle zusätzlichen Belastungen, wie Einschulungen und Umschulungen, aber auch nicht unbedingt notwendige Operationen zurückgestellt werden.

Für Jugendliche mit Gesichtsverletzungen sind – im Stadium ihrer Ich-Bestätigung – kosmetische Operationen vorrangig. Entstellende Unfallfolgen erschweren die Findung der sexuellen Identität des Jugendlichen und können depressiv-hypochondrische Krisen auslösen. Psychotherapeutische Hilfen im Sinne von Krisenintervention sind hier angezeigt.

Inzwischen haben Unfallversicherungen Wert und Notwendigkeit psychotherapeutischer Maßnahmen anerkannt, auch in Fällen, wo psychische, d.h. organisch nicht nachweisbare Störungen vorliegen.

Zu den Angstsymptomen nach einem Unfallereignis gehören Schlafstörungen mit angstbesetzten Träumen, in denen der Unfall bzw. Unfalltäter, symbolisiert durch ein Monster, das Kind bedroht. Straßenängste im Gefolge von Unfällen lassen sich bei psychotherapeutischer Führung im Verhaltenstraining überwinden.

Kind und Operation

Ähnlich den körperlichen Folgen eines Unfalls ist die Operation ein gewalttätiges Ereignis, bei dem die leibliche Integrität des Kindes verletzt wird. Dies löst als Urtrauma aller Ängste – nach dem Trennungstrauma des Mutterverlustes – das Trauma der Kastrationsangst aus. Dies gilt speziell, wenn einem bettnässenden Kind damit gedroht wird, »dort etwas abzuschneiden«, und in diesem Zusammenhang eine Phimose operativ beseitigt wird. Die psychologische Wirkung dieses Eingriffes läßt sich auf alle anderen übertragen.

Gerade bei operativen Eingriffen ist eine ärztlich-psychologische Aufklärung des Kindes (und seiner Mutter/Eltern) dringend erforderlich. Da diese beim Kleinkind noch weitgehend auf Verständigungsschwierigkeiten stößt, sollten alle nicht unmittelbar notwendigen kleineren Eingriffe möglichst erst im Schulalter, bei wachsender psychosozialer Reife des Kindes, erfolgen.

1. Die Mandeloperation (Tonsillektomie)

Das gilt besonders für die umstrittene Mandeloperation, für die primär der Kinderarzt in Kenntnis der Entwicklung und familiären Situation des Kindes die Indikation stellen sollte. Mandeloperationen sind das am stärksten traumatisierende Kindheitserlebnis, zumal, wenn der Eingriff in örtlicher Betäubung bewußt vom Kinde miterlebt und als ein Akt der Vergewaltigung erfahren wird.

Zahlreiche Arbeiten, insbesondere die von *Anna Freud* interpretierte Arbeit von *Joyce Robertson* über die Tonsillektomie ihrer vierjährigen Tochter, weisen auf das Trauma der Mandeloperation und ihre Folgen hin (50, 68, 140, 194). In den Krankengeschichten neurotischer Fehlentwicklungen spielt dieses Ereignis eine bedeutende Rolle, nicht selten in Verbindung mit einem Krankenhaustrauma, wird doch – wie unsere Umfrage ergab – die Besuchszeit in vielen HNO-Kliniken noch sehr rigide gehandhabt. So war an verschiedenen, sonst fortschrittlich eingestellten Kliniken mit täglicher Besuchszeit, ausgerechnet am Operationstag den Müttern der Besuch ihres Kindes verwehrt.

Bei einem sechsjährigen Jungen trat im ersten Lebensjahr ein Ekzem auf. Wegen dieses Leidens und anderer Erkrankungen war der Junge im Alter von ein, zwei und drei Jahren stationär in Kliniken behandelt worden. Er durfte von den Eltern nicht besucht werden und entwickelte beim zweiten Krankenhausaufenthalt erhebliche Ängste. Bei der dritten Klinikeinweisung des nunmehr Dreijährigen wurde die Tonsillektomie durchgeführt. Wegen der Ängstlichkeit und Erregtheit des Kindes wurde den Eltern unter Hinweis auf drohende Nachblutungen geraten, den Jungen nicht zu besuchen. Nachts lief der Dreijährige weinend durch das Krankenhaus und suchte seine Mutter. Er fand eine mitleidige Großmutter auf der Krankenstation, die ihn zu sich ins Bett nahm.

Mit der Rückkehr nach Hause blieb er mit Schlafstörungen symbiotisch an seine Mutter fixiert: allnächtlich suchte er das Bett der Mutter auf. Ein halbes Jahr später trat beim erkältungsanfällig gebliebenen Kind ein erster Asthmaanfall auf. Das Asthma war weitgehend von psychologischen Einflüssen abhängig.

Es liegen zur Genüge Erlebnisberichte von Erwachsenen vor, die noch nach Jahrzehnten dieses Kindheitstrauma einer Mandeloperation nicht überwunden hatten.

Daß der Arzt, obwohl Helfer, leicht in die Rolle des Bösen (50, 182) geriet, hing mit der Aggressivität zusammen, in der – zumindest früher – dieser Eingriff häufig in Lokalanaesthesie gewaltsam durchgeführt wurde. Hierzu gehörte der »Klammergriff«, in dem das sich oft in seiner Angst heftig wehrende Kind von der Schwester gehalten wurde *(Moll)*, aber auch die Gegenreaktion des unwilligen Arztes, die bisweilen in einer »Ohrfeigennarkose« gipfelte – ein unvergeßliches Erlebnis für das hilflose Kind.

Bei der selten vorliegenden absoluten Notwendigkeit der Mandeloperation – nur 10% aller Mandeloperationen erscheinen uns aus medizinischer Sicht erforderlich – der Häufigkeit psychischer Störungen im Gefolge dieses Eingriffes, bei dem es immer wieder zu tödlichen Komplikationen kommt, erscheint eine strenge Indikationsstellung erforderlich.

Wo aber eine Operation unumgänglich ist, sollte die Mitaufnahme der Mutter in der Mutter-Kind-Einheit erfolgen. Die Vorteile derselben – schnellere Heilung, seltener Komplikationen, weniger Ängste bei Mutter und Kind – wurden durch die Untersuchung *Brain's* und Mitarbeiter bestätigt.

Wie das Erlebnis einer bevorstehenden Mandeloperation in der Begegnung mit dem Arzt und dem Operationssaal psychosomatisch verarbeitet wurde, zeigt folgende Krankengeschichte:

Siebenjähriger Junge. Seit früher Kindheit spastische Bronchitiden und Erkältungsneigung, bei sonst gesunder körperlicher und seelischer Entwicklung. Da die häufigen Katarrhe mit Otitiden und Halsdrüsenschwellungen nicht aufhören, wird mit fünf Jahren die Adenotomie durchgeführt; dadurch keine wesentliche Besserung. Die Mittelohrentzündungen verlaufen zum Teil hochfieberhaft. Es wird deshalb nach mehrfacher, sorgfältiger fachärztlicher Beratung die Indikation zur Tonsillektomie gestellt. Der Junge wird darauf vorbereitet, er erscheint vernünftig und frei von Angst.

Dieses Verhalten ändert sich, als er den Operateur und die Instrumente erblickt. Er ist besonders durch die Länge der Injektionsnadel erschreckt (»das muß doch durch den Hals hinten durchgehen«). Infolge heftigen Widerstandes des Kindes muß der Eingriff nach dem Pinseln (Anästhesie) der Tonsillen abgebrochen werden. Der Junge schämt sich sehr. Am Abend bekommt er eine akute Angina mit Rötung und Stippchen sowie Fieber bis 39 Grad. Die Angina klingt in zwei Tagen ab. Seit dieser Angina hat sich der Junge, der bis dahin alle vier Wochen an Erkältungen und Otitiden litt, über zwei Jahre ohne Rückfall gesund entwickelt.

Die Heilung des kleinen Jungen zeigt, wieviel symbolischer Erlebnisgehalt der Tonsillektomie für ein Kind innewohnt. Das Kind brachte in einer Entwicklungskrise soviel Kraft auf, sich nicht nur äußerlich, sondern auch innerlich mit dem sehr determinierten Symptom der Angina gegen den Eingriff zu wehren, um dabei gleichzeitig einen Reifungsschub zu erfahren und seine

Dies bestätigte sich auch mit der weiteren seelischen Entwicklung des Jungen, der als Jüngster mit zwei etwas älteren Schwestern aufwachsend Schwierigkeiten hatte, sich als Junge zu behaupten, und einerseits in hartnäckigem Trotz verharrte, zum anderen in kleinkindhaftes Verhalten regrediert war. Nach Überwindung des Aktualkonfliktes wurde er selbstsicherer und bereitete auch erzieherisch weniger Schwierigkeiten. Die Erlebnistiefe der überstandenen Krise kam auch darin zum Ausdruck, daß er, obwohl niemals mehr über die Sache geredet worden war, zwei Jahre später beim Vorbeigehen an der HNO-Klinik spontan ausrief: »Dort wohnt mein größter Feind.«

Alle operativen Eingriffe verlangen eine psychologische Vorbereitung des Kindes, was auf HNO-Abteilungen bei dort fehlenden heilpädagogischen und psychologischen Mitarbeitern besonders notwendig erscheint. Sind doch nach der Umfrage von *Moll* bei 50 HNO-Ärzten mehr als 70% der Meinung, daß eine Beschäftigung mit psychologischen Fragestellungen in ihrem Spezialgebiet überflüssig sei, obwohl 88% von ihnen zur gleichen Zeit betonen, daß die Kinder vor dem Arzt als Operateur Angst hätten. Kinderzeichnungen geben hiervon ein deutliches Bild (50, 61).

2. Die Schieloperation

Ähnliche Vorsichtsmaßregeln wie bei der Mandeloperation gelten für die Schieloperation, als einem der häufigsten, notwendigen Eingriffe im Kleinkindalter.

Die Untersuchungen *v. Troschkes* haben ergeben, daß Kinder diesen Eingriff mit Ängsten erfahren und daß die Mitaufnahme der Mutter angstmindernd wirkt (354). Die meisten Kinder sind davon überzeugt, daß ihnen bei diesem operativen Eingriff die Augen herausgenommen werden (361), was sich mit den Phantasien des Kindes in der magisch-animistischen Erlebnisphase erklärt. Das weist auf die Notwendigkeit einer entängstigenden psychologischen Vorbereitung dieser Kinder hin.

Ein fünfjähriges Mädchen muß wegen einer Schieloperation für eine Woche ins Krankenhaus. Im Vertrauen auf den zusichernden behandelnden Augenarzt erzählen die Eltern beruhigend ihrem Kinde, daß es wohl zu der notwendigen Operation ins Krankenhaus müsse, aber sogleich nach der Operation und dann täglich von der Mutter besucht werde. Der Besuch der Eltern beim Kinde wird aber nach der Operation nicht gestattet.

Kind und Eltern sind von dem ablehnenden Bescheid der Stationsschwester tief enttäuscht. Das kleine Mädchen spürt die Verlassenheit bis zur nächsten Besuchszeit nach mehreren Tagen um so mehr, als es nach der Operation noch längere Zeit mit verbundenen Augen im fremden Bett liegen muß. Es entwikkelt Ängste einer unheimlichen Bedrohung durch Räuber, die in seinen Schilderungen mit Masken vor dem Gesicht das Bild des operierenden Arztes annehmen. Dem musisch begabten Kind, das durch seine bunten, phantasievollen Bilder bisher aufgefallen war, gelingt jetzt nur noch eine dürftige Zeichnung, in der ein Kind von Strichmännchen-Charakter wie eine leblose Puppe seine Glieder aus dem Gitterbett heraushängen läßt.

Noch Tage und Wochen nach diesem Eingriff ist das sonst unbekümmertfröhliche Kind verstört und hat angsterregende Träume; es weicht nicht mehr von der Seite seiner Mutter.

Mit seiner orthoptischen Assistentin verfügt der Augenarzt über eine Mitarbeiterin, die sich psychologisch des zu operierenden Kindes annehmen kann.

In beiden Fällen, Mandel- wie Schieloperation steht der Operateur nicht unter dem Zeitdruck eines unmittelbar angesetzten Operationstermines, was eine psychologische Vorbereitung des Kindes, eventuell mit einem Besuch des Kindes auf der Krankenstation, ermöglicht.

3. Narkose

Besondere Erwartungsängste des Kindes kreisen um das Narkoseerlebnis. Dies zeigen Berichte von Narkoseträumen, in denen für das Kind der Arzt die Gestalt des Teufels annehmen kann (siehe Seite 25, 182). Die verfremdete Atmosphäre der Operationsräume, die durch den Mundschutz entstellten Gesichter der operierenden Ärzte tragen zur Angststeigerung beim Kinde bei.*

* Warum gibt es noch keinen durchsichtigen Mundschutz in der Chirurgie, damit der zu Operierende in seiner Not den Mund von Arzt und Schwester bei ihrem Zuspruch erkennen kann? Die Helfer sind entmenschlicht, »entmündigt«.

Wie lange derartige Erlebnisse nachwirken können, schilderte *v. Heydtwolff* mit der psychotherapeutischen Heilung eines seit Jahrzehnten bestehenden Reizhustens bei einem 40jährigen Mann, bei dem die Analyse als auslösende traumatische Situation die im Alter von 8 Jahren durchgeführte Tonsillektomie aufdeckte. Aus einer Auswahl von 15 Träumen, welche direkt auf die Situation der Tonsillektomie eingehen bzw. eine mit Erstickungsgefühl oder Bedrohung am Hals einhergehende Angstsituation schildern, seien vier Träume wiedergegeben:

1. Mit gutem Bekannten im Zimmer. Plötzlich wird mir klar, daß er etwas Schlimmes gegen mich plant. Will um Hilfe rufen, da packt er mich. Er hat ein Messer, mit dem er mich zum Verbluten bringen will. Angst vor unheimlicher Gefahr. Plötzlich ein furchtbarer Schmerz an der Kehle. Gefühl, »ich werde erwürgt«. Gedanke im Erwachen: »Das war die Mandeloperation« (Traum 5).
2. Erzieherin als HNO-Ärztin: Sie hat unhygienischen Praxisraum, in welchem sie mir in Kürze mittels »Klauenkneife« die Mandeln kappen will. Bin sehr verzweifelt, suche Menschen, dem ich mich anvertrauen kann. (Traum 6).
3. Arzt schaut Jungen in den Hals. Benutzt Pistole als Spatel (Traum 8).
4. Schlage in Richtung eines gefürchteten Gegners. Gleich darauf ist meine Situation eine ganz andere. Es ist mir etwas Furchtbares, aber Bekanntes geschehen: Jemand hielt mich sehr fest um Brust und Hals. Ich erkannte die Situation der Mandeloperation. Im Hals gurgelte mir wie damals eine Masse (Blut). Erstickungsangst. Ich schrie laut um Hilfe. Dachte zugleich, daß ich nicht so laut schreien durfte. Aber ich konnte nicht anders. (Traum 11).

Jessner und Mitarbeiter, die auf die psychischen Folgen von Mandeloperationen hingewiesen haben, erwähnen die besondere Situation von Jugendlichen bei der Einleitung der Narkose. Im Bewußtwerden der eigenen Existenz, ihrer Identität bzw. deren Bedrohung durch den operativen Eingriff, wird von dem liegenden Jugendlichen die Narkose als ein Akt der Vergewaltigung erlebt. Sie empfehlen daher, bei Jugendlichen die Operation im Sitzen vorzunehmen und ihnen die Vorstellung eines Flugzeugführers zu assoziieren, der aufrecht im Cockpit seines Flugzeuges sitzend jederzeit Herr der Lage bleibt.

Für jüngere Kinder ist die psychohygienische Forderung zu stellen, daß bei der Narkoseeinleitung die Mutter des Kindes anwesend ist und das Kind zuerst wieder das Gesicht der Mutter sieht, wenn es aus der Narkose erwacht. Dies läßt sich selbst bei beengten räumlichen Verhältnissen in jedem Krankenhaus verwirklichen. Auch wenn es sich nur auf dem Gang vor dem Operationssaal abspielt: das Kind vergißt alles um sich herum, wenn es die Mutter bei sich spürt. Es genügt nicht die Zusicherung, daß das Kind sogleich nach der Operation wieder auf die Krankenstation gebracht wird. Zu häufig geschieht es infolge der Hektik des Operationsbetriebes, daß das operierte Kind am fremden Ort, sich selbst überlassen, aufwacht, ohne den beruhigenden Zuspruch der Mutter.

4. Psychologische Operationsvorbereitung

Eingreifende operative Maßnahmen mit noch nicht absehbaren Folgen bedürfen einer besonders sorgsamen psychologischen Vorbereitung des Kindes, in Zusammenarbeit mit dem das Kind betreuenden Psychotherapeuten bzw. Heilpädagogen.

Dies gilt schon für die Wahl des Operationstermines. Wenn ein Kind, wie bei schwierigen Operationen üblich, auf langer Warteliste steht und, z.B. bei einer Herzoperation, erst nach einem halben Jahr und später einbestellt wird, kann sich seine Lebenssituation völlig geändert haben. Es ist daher erneut abzuklären, ob es zu diesem Zeitpunkt überhaupt in der Lage ist, diesen Eingriff gefühlsmäßig schadlos zu überstehen. Ein inzwischen erfahrener, noch nicht verarbeiteter Verlust eines nahestehenden, geliebten Angehörigen oder Freundes kann dazu führen, daß sich das Kind mit dem Verstorbenen identifiziert und damit sich selber aufgibt. Dies als Hinweis, daß in jeder Klinik, in der schwierige Operationen an Kindern durchgeführt werden, ein kinderpsychologisch erfahrener Mitarbeiter, ob Arzt, Psychologe oder Heilpädagoge, tätig sein sollte, da der Zuspruch des Anaesthesisten allein nicht immer ausreicht.

Bisweilen kommen Todesängste und Todesphantasien eines Kindes in den psychodiagnostischen Testuntersuchungen zur Darstellung.

Ein zwölfjähriger, an chronischem Bronchialasthma leidender Junge, dem ein operativer Eingriff an den Nasennebenhöhlen bevorstand, brachte im Thematic Apperceptionstest (TAT) immer wieder depressive Schilderungen, bis hin zum Tod eines an Krebs erkrankten Jungen. Im Scenotestspiel stellte er ein Autorennen dar, bei dem ein Junge während des Rennens und trotz aller Warnungen die Barriere zur Rennbahn überstieg, um ein auf dem Boden liegendes Geldstück aufzuheben. Er wurde von dem nächsten vorbeifahrenden Rennwagen erfaßt und am Kopf schwer verletzt.

Bei der Operation tags darauf, die nicht zurückgestellt wurde, kam es im Anschluß an den operativen Eingriff zu einem lebensbedrohlichen Anfall von Atemnot des Kindes.

Die Entscheidung zur Amputation einer Extremität kann mit daraus resultierenden Defekt-, d.h. Verlusterlebnissen, für das ältere Kind zur existentiellen Krise werden.

Einem zehnjährigen Buben hatte man anläßlich der notwendigen Beinamputation lediglich gesagt: »Man muß es abnehmen, um dein Leben zu retten!« Die Ungewißheit über sein weiteres Schicksal löste beim Jungen nach der Amputation einen stuporösen Zustand aus, in welchem er sich auf ein ununterbrochenes Masturbieren zurückzog und jeglichen Kontakt abwehrte. Erst dem hinzugezogenen Kinderpsychiater eröffnete er sich allmählich, und nun kam ein Strom von Fragen: ». . . wird mein Bein noch größer oder bleibt es so wie jetzt? – Habe ich an dem künstlichen Bein einen Fuß? – Oder habe ich nur so einen Stumpf, wie die Bettler, die am Bahnhof rumsitzen? – Kann ich sitzen? Werde ich laufen können? – Kann ich wieder spielen? – Mögen mich die anderen Kinder noch? – Die mögen mich nämlich gerne. Auch meine Mutter mag mich gerne. – Kann ich das Krankenhaus bald verlassen? – Wird sich meine Haut abschälen, wo das Bein abgeschnitten ist . . . Werde ich dann bis hier (zeigt dabei an seinen Hals) keine Haut haben? – Wie wird das künstliche Bein wachsen? – Wenn ich am linken Bein einen Schuh von der und der Größe habe, wird man den am anderen Fuß auch so groß machen können? . . .« Mit einer verständigen, liebevollen Aufklärung und Entängstigung des Jungen schwanden seine seelischen Störungen, insbesondere seine Masturbation (272).

Wo Kleinkindern bei noch mangelndem Körperbewußtsein ein entsprechendes Vorstellungsvermögen fehlt, müssen in realer Darstellung im Spiel besondere heilpädagogische Hilfen vermittelt werden.

Ein dreijähriges Mädchen mußte wegen einer lebensbedrohlichen, aufsteigenden Infektion am Bein amputiert werden, der Eingriff konnte nicht länger aufgeschoben werden.

Die Heilpädagogin ließ vom orthopädischen Techniker der Klinik zunächst eine Prothese für die Puppe des Kindes herstellen. Dann wurde in der Spieltherapie diskret die Amputation bei der Puppe des kleinen Mädchens vorgenommen und dieser die Prothese angepaßt. Das kleine Mädchen verfolgte fasziniert, wie gut seine Puppe danach mit der Prothese laufen konnte, und ließ sich ohne Widerstand zu dem Eingriff an sich selber überreden. Sie überstand ihn ohne größere psychische Störungen und war danach, nunmehr selber im Besitz einer funktionierenden Beinprothese, auch zu einem notwendigen zweiten Eingriff bereit (*Plank,* 283).

Diese besondere Form der Operationsvorbereitung mittels Spieltherapie hat sich inzwischen auch bei anderen betroffenen Kindern bewährt (*Steffen,* 339).

An zahlreichen kinderchirurgischen Kliniken hat man inzwischen chirurgische Spielbestecke für eine spezielle Operations-Spieltherapie angeschafft und unter heilpädagogischer Führung erfolgreich angewandt *(Veeneklaas, Plank)*.

Arzt-Operationsspiele sollten stets nur unter kundiger heilpädagogischer Leitung durchgeführt werden, ihnen kann wie dem Puppenspiel ein psychodramatischer Effekt mit der Möglichkeit eines kathartischen Abreagierens innewohnen. Sich selbst überlassen, suchen und finden Kinder in der Gemeinschaft sonst Sündenböcke, in der Omega-Position der Gruppe, die sich willig, in masochistischer Bedürfnisbefriedigung als Operationsopfer anbieten.

5. Der Heilpädagoge (Kinderpsychotherapeut) auf der kinderchirurgischen Abteilung

Wo ein hohes Angstpotential herrscht, müssen den Patienten entsprechende Hilfen angeboten werden, um dieses abzubauen. Fixierte Ängste können alle therapeutischen Maßnahmen blockieren, bzw. deren erhoffte Wirkung ins Gegenteil verkehren. Nirgendwo ist der Heilpädagoge als Psychotherapeut unentbehrlicher als in der chirurgischen Klinik, zumal beim Kinde.

Der Heilpädagoge wird zum Fürsprecher des Kindes, mit Sitz und Stimme im Team der Mitarbeiter des Chirurgen. Er stellt den Kontakt zur Familie her, deren Bedürfnisse im Namen des Patientenkindes von ihm eingebracht werden. So ist der Tag der Operation nicht ausschließlich eine Angelegenheit des Terminkalenders des vielbeschäftigten Chirurgen, sondern wird auch von den Bedürfnissen des Kindes, seiner inneren Notlage bestimmt, was keineswegs immer mit der Krankheitsgeschichte und deren Höhen und Tiefen konform geht. Die psychosomatische Medizin lehrt zur Genüge die beidseitige Abhängigkeit von Krankheitsgeschehen und Seelenleben des Kindes (*Anna Freud,* 138).

Mit dem Spiel, vom Malbild bis zu den psychodramatischen Szenen im Puppenspiel, z. B. in Form des »Scenodramas« *(Zierl)* ist das Kind in die Lage versetzt, von seinen inneren Konflikten und deren Zusammenhängen mit der Krankheit zu berichten. Die Arbeit des Heilpädagogen mit dem kranken Kind – diese Lebenshilfe – kann es eventuell erst zur Operation bereit machen *(Irmler)*.

Die Planstelle für den tiefenpsychologisch geschulten Heilpädagogen *(Neuhaus)* ist deshalb zur unverzichtbaren Standardforderung der Psychohygiene auf einer kinderchirurgischen Abteilung geworden.

6. Operation und Schicksalsentscheidung

Wenn nach Herzoperationen Depressionen mit suizidalen Anwandlungen sowie reaktive Psychosen schon bei Kindern und Jugendlichen beobachtet werden, weist dies auf die Notwendigkeit einer prä- und postoperativen psychotherapeutischen Betreuung hin. Sie ermöglicht unter anderem eine Abreaktion aufgestauter Aggressionen aus Angstabwehr, die sich mit der Hilflosigkeit des zu operierenden Kindes ergibt. Hierzu tragen kindverständliche aufklärende Informationen über Bedeutung und Notwendigkeit des operativen Eingriffes bei.

Wie sehr von älteren Kindern in zunehmender Bewußtheit eingreifende Operationen mit Ängsten verarbeitet werden, schildert das heimlich geführte Tagebuch eines 13jährigen, der, äußerlich angepaßt, bis dahin nicht auffällig geworden war. Nach einem Schädelhirntrauma infolge eines Verkehrsunfalles stand ihm ein zweiter Eingriff auf der neurochirurgischen Abteilung bevor.

1.1.197..: Morgen werde ich operiert. Ich hoffe, daß alles gut geht. Ich habe ein bißchen Angst, nicht vor der Operation, mehr vor der Nacht auf der Intensivstation. Hoffentlich komme ich von der Intensivstation schnell fort. Hoffentlich passiert bei der Operation nichts.
8.1.197..: Drei Tage ist es mir sehr schlecht gegangen, aber das ist ja meistens so, daß es einem dann drei, vier Tage schlecht geht. Aber heute hat mich mein Freund Fred besucht.
9.1.197..:Ich habe noch sehr starke Kopfschmerzen, aber es ist auch erst der 7. Tag nach der Operation.
10.1.197..: Heute sagte der Doktor, daß ich in einigen Tagen schon nach Hause gehen könne. Ich war ganz weg vor Freude. Länger hätte ich es hier aber auch nicht ausgehalten.

Aus der kinderchirurgischen Erfahrung und an Hand instruktiver Kinder-Malbilder zeigt *Becker* die Nöte von Kindern auf, welche Operationen als einen Eingriff des Schicksals erleben (15). Ihre Vorstellungen vom Operationsgeschehen entsprechen, unaufgeklärt, ihrer magisch-animistischen Erlebnisstufe, auf welche auch noch ältere Kinder in ihrer Notsituation regredieren; sie sind bisweilen von starkem Symbolgehalt. Analog den Vorstellungen von schieloperierten Kindern (siehe Seite 131) sind viele, auch ältere am Herzen operierte Kinder der festen Überzeugung, daß ihnen ihr altes Herz herausgenommen und durch ein neues ersetzt wird, Wunschvorstellungen, die im Wissen um die Fortschritte der Herzchirurgie naheliegen.

Wenig sinnvoll erscheint es *Becker,* der Angst und Verwirrung des zur Operation im Krankenhaus aufgenommenen Kindes lediglich mit Beruhigungsmitteln zu begegnen, so bequem dies im Klinikalltag auch erscheinen mag. Die Malbilder dieser Kinder zeigen vielmehr, wo der psychotherapeutische Ansatz liegt, um dem Kinde zu helfen, seine Ängste und Abwehrmechanismen zu überwinden.

Operative Eingriffe bei orthopädischen Leiden erfolgen nicht selten in Wiederholungen. Sie werden von den chronisch kranken, behinderten Kindern anders erlebt, weil sie oft als Höhepunkt des Krankheitsgeschehens angesehen, mit großen Hoffnungen auf eine endgültige Heilung, zumindest aber wesentlicher Besserung des augenblicklichen, nicht befriedigenden Zustandes verbunden sind.

Es ist Aufgabe des Psychotherapeuten, dem Kinde zu helfen, daß es sich nicht in irreale Wunschvorstellungen und Illusionen verstrickt.

Jede Lebensentscheidung bei chronisch kranken Kindern, ob zur Dialyse oder zur Organtransplantation, muß als schwerwiegender Eingriff nicht nur mit den Eltern, sondern auch mit dem Kinde selber ernsthaft, gemäß seinem Auffassungsvermögen, aber auch seinem emotionalen Empfinden besprochen werden. Dabei bedarf es, je älter das Kind ist, eines psychotherapeutischen Beistandes im Gespräch.

Kinder, die im frühen Alter operiert wurden, werden sich meist erst später, im Stadium ihrer Persönlichkeitsfindung (Identität) der vollen Tragweite einer Behinderung bewußt.

Dies zeigte sich bei einem 16jährigen, der im Alter von 5 Jahren nach einem Verkehrsunfall sein Bein verlor.

Er reagierte nunmehr, in der Krise seiner Berufsfindung und -bewährung depressiv und bedurfte zur Bewältigung seiner Lebenskrise psychotherapeutischer Hilfe.

Herzchirurgen berichten, daß Jugendliche, die sie im Kleinkindalter operiert hatten, ihnen nunmehr in der Krise ihrer Identitätsfindung ängstlich-vorwurfsvoll die Frage stellten, was sie damals eigentlich mit ihnen gemacht hätten.

Wo immer eingreifende Operationen organverstümmelnde Folgen haben, welche die für das Kind, insbesondere aber den Jugendlichen so wichtige körperliche Integrität berühren, sollten vorher die Möglichkeiten einer internistisch-psychotherapeutischen, d.h. organerhaltenden Behandlung abgeklärt werden.

Dies gilt für das rezidivierende Magengeschwür ebenso wie für eine Colitis ulcerosa. Gerade für letztere haben sich kombinierte internistisch-psychotherapeutische Behandlungsprogramme bewährt *(Curtius).*

7. Ambulante Operationen, Tageskliniken

Da bei klinisch-stationär durchgeführten Operationen immer das zusätzliche Krankenhaustrauma besteht, was sich selbst bei der Mitaufnahme der Mutter für ein Kleinkind durch die Herausnahme aus seinem gewohnten Lebensraum belastend auswirkt, werden seit einigen Jahren nicht nur von Kinderärzten und Kinderchirurgen ambulante Operationen propagiert. Für diese sind unter den Chirurgen *Bourmer und Bergenthal,* und unter den Kinderchirurgen *Hecker* sowie *Hollmann* und *Fritz* nachhaltig eingetreten.

Zahlreiche einfache operative Eingriffe im Kindesalter lassen sich ambulant in der ärztlichen Praxis oder in Tageskliniken durchführen. Auf die Vorteile derselben – schnellere Heilung, weniger Komplikationen – hat schon 1964 auf Grund einer Zehn-Jahres-Statistik *Lawrie* hingewiesen. Für die ambulanten Operationen ist die Mutter als Co-Therapeut des Arztes eine wichtige Helferin. Das Kind schläft abends nach dem operativen Eingriff bereits wieder in der Familie, in dem ihm vertrauten Bett, und Kind und Mutter blieb das Trennungstrauma erspart. Für die Nachbetreuung des operierten Kindes in der Familie hat sich die mobile Krankenschwester als hilfreich erwiesen (siehe Seite 43).

Ambulanten Operationen sind aus sozialer Indikation dann Grenzen gesetzt, wenn bei Kindern aus unterprivilegierten Schichten, Gastarbeiterfamilien u. a., zumal bei Berufstätigkeit beider Eltern, die postoperative Betreuung des Kindes in der Familie nicht gewährleistet ist.

Der kranke Jugendliche und seine Behandlung

Jugendliche befinden sich im »Niemandsland zwischen Kindheit und Erwachsensein«, in den Reifungsjahren der Pubertät und Adoleszenz, in einer besonders schwierigen Zeit. Sie wird verstärkt im Zustand des Krankseins, bisweilen in einer nicht bewältigten Krisensituation (60).

Wir verdanken wesentliche Erkenntnisse über diese Krisenzeit des Jugendlichen *Anna Freud, Erikson* und *Peter Blos.*

Von *Blos* stammt die Definition: »Die Pubertät ist ein Werk der Natur, die Adoleszenz ein Werk des Menschen.«

Die Reifung zur körperlichen Identität, insbesondere im Bereich des Geschlechtlichen, setzt den Jugendlichen erheblichen Belastungen aus, zumal wenn sie im Zustand der Acceleration, der Reifungsbeschleunigung erfolgt. Störungen der vegetativ-nervösen Funktionen sind hierfür charakteristisch, zumal, wenn das Kind zu diesem Zeitpunkt den Übergang auf eine weiterführende Schule mit neuen Verpflichtungen unter belastendem Leistungsdruck erfährt.

Entwicklung und Reifung zum Jugendlichen, dem Adoleszenten, mit der Ausbildung der Ich-Identität als Kern der Persönlichkeit, können von psychischen Störungen begleitet sein, deren Krise *Erikson* als Identitätsverwirrung beschrieben hat. Für diese Krise ist eine Entwicklungsdisharmonie typisch, bei welcher der körperlich fast schon zum Erwachsenen gereifte Jugendliche in seinem psychischen Verhalten noch regressiv-infantile Züge aufweist, was ihm erschwert, Lebensanforderungen adaequat zu meistern. In einer Askese, der Verleugnung seiner körperlichen Reifung, für welche die Magersucht des pubertierenden Mädchens charakteristisch ist, flüchtet er sich unter anderen Abwehrmechanismen in eine Intellektualisierung seines psychischen Verhaltens. *Anna Freud* spricht in diesem Zusammenhang von einer »normalen Schizophrenie des Jugendlichen« in dieser Entwicklungsphase, in der alles sonst anormal Erscheinende als normal gelten kann.

Im Generationenkonflikt werden die Beziehungen zu den Eltern in Frage gestellt und neue Daseinsformen in dem Subkultur Gleichaltriger gesucht und gefunden – mit ihren Gefahren von Verwahrlosung und Kriminalität im Bilde einer negativen Bandenidentität, aber auch Drogensucht. Besonders gefährdet sind labile Jugendliche aus gestörten Familien.

Jugendliche bedürfen einer besonderen therapeutischen Zuwendung, auch im Kranksein, von seiten des Arztes, in Praxis und Klinik. Man hat dies lange nicht erkannt bzw. respektiert, indem der Kinderarzt offiziell nur für Kinder bis zu 14 Jahren zuständig war und die weitere Behandlung der ihm von früher Kindheit an vertrauten Patienten in fremde Hände von Erwachsenenärzten, z. B. Internisten, übergeben mußte, falls die Kinder nicht von vorneherein beim Praktiker (Arzt für Allgemeinmedizin) als ihrem Haus- und Familienarzt aufgehoben waren. Ärzte, die vorwiegend Erwachsene behandeln, haben häufig wenig Erfahrung im psychischen Umgang mit Jugendlichen. So fühlt sich der Jugendliche – seelisch heimatlos – auch beim Arzt nicht verstanden und angenommen.

Die klinische Behandlung eines Jugendlichen auf einer Erwachsenenstation aber kann Konflikt- und Katastrophensituationen auslösen.

Ein 12jähriges Mädchen wird bei abdominellen Beschwerden zur diagnostischen Abklärung auf die Frauenstation eines Allgemeinkrankenhauses gelegt. Zu Hause als Einzelkind behütet und sexuell noch nicht aufgeklärt, ist es durch die Gespräche der Frauen untereinander so schockiert, daß es nachts fluchtartig das Krankenhaus verläßt und nach Hause eilt.
Ein 14jähriger wird in einem psychoseähnlichen Ausnahmezustand mangels anderer Unterbringungsmöglichkeiten auf der Aufnahmeabteilung einer Nervenheilanstalt eingeliefert, wo er unter akut Schizophrene, Alkoholiker und Triebtäter zu liegen kommt.

Nicht erst diese Extremsituationen weisen auf die Notwendigkeit spezieller Einrichtungen für die stationäre Behandlung erkrankter Jugendlicher hin. Es sollten hierfür eigene Stationen für Jugendliche in Kinderkliniken eingerichtet werden.

Der Notwendigkeit einer besonderen ärztlichen Betreuung von Jugendlichen hat man inzwischen Rechnung getragen, indem der Kinderarzt zum Facharzt für Kinder und Jugendliche erklärt wurde, womit sich sein Aufgabenbereich wesentlich erweiterte. Dies verlangt aus der Sicht des Jugendlichen eine entsprechende Berücksichtigung in der kinderärztlichen Praxis, mit besonderen Sprechstunden für Jugendliche. Es wird von diesen als Kränkung erfahren, wenn sie im Wartezimmer des Kinderarztes unter schreienden Säuglingen sitzen müssen.

Das Wissen um die Psychologie von Pubertät und Adoleszenz sowie die Gesprächsführung bei Jugendlichen haben die Aufgabenbereiche des Kinderarztes wesentlich erweitert.

1. Psychotherapie des Jugendlichen

Die Psychotherapie des Jugendlichen folgt eigenen Gesetzen, die sich nicht immer orthodoxen Behandlungsregeln der Psychotherapie einordnen lassen. Der Jugendliche muß spüren und wissen, daß sein Therapeut für ihn – in Krisensituationen – jederzeit erreichbar ist. Er soll aber auch früh zur Mitverantwortung für seine Behandlung herangezogen werden. So hat sich uns eine Mitbeteiligung des Jugendlichen an den Kosten seiner Psychotherapie als günstig erwiesen, die sich – auf Taschengeld- bzw. Lehrgeldbasis – in tragbaren Grenzen halten muß.

Das Verständnis des Psychotherapeuten für die Interessen Jugendlicher in den Bereichen ihrer Subkultur ist Voraussetzung einer positiven Übertragung und Gegenübertragung (160, 369).

Es hat sich in der Psychotherapie Jugendlicher die Dynamische Psychotherapie bewährt, bei der die einzelnen Behandlungsstunden dem Bedürfnis des Jugendlichen angepaßt, eventuell in größeren Zeitabständen angesetzt werden *(Dührssen, Fahrig)*. Für die stationäre Psychotherapie mit Berücksichtigung der gruppendynamischen Prozesse liegen Modelle von *Klüwer* und *Künzel,* sowie von *Zauner und Stieber* vor.

Neben den Einzel- und Gruppensitzungen werden die Jugendlichen früh im »Stationsparlament« an der Selbstverwaltung (und Selbstverantwortung) im Rahmen des Klinikalltages beteiligt.

Nicht jeder Jugendliche findet von sich aus den Weg zum Therapeuten. Man kommt ihm entgegen, indem besondere neutrale Anlaufstellen unabhängig von den offiziellen Beratungsstellen eingerichtet werden.

Im Generationenkonflikt ist die aktive Mitarbeit der Eltern nicht unbedingt ein Nahziel der Behandlung, wenn auch letztlich die Aussöhnung der Partner angestrebt wird.

Freundschaften der Jugendlichen spielen eine große Rolle. So werden Freunde von Fall zu Fall vorübergehend in die Therapie mit einbezogen.

Das Gespräch, nach dem ein starkes Bedürfnis besteht, spielt eine zentrale Rolle. Es kann, konfliktbezogen, zum psychodramatischen Spiel ausgeweitet werden (208), zumal wenn sich Jugendliche in klinisch-stationärer Gruppenbehandlung befinden.

2. Psychotherapie delinquenter Jugendlicher im Strafvollzug

In »Gesprächen mit Eingeschlossenen« haben *Moser und Künzel,* sowie *Müller-Küppers* auf die Bedeutung der Psychotherapie von delinquenten Jugendlichen im Rahmen ihres Strafvollzuges hingewiesen.

Eigene Erfahrungen bestätigen, wie wichtig es für den delinquent gewordenen Jugendlichen ist, in dieser Lage von seinem Therapeuten nicht im Stich gelassen zu werden. Diese therapeutische Ausnahmesituation kann sich ergeben, wenn ein straffällig gewordener Jugendlicher erst im Verlauf der psychotherapeutischen Behandlung seine gerichtlich angeordnete Strafe abzubüßen hat. Dadurch kann der Therapeut in die schwierige Lage geraten, in den Augen des Jugendlichen zum Verbündeten gerichtlicher Instanzen, seines strafenden Über-Ichs zu werden.

Es kann sich aber auch eine gutachterliche Unterstützung zur psychotherapeutischen Situation ausweiten, die nachfolgend eine Fortsetzung der Betreuung des Jugendlichen verlangt, zumal wenn dieser – seelisch heimatlos – von keiner Seite Hilfe zu erwarten hat.

Der moderne Strafvollzug hat sich diesem psychotherapeutischen Angebot gegenüber meist als verständnisvoll erwiesen. Es erleichtert zudem die nachfolgende Resozialisierung des straffällig gewordenen Jugendlichen.

3. Selbstmord und Selbstmordversuch von Kindern und Jugendlichen

Selbstmord und Selbstmordversuch von Kindern und Jugendlichen weisen auf Krisensituationen im Leben des einzelnen, aber auch der Gesellschaft hin. So wurde schon vor hundert Jahren von Schülerselbstmordepidemien berichtet und auch in unserer Zeit führen schulische Krisen gehäuft zu Selbstmorden von Schülern.

In der Bundesrepublik Deutschland bringen sich jährlich 100 Kinder um, wobei sich die Zahl der Selbstmorde von Kindern unter 14 Jahren in zwei Jahrzehnten verdoppelt hat. 80% der Selbstmordversuche spielen sich in gestörten Familien ab. Es besteht eine hohe Dunkelziffer bei Selbstmordversuchen, da die betroffenen Familien möglichst darüber Stillschweigen bewahren, falls es nicht aus vitaler Indikation zur Einweisung der Kinder oder Jugendlichen auf die Intensivstation eines Krankenhauses gekommen ist (181).

Selbstmord und Selbstmordversuch sind Notsignale mit Appellfunktion, auch ausgelöst durch Verlusterlebnisse der nächsten Bezugspersonen, wobei Jungen mehr zu gewalttätigen Handlungen und Mädchen häufiger zur Tabletteneinnahme neigen; die Zahl der letzteren überwiegt auch bei den mehr demonstrativen Selbstmordversuchen.

Oft ist den Eltern, im gestörten Familienmilieu, dem Auseinanderleben der Partner, im Stress des Alltags die zunehmende Entfremdung und Isolierung des selbstmordgefährdeten Kindes und Jugendlichen gar nicht bewußt geworden. Es rechnet bei schwachem Selbstwertgefühl und ausweglos erfahrener Persönlichkeitskrise zum »präsuizidalen Syndrom«. Hierher gehört auch der Selbstmord des Drogenabhängigen, der sogenannte »goldene Schuß«.

Seltener ist eine Familientradition von Selbstmord und Selbstmordversuch und ganz selten eine psychosebedingte Selbstmordhandlung eines Jugendlichen. Auf unbewußte Selbstmordtendenzen bei provozierten Verkehrsunfällen von Kindern und Jugendlichen wurde schon hingewiesen (siehe Seite 127).

Wenn Selbstmordversuch und Selbstmord bei immer jüngeren Kindern beobachtet werden, stimmt dies mit der allgemeinen Zunahme depressiver Verstimmungen bei jüngeren Kindern überein.

In einem kleinen Dorf erhängte sich der neunjährige Ferdinand, Sohn eines ehrgeizigen Lehrers, aus Angst vor Strafe auf dem Spielplatz. Eine schlecht benotete Klassenarbeit hatte sein Klassenlehrer in Kenntnis der familiären Situation mit dem Nachsatz an die Eltern versehen, ihren Jungen deswegen nicht zu bestrafen.

Ferdinand kannte seine Eltern besser. Er bestrafte sich selbst.

Wo Kinder unmittelbar den Selbstmord eines Elternteils miterleben, benötigen sie zur Überwindung des Schockerlebnisses psychotherapeutische Hilfe.

So reagierte ein achtjähriges Mädchen, das als erste den Vater in der Garage erhängt aufgefunden hatte, mit lautem Schreien und danach einem mutistischen Verstummen auf das grausige Erlebnis.
Sie stellte es später wortlos als »Schlüsselsituation« im initialen Scenotestspiel dar.

Bei selbstmordgefährdeten Jugendlichen hat sich eine unmittelbare Krisenintervention, ausgehend von Kriseninterventionszentren *(Sonneck)* bewährt. Allein schon der erste mit dem Psychotherapeuten und seinen Helfern aufgenommene Kontakt – ein Gespräch mit der Telefonseelsorge – kann entlastend wirken.

Der Milieuschaden des betroffenen Kindes und Jugendlichen, das neurotisch gestörte Familienleben bis zur broken home-Situation, erfordern eine nachgehende Familienfürsorge. Es sollte in jedem Falle der Jugendliche schon auf der Intensivstation psychiatrisch betreut werden und bald nach der »Entgiftung«, d. h. spätestens mit der Klinikentlassung entschieden werden, ob eine weitere Behandlung des Jugendlichen, die Betreuung durch einen Psychotherapeuten, Psychologen oder Sozialarbeiter angezeigt ist. Dies erscheint im Hinblick auf den Wiederholungszwang notwendig, dem manche Selbstmordgefährdete bei anhaltenden familiären Konflikten unterliegen.

Kinder in Ausnahmesituationen

1. Ausländerkinder

Bei einem Anteil von 6,4% Ausländern unter den Arbeitnehmern befanden sich 1977 fast eine Million Kinder und Jugendliche ausländischer Familien, davon 620000 Kleinkinder und Schulkinder in der Bundesrepublik Deutschland. Es wurden im selben Jahr 13000 Kinder von ausländischen Müttern geboren (184).*

Im Vergleich mit den deutschen Kindern ist der Gesundheitszustand der ausländischen Kinder schlechter, was sich mit dem niedrigen sozialen Stand der Ausländer, insbesondere dem Wohnungselend in der Schicht der Unterprivilegierten erklärt. So werden prozentual mehr Ausländerkinder aus sozialer Indikation, nicht selten in lebensbedrohlichem Zustand in den Kinderkliniken aufgenommen. Einmal entlassen, ist ihre optimale familiäre Nachsorge, teils infolge Berufstätigkeit beider Eltern, teils wegen mangelndem Sprachverständnis nicht gewährleistet.

Obwohl die ärztlichen Vorsorgeuntersuchungen kostenlos sind, werden sie infolge mangelnder Aufklärung, aber auch aus Kontaktscheu von Ausländermüttern weitaus seltener in Anspruch genommen. Hinzu kommen Krankheiten, die immer wieder von Einwanderern aus dem Mittelmeerraum eingeschleppt werden.

In Wohngebieten mit hohem Ausländeranteil, z. B. den Türkenvierteln in Berlin-West, beträgt der Anteil an Ausländerkindern in der kinderärztlichen Praxis bis zu 45% (161). In einzelnen Kinderkliniken Nordrhein-Westfalens liegen auf den Säuglings- und Kleinkinderabteilungen bis zu 50% Ausländerkinder.

* In diesen Zahlen sind die illegalen Einwanderer nicht erfaßt, bei denen es sich allerdings meist um Einzelpersonen ohne familiären Anhang handelt.

Die Sprachbarriere ist das größte Hindernis bei der Verständigung, da nur selten ein Landsmann als Dolmetscher im Klinikbereich zur Verfügung steht und der die Familie allenfalls bei der Krankenhausaufnahme des Kindes begleitende Dolmetscher später oft nicht mehr zu erreichen ist. Aufklärende Informationsschriften, die inzwischen Dank der Initiative *Hertls* vom Kinderkrankenhaus Mönchengladbach-Neuwerk in allen sechs Sprachen des Mittelmeerraumes – spanisch, portugiesisch, italienisch, jugoslavisch, griechisch und türkisch – zur Verfügung stehen, haben einen nur bedingten Wert, wenn es sich um analphabetische moslemische Mütter aus den anatolischen, innertürkischen Gebieten handelt. Hinzu kommt ein mangelndes Verständnis infolge fremder kultureller Gebräuche, insbesondere aber mystische Vorstellungen von Gesundheit und Krankheit. Dies wirkt zum Teil bei der ständigen Anwesenheit von Eltern im Umgang mit Ärzten und Schwestern erschwerend, wenngleich sich ausländische Mütter im allgemeinen als anpassungsfähiger und geduldiger auf der Krankenstation erweisen. Man findet selten schwierige Mütter unter ihnen, berichteten übereinstimmend die Schwestern bei unserer Umfrage. Von der Benutzung einer Mutter-Kind-Einheit wurde jedoch trotz Angebot selten Gebrauch gemacht.

Patriarchale Sitten und Gebräuche erschweren ganz allgemein die Integration der ausländischen Familien in die deutsche Bevölkerung, die unter Wahrung der kulturellen, insbesondere sprachlichen Identität des Ausländervolkes anzustreben ist. Dies zeigt das Beispiel des türkischen Kindes, das mit dem Besuch der religiösen Moslemschule und gleichzeitig der deutschen Grundschule, bei zwei völlig unterschiedlichen Erziehungsstilen, in eine frühe Identitätskrise gerät. Die Verunsicherung des Ausländerkindes im fremden Daseinsraum kommt auch in dessen größerer Unfallgefährdung zum Ausdruck.

Einen Schutz, zumal im Zustand des Krankseins, bietet aber allen Kindern aus dem Mittelmeerraum die Kinderliebe der kinderreichen Familien, in der sie sich geborgen wissen. So wird trotz patriarchaler Strenge nur äußerst selten von einer Kindesmißhandlung in diesen Familien berichtet *(Olbing)*. Diese Umsorgung der Kinder durch die Familien wirkt sich in den Kinderkliniken aus, indem oft der gesamte Familienklan zu den Besuchszeiten anrückt. So ist eine gewisse Reglementierung erforderlich, indem nur die Eltern als primäre Bezugspersonen des kranken Kindes ständig zugelassen, den übrigen Angehörigen lediglich der »Scheibenbesuch«, vom Gang oder Balkon aus, gestattet wird.

Bei dem hohen Prozentsatz an Ausländerkindern in Klinik und Praxis ist die Überwindung der Sprachbarriere ein dringliches Anliegen. Engagierte Schwestern lernen die türkische Sprache an Volkshochschulen. Wichtiger ist, auf die Dauer gesehen, die Ausbildung und Anstellung von Ärzten, Pflegepersonal, aber auch Sozialarbeitern der betreffenden ausländischen Nationalitäten, was zur Integration der Ausländer beitragen würde.

Das ständige »Doppelleben« in zwei unterschiedlichen Kulturen führt zu einer Intelligenzhemmung *(Zweymüller),* was den Kindern trotz guter intellektueller Begabung ihr schulisches Fortkommen erschwert. Nur selten kommen Ausländerkinder auf eine weiterführende Schule, wobei die Gesamtschule noch die besten Möglichkeiten bietet. Die übrigen stehen mit der Ausschulung vor dem Problem der Berufsfindung bzw. drohender Arbeitslosigkeit. Hier wird ein gesellschaftliches Versagen offenkundig, das als »Schock der 2. Generation« der ausländischen Arbeitnehmer bezeichnet wurde *(Gruber).*

So lange Ausländer zum Wohlstand unseres Volkes als unentbehrliche Arbeitskräfte beitragen, worauf wir nicht verzichten wollen und können, müssen wir in der Bundesrepublik Deutschland, die sich ähnlich den USA zu einem Immigrationsland entwickelt, um ein ehrliches »Miteinander-Auskommen« bemüht sein. Nur so lassen sich Rassenkonflikte vermeiden, die in anderen Ländern so viel Unheil und ungelöste soziale Probleme mit sich brachten.

2. Zigeunerkinder

Noch schwieriger ist die Lage der 40000 in der Bundesrepublik Deutschland lebenden Zigeuner. Auch wenn der Hauptteil von ihnen, die deutschstämmigen Szinti, seit Jahrhunderten in Deutschland ansässig waren, befinden sich doch die Zigeuner infolge ihres Andersseins – meist noch im Nomadentum, bei mangelndem Sprachverständnis und Analphabetentum – in einer Außenseiterposition, wozu ihr Ghetto-Dasein in randständigen Siedlungen der Städte, hinter Müllkippen und Schutthalden, beiträgt (80, 155, 188, 367, 384).

Die keineswegs unbegabten Kinder aber erfahren oft nur in Sonderklassen eine bedingte Förderung, die wiederum durch ihre sommerlichen monatelangen Nomadenwanderungen erschwert ist. Nur die Minderzahl von ihnen bekommt daher einen geregelten Schulabschluß.

Mangelnde oder fehlende sanitäre Einrichtungen tragen zum schlechten Gesundheitszustand der Zigeuner bei, überlieferte tabuisierte Vorstellungen von Krankheit, Arzt und Hebamme blockieren den notwendigen Zugang zu medizinischen Einrichtungen.

Die Isolierung der Zigeuner in kleinen Gruppen wie das nicht bewältigte Schicksal der Ausrottung ihrer Familien im Holocaust des Naziregimes erschweren ihnen eine echte Integration in der Bevölkerung des Landes, zumal die Wahrung ihrer sprachlichen u. a. Identität eine unerläßliche Voraussetzung des Überlebens ist.

Eine staatlich geförderte »Zigeunerhilfe« caritativer Organisationen bemüht sich mit Sozialdiensten vor Ort, die Lebensprobleme der Zigeuner durch allmählichen Wandel vom Nomadentum zur Ansässigkeit zu lösen. Dabei steht die Hilfe für die Zigeunerkinder in Kindergarten und Schule (mit Hausaufgabenhilfen für die Kinder analphabetischer Eltern) im Mittelpunkt.

Wenn bisher nur 5% der Zigeuner in festen Wohnsiedlungen mit Wagenstellplätzen angesiedelt werden konnten, weist dies auf den bestehenden Notstand hin. Dies muß bei dem starken Sippenzusammenhalt der kinderreichen Familien zu ständigen Konflikten mit ihrer Umwelt und zu deren Vorurteilen gegenüber den Zigeunern führen.

Die Kinderzahl der Zigeuner gegenüber den anderen Randgruppen, aber auch die unverwechselbaren Eigenheiten ihres Lebensstils, mit allen Schwierigkeiten der sozialen Anpassung und Einordnung, lassen die Zigeuner und ihre Kinder besonders als »Ausgesetzte« unserer Gesellschaft erscheinen.

3. Verlorene Kinder (Opfer der Verfolgung)

In den Vernichtungslagern des Naziregimes wurden auch zahllose Kinder Opfer des Holocausts; über sie hat in einem ersten Sammelbericht *Nelly Wolffheim* (1955) informiert. Soweit die Kinder mit der Einlieferung in die KZ-Lager bei ihren Eltern bleiben konnten, waren sie einigermaßen beschützt. Von den Eltern in den Lagern getrennt, aber auch in den besetzten Gebieten im Untergrund, entwickelten sie bald Deprivationsschicksale; eine aufopfernde Betreuung durch Helferinnen konnte sie zeitweilig davor bewahren *(Kos-Robes,* 212), wenn sie auch letztlich später fast alle das Schicksal der Vernichtung ereilte. Unvergessen bleibt der Todesmarsch des Arztes und Pädagogen *Janusz Korczak* mit seinen Heimkindern (42, 252). Nach Schätzungen sind in den KZ-Lagern ca. 1200000 Kinder unter 16 Jahren umgebracht worden. Ganz vereinzelt hatten Kinder als Maskottchen der Bewachungsmannschaften eine Chance des zeitweiligen Überlebens.

Wo immer in den Lagern Kinder geboren wurden, standen die Mütter unter dem Zwang, nach der verheimlichten Geburt ihr eigenes Kind zu töten, um selbst zu überleben. Doch haben immer wieder, so im Zigeunerlager Auschwitz-Birkenau, Mütter ihre Kinder behalten und sogar gestillt (220), wenn diese auch später meist das gleiche Schicksal der Vernichtung ereilte.

Von medizinischen Experimenten wurden Kinder nicht ausgenommen. Die Tätigkeit des Arztes *Mengele,* insbesondere seine »Zwillingsforschungen« sind hierfür ein abschreckendes Beispiel (220).

Welch unaussprechlichen Erlebnissen Kinder in tiefster Verzweiflung in den Lagern ständig ausgesetzt waren, davon berichteten die der Nachwelt vereinzelt überlieferten Tagebücher von Kindern und Jugendlichen (113, 168, 217, 267, 303, 305). Aus ihnen stammt das erschütternde Erlebnis eines 12jährigen Mädchens (168):

»Uns gegenüber loderten auf den »Piaski« (Ort für die Massenhinrichtungen) die Flammen von den brennenden Leichen. Gestank vergiftete die Luft. Ich sehnte mich nach meiner Mama, aber ich verzweifelte nicht. Ich beneidete sie nur darum, daß sie ihren Leiden bereits ein Ende gemacht hatte. Ich schaute auf das Feuer, in dem sie jetzt vielleicht gerade verbrannte und ich wußte, daß auch ich dort verbrennen würde. Solche Augenblicke, in denen ich so dachte, waren schon selten. Ich wollte die letzten Tage ausnutzen und viel lachen, aber unser Lächeln war gekünstelt.«

Jugendliche gerieten in den Lagern in eine verstärkte Identitätskrise, wenn sie gleichzeitig tiefe Verletzungen ihrer sexuellen Identität mit Vergewaltigung und medizinischen Experimenten, im Bereich der Sexualsphäre bei den Mädchen und der Verführung zur Päderastie bei den Jungen, erfuhren. Die »Identifizierung mit dem Angreifer« als Opfer der Bewachungsmannschaften war letztlich eine Möglichkeit des Überlebens.

Von den Kindern aus dem Lager Theresienstadt, von denen uns erhaltene Zeichnungen und Malbilder Zeugnis ablegen (337), kamen mit Kriegsende sechs nach England, die in den nachfolgenden Jahren von *Anna Freud* und ihren Mitarbeiterinnen *Sophie Dann* und *Alice Goldberger* betreut wurden. Sie berichteten über seelische Schäden, insbesondere ungesteuerte Aggressionen der deprivierten Kinder. Erst ganz allmählich, nachdem sie noch lange im Gruppenkollektiv in negativer Bandenidentität zusammengehalten hatten, als einer erlernten Form der Überlebenstechnik, überwanden sie ihre tiefen Kontaktstörungen und ließen sich sozial eingliedern. Unter der aufopfernden jahrelangen Betreuung durch *Alice Goldberger* gelang es, ihnen später zu einer Identität zu verhelfen. Die Übersiedlung nach Israel, als neuer Heimat, war ihnen eine wertvolle Hilfe. Doch meldeten sich später bei den jungen Frauen die Erinnerungen an das in frühester Kindheit Durchgemachte, wenn sie selber Kinder bekamen und in deren Erwartung von angstbesetzten Vorstellungen und Träumen geplagt wurden: »Jetzt kommen sie wieder und holen unsere Kinder!«.

Wo Kinder aus Lager und Verfolgung ohne therapeutischen Schutz und Hilfe heranwuchsen, entwickelten sie häufig Verhaltensauffälligkeiten, insbesondere ein gestörtes Sozialverhalten, tiefreichende Ängste und Depressionen sowie psychosomatische Erkrankungen, insgesamt das Bild einer Identitätskrise bis zur psychosenahen Identitätsverwirrung. Eine mißlungene Partnerwahl und ein gestörtes eigenes Familienleben prägte dann bei den eigenen Kindern die »KZ-Psychopathologie der zweiten Generation« *(Lipkowitz,* 230, *Biermann,* 41).

Das spätere Schicksal des »Buchenwaldkindes« (4), dem einzigen Kind im KZ Buchenwald, bietet hierfür ein tragisches Beispiel.

Dies gilt auch für die Kinder von Eltern, die nach dem Verlust aller ihrer Angehörigen als einzige Überlebende den Todeslagern entrinnen konnten und mit einem Partner des gleichen Schicksals die zweite Ehe schlossen, in welcher beide ihre ungelösten Lebenskonflikte als »biographische Erbschaft« einbrachten und in einer neurotischen Haß-Liebe gegeneinander austrugen. Diese Mütter klammerten sich verzweifelt in egoistischer Liebe symbiotisch an ihre Kinder aus dieser Ehe, auf die sie all ihr erfahrenes Leid und ihre Ängste übertrugen. So wuchsen Kinder heran, die im chronisch gestörten Familienmilieu – trotz ausreichend geordneter wirtschaftlicher Lebensverhältnisse – keine gesunden Entwicklungschancen hatten. Mit neurotischen und psychosomatischen Störungen wurden sie in die Beratungsstellen gebracht. Als ein spezifisches Zeichen der Überforderung, der Übererwartungshaltung ihrer Eltern/Väter fand sich bei ihnen, zumal den ältesten Söhnen, das Kopfschmerzsymptom (24).

Der Vater der drei Buben ist in einfachen Verhältnissen in Polen aufgewachsen. Er verbrachte die ersten Kriegsjahre im Getto und kam von dort als Jugendlicher nach Auschwitz. Dank seiner kräftigen Konstitution wurde er zu schweren Arbeiten herangezogen und kam mit dem Leben davon. Er mußte miterleben, wie alle seine Angehörigen in Auschwitz verbrannt wurden. Kurz bevor er, nach Deutschland gebracht, erschossen werden sollte, gelang seine Befreiung durch die Amerikaner. In den Nachkriegsjahren schlug er sich mit Geschäften durch. Er lernte in dieser Zeit seine Frau kennen.

Diese war in wohlhabenden Verhältnissen in Russisch-Polen aufgewachsen. Sie wurde 1939 nach Rußland gebracht und lebte dort interniert in verschiedenen Gegenden, zuletzt in Sibirien. Auf endlosen Wegen über Indien und Persien kam sie allein nach Israel, nachdem sie vorher ihre Mutter an Typhus verloren hatte. Um ihren gleichfalls geretteten Vater wiederzusehen, ging sie später nach Deutschland. Bei der Exploration war sie nicht in der Lage, über Herkunft und Jugend ihres Mannes Auskunft zu geben, und wußte angeblich nicht einmal sein Geburtsdatum.

Jung verheiratet, versuchten die Eltern nach Kanada auszuwandern, konnten sich dort aber nicht eingewöhnen. Nach Deutschland zurückgekehrt, war der Vater als Kaufmann tätig. Neben dem ruhigbesonnen wirkenden Vater steht eine nervös-aufgeregte, unausgeglichene, ihre Kinder abwechselnd blind verwöhnende Mutter von hysterischer Charakterstruktur. Die Eltern fühlen sich in einer neurotischen Haß-Liebe aneinander gebunden. Beide können ihr erlittenes Schicksal nicht bewältigen und reiben sich in ständigen ehelichen Auseinandersetzungen auf, an welchen die Kinder bei beengten Wohnverhältnissen früh teilhatten. Angstträume von KZ-Erlebnissen deuteten auch beim äußerlich ruhigen Vater auf dessen tiefere Probleme hin. Resignierend flüchtete er aus der Hölle dieses Familienlebens in die Welt seiner Arbeit.

Die Geburt des Ältesten erfolgte nach einem dramatischen Rückflug von Kanada mit Notlandung als Schnittentbindung. Auch die beiden jüngeren Kinder kamen mittels Schnittentbindung zur Welt. Als der 12jährige Junge in einem Kinderheim untergebracht war, fixierten sich in der Kindergruppe an der Tatsache seiner Beschneidung suchtartig erfahrene Schaulustsymptome, die bis zu homosexuellen Spielereien führten.

Schul- und Erziehungsschwierigkeiten sowie anhaltende Kopfschmerzen veranlaßten den Vater, den Jungen in einem ausländischen Internat unterzubringen. Die Ablösung von der Mutter wirkte befreiend auf ihn, und er überwand bald seine Schwierigkeiten.

Nunmehr wandte die Mutter alle Liebe und Verwöhnung ihrem zweiten Sohne zu, bis sie bald darauf ihren dritten Sohn bekam und nun diesen dem Mittleren vorzog. Schuldgefühle reagierte sie paranoid ab, indem sie gleichzeitig ihre eigenen Aggressionen auf den Jungen projizierte. Sie berichtete dem Erziehungsberater von zahllosen destruktiven Handlungen des Jungen in der neuen Wohnung, der angeblich alle Böden, Tapeten und Möbel zerschnitt und zerkratzte. Der Vater versicherte glaubwürdig – bestätigt durch einen nachfolgenden Hausbesuch –, daß nur ein Bruchteil der mütterlichen Anschuldigungen zu Recht bestand. Diese paranoide Einstellung der Mutter gab ihr die innere Rechtfertigung, den Jungen hart zu strafen und eifersüchtig zu verstoßen. Der sensible Bub suchte verzweifelt Hilfe beim Vater, und später auch in direkter Ansprache beim Therapeuten.

In der Exploration wie den psychologischen Testuntersuchungen kam die Eifersucht auf das Baby, aber auch auf die Mutter, mit Aggressionen und Schuldgefühlen drastisch zum Ausdruck. So äußerte der Junge zum Bild 5 des Thematic Apperceptions Test (TAT), auf dem eine Frau in ein Zimmer hereinschaut: »In der Nacht ist einmal eine Frau eingebrochen und dann ist sie reingekommen, und das erste Zimmer war ein Babyzimmer – wie bei uns – da hat sie das Baby gesehen und das hat sie mitgenommen. Und dann hat sie das Baby gesehen und da hat sie Angst gekriegt – nein, schreiben Sie – das Baby hatte Angst. Und die Mutter ist aufgestanden und hat fürs Baby Essen machen wollen und da hat sie gesagt, wo könnte denn mein Baby sein? Und dann wars nicht da und dann hat sie die Polizei angerufen, und dann Schluß (?). Die Polizei hats dann gekriegt.« (24).

Ein besonderes Kapitel ist den Kindern zu widmen, die von den Nazis im Rahmen der »Lebensborn«-Aktionen aus Polen und anderen besetzten Gebieten, aber auch aus den KZ-Lagern entführt wurden, zur Aufzucht eines »rassisch wertvollen« Nachwuchses (58, 183). Einzelne Schicksale dieser seelisch heimatlosen Kinder endeten mit Verwahrlosung und Prostitution der Heranwachsenden.

Die Helfer des Arztes in der Kinderklinik

Die Entwicklung der naturwissenschaftlich orientierten Therapie hat zu einer Ausweitung des Stabes der Mitarbeiter eines in der Klinik tätigen Arztes geführt, wie es das Beispiel der Intensivtherapie chronisch kranker Kinder zeigt. Sie reicht von der medizinisch-technischen Laborassistentin bis zur Operationsschwester. Bei ihnen allen muß im Umgang mit dem kranken Kind ein psychologisches Wissen und entsprechende Erfahrung vorausgesetzt werden, das ihnen in ihrer beruflichen Ausbildung vermittelt werden sollte. Man erinnere sich nur ihres Umganges mit einem psychisch leicht verletzbaren schwerkranken Kind.

Entsprechend nimmt die Zahl der ärztlichen Helfer zu, wenn es um die psychologische Betreuung des kranken Kindes, aber auch seiner

Angehörigen geht, insbesondere die psychomatische seelisch gestörter Kinder und Jugendlicher auf Spezialabteilungen.

Zu diesen Helfern rechnen neben dem Stamm der Kinderschwestern die Erzieherin (vormals Kindergärtnerin bzw. Jugendleiterin), klinische Psychologen, Heilpädagogen (child life worker, observatrice), Sozialarbeiter bzw. Sozialpädagogen, Beschäftigungstherapeuten, Kinderpsychotherapeuten (vormals Psychagogen), Logopäden, Krankengymnastinnen, Lehrer, und an vielen Kliniken Zivildienstleistende (Wehrdienstverweigerer).

Hinzukommen als freiwillige Helfer sogenannte Spieltanten, d. h. Frauen und Mädchen von Wohlfahrtsverbänden, dem Kinderschutzbund und dem Aktionskomitee »Kind im Krankenhaus«, die sich vorzugsweise der »Sozialwaisen« im Krankenhaus, d. h. der nicht von Eltern besuchten und versorgten Kinder annehmen.

Bei der gleichzeitigen ständigen Anwesenheit zahlreicher Mütter auf der Kinderstation (infolge der Mitaufnahme von Müttern sowie der täglichen unbeschränkten Besuchszeit) erfordert ein so großer Stab von Helfern eine umsichtige Führung seitens des Arztes und der Stationsschwester, um eine wirkungsvolle Zusammenarbeit aller zum Wohle der kranken Kinder zu garantieren.

Als Co-Therapeut des Arztes und in der Position des beratenden Fachmannes im gruppendynamischen Stationsgeschehen kommt dem Psychotherapeuten (ob Psychagoge, Psychologe oder Heilpädagoge) eine besondere Rolle zu, falls diese nicht der Stationsarzt selber (als Kinderarzt bzw. Kinderpsychiater) übernimmt.

1. Die Kinderkrankenschwester

Die Kinderkrankenschwester ist die nächste Mitarbeiterin des Arztes und wichtigste Bezugsperson des Kindes in dessen ständiger pflegerischen Betreuung; sie wird dadurch zur Vermittlerin zwischen Kind, Krankenhaus und Eltern *(Boehncke und Stemann)*. Mit der Pflege des kranken Kindes, bei dessen unterschiedlichem Verhalten in den verschiedenen Reifungs- und Entwicklungsphasen bedarf es besonderer Begabungen des Einfühlungsvermögens, Kenntnisse und Erfahrungen. So ist es immer eine Auslese junger Mädchen, die sich zum Beruf einer Kinderkrankenschwester, bisweilen aufbauend auf demjenigen einer Kinderpflegerin oder Kindergärtnerin, entschließen. Bei Jüngeren spielen bei der Berufswahl sicher auch die noch nicht lange zurückliegenden Jahre eigenen Kindseins, mit ihren Erlebnissen und Identifizierungen eine Rolle, bisweilen auch persönliche Krankheits- und Krankenhauserfahrungen.

Der vielfältige Aufgabenbereich verlangt eine umfassende, eigenständige Ausbildung zur Kinderkrankenschwester, die sich vom Beruf der Krankenschwester in der sogenannten großen Krankenpflege deutlich unterscheidet. Kinderkrankenpflege kann keineswegs von jeder Schwester »erlernt« werden; gibt es doch viele unter ihnen, die offen zugeben, daß sie eigentlich mit Kindern nicht viel anzufangen wissen, »es mit Kindern nicht können«. Damit fehlt ihnen aber das wichtigste therapeutische Instrument der Kinderkrankenpflege, nämlich die Empathie, das Mit- und Hineinfühlen in das Kind, besonders das kranke, leidende Kind.

Es erscheint somit als ein verantwortungsloses Vorhaben, den Spezialberuf einer Kinderkrankenschwester aufgeben bzw. dem Beruf der normalen Krankenschwester der großen Krankenpflege eingliedern zu wollen.

Die Unterbringung von Kindern auf Stationen kindfremder Spezialkliniken hat sich als ein Notstand erwiesen, der von allen Kinderklinikern laut unserer Umfrage strikt abgelehnt wird. Diese Stationen sollten zumindest von einer Kinderkrankenschwester versorgt und möglichst von einem Kinderarzt im Belegarztsystem *(Palitzsch)* betreut werden.

Die erste Begegnung der Kinderkrankenschwester mit der Mutter, die voller Sorgen und Ängste ihr Kind zur Aufnahme ins Krankenhaus bringt, ist oft von entscheidender Bedeutung. Muß doch die Mutter voller Vertrauen ihr Kind der Schwester an Mutter Statt übergeben. Dies setzt Sicherheit und Ausgeglichenheit bei der Schwester voraus. Es sollte möglichst schon bei der Aufnahme des Kindes im Krankenhaus diejenige Schwester anwesend sein, die später auf der Station die Pflege des Kindes übernimmt. Jedes Kind sollte eine bestimmte Schwester als primäre Bezugsperson bekommen, wenn auch die Realisierung dieser Forderung im Schichtdienst der Schwestern auf Schwierigkeiten stößt.

Das Kleinkind hatte bis dahin meist nur wenige Bezugspersonen, oft nur die einzige in Gestalt seiner Mutter, erfahren und wird in dem fremden, ihm zunächst bedrohlich erscheinenden Klinikmilieu den ständigen Wechsel neuer Bezugspersonen als verwirrend und angstauslösend erleben.

Mit der Umsorgung des kranken Kindes kommen wichtige mütterliche Aufgaben auf die Krankenschwester zu, indem sie die Mutter zeitweilig, unter besonderen Umständen auch ganz ersetzen muß. Dies gilt erst recht für die von zu Hause vernachlässigten, seelisch heimatlosen Sozialwaisen, deren Projektionen im Werben um mütterliche Liebe die Schwester sich ausgeliefert fühlt. Sie soll sich bewußt bleiben, daß sie im Bereich der Krankenpflege nur die Rolle einer Ersatzmutter übernehmen kann, die später wieder von irgend jemand anderem übernommen wird.

Mit den psychohygienischen Reformen ist der Kinderkrankenschwester in der Pflege des kranken Kindes in der Mutter ein Partner beigegeben, mit dem es – ohne Rivalität und Eifersucht – zum Wohl des Kindes auszukommen gilt. Entgegen allen zunächst geäußerten Befürchtungen hat sich dies im allgemeinen bewährt.

Gleiches gilt auch für die Zusammenarbeit aller an der heilpädagogischen-psychologischen Betreuung des Kindes beteiligten Hilfskräfte, wobei der leitenden Stationsschwester die Aufgabe eines Koordinators zufällt, damit alle, nicht zuletzt das kranke Kind, zu ihrem Recht kommen. Es haben sich regelmäßige Teambesprechungen von Ärzten, Schwestern und weiteren Mitarbeitern bewährt.

Schwestern, die nach Jahren des Familienlebens mit eigenen Kindern wieder, eventuell als Halbtagskräfte, in den Beruf zurückkehren, haben sich als wertvolle Mitarbeiter bewährt, wenn sich ihre eigenen mütterlichen Qualitäten und Erfahrungen auf den Umgang mit den kranken Kindern auswirken.

Mit der Ausweitung der kinderärztlichen Tätigkeit auf die Jugendlichen kommen auf die Kinderkrankenschwester neue Aufgaben zu. Die jüngeren unter ihnen, die eben gerade dieser Altersstufe entwachsen sind, zeigen viel Verständnis und Einfühlungsvermögen in deren psychische Schwierigkeiten. Sie geraten aber auch leicht in Gefahr, sich mit ihnen zu identifizieren, was bei fehlender Distanz disziplinarische Schwierigkeiten im Stationsablauf mit sich bringen kann.

Um so wichtiger ist eine gründliche Ausbildung der Kinderkrankenschwester in allen psychologischen Fragen der Reifung und Entwicklung von Kindern und Jugendlichen. Alle im Stationsdienst befindlichen Schwestern sollten an den gruppendynamischen Sitzungen der Mitarbeiter im Sinne der Balintarbeit teilnehmen (38, 57).

Es gibt im Schwesternberuf immer wieder neurotische Persönlichkeiten, die in Befriedigung eigener unerfüllter Wünsche und Triebbedürfnisse sich kranke Kinder auswählen, die auf diese Weise zu »Lieblingskindern der Station« werden.

Schraml betont, daß auch der Schwesternberuf gewissen Verhaltensprägungen, einer »deformation professionelle« unterliegt, die es zu beachten gilt (319). Sie reihen sich bisweilen den »hilflosen Helfern« *Schmidbauers* ein (315). Die Arbeit in Selbsterfahrungsgruppen kann hier vorbeugend wertvolle Hilfen vermitteln.

Die psychohygienischen Reformen bringen zweifellos zusätzliche Belastungen für die Schwestern mit sich. Sie werden von diesen im allgemeinen aber gern getragen, weil sie erkennen, welchen Gewinn alle Beteiligten, nicht zuletzt die Schwestern, daraus ziehen, indem sie ihr Arbeitsfeld durch ständigen Kontakt – Gesprächsaustausch bereichern.

So hatte schon *Sailer* nach seiner Umfrage bei den Schwestern des Ostschweizerischen Kinderspitals in St. Gallen *(Nef)*, welches über die ersten Erfahrungen als Mutter-Kind-Krankenhaus verfügte (1967), darauf hingewiesen, daß die überwiegende Mehrzahl der Schwestern mit der unbeschränkten täglichen Besuchszeit und der Mitaufnahme von Müttern einverstanden waren, und zu dem alten, rigiden System einer Besuchseinschränkung für die Angehörigen kranker Kinder nicht mehr zurückkehren wollten.

Besonders die Aufgabe, den Müttern ihre Schwestern-Erfahrungen in der Pflege kranker Kinder weiterzugeben und sie damit in die Rolle einer verantwortungsbewußten Hilfsschwester zu versetzen, wird von der Kinderkrankenschwester dankbar wahrgenommen. Diesem Anlernen kommt eine besondere Bedeutung bei der Entlassung der gesundeten Säuglinge in die häusliche mütterliche Pflege zu.

2. Die Erzieherin (vormals Kindergärtnerin bzw. Jugendleiterin)

In langjähriger Tradition oblag der Kindergärtnerin am Kinderkrankenhaus die Betreuung des kranken Kindes mit Spiel- und Beschäftigungstherapie. Sie ist in der geschichtlichen Entwicklung des Kinderkrankenhauses die älteste psychotherapeutische Helferin des Arztes gewesen.

Das organisierte Spiel des Kindes mit den besuchenden Eltern hat sich als eine wichtige, Verhaltensstörungen vorbeugende Maßnahme erwiesen *(Löschenkohl und Erlacher)*. In diese Umsorgung des kranken Kindes teilt sich die Schwester mit der Mutter, ja sie muß sie zeitweilig unter besonderen Umständen ganz ersetzen.

Im Gegengewicht zu den oft mit Schmerzen verbundenen medizinischen Handlungen von Ärzten und Schwestern boten sie dem Kinde eine Zuflucht in angstbesetzten Krisensituationen. Für diese verantwortungsvolle Tätigkeit brachten sie von ihrer Ausbildung her ein psychologisches Wissen um das Kind mit, das im Laufe einer jahrelangen klinischen Tätigkeit im Kinderkrankenhaus im Umgang mit kranken Kindern angereichert wurde.

Es konnte bisher allerdings nicht durchgesetzt werden, daß jeder Kinderklinik, dem Bettenschlüssel entsprechend, im Stellenplan eine bestimmte Zahl von Kindergärtnerinnen zugeteilt wird. Vielmehr war es mehr vom Engagement und der Durchsetzungsfähigkeit des Klinikleiters abhängig, ob überhaupt und wieviel Kindergärtnerinnen angestellt wurden. Dabei erwies es sich als günstig, über eine qualifizierte Jugendleiterin zu verfügen, unter deren Anleitung eine Berufspraktikantin tätig sein konnte.

Unsere Umfrage ergab im ganzen gesehen, ein desolates Bild, was allein die Versorgung der 70 Kinderkliniken und -abteilungen Nordrhein-Westfalens mit Erzieherinnen (Kindergärtnerinnen) betrifft. Unter ihnen gab es 27 Kliniken, die über keine Kindergärtnerin verfügten, zwei meldeten, daß die Stelle für eine Kindergärtnerin wegen Rückgang der Belegung inzwischen sogar gestrichen wurde. Drei Kinderkliniken hatten lediglich eine, für die geschilderten Spezialaufgaben einer Kindergärtnerin nur unzureichend qualifizierte Kinderpflegerin angestellt. Wenn eine Kinderklinik mit über 200 Betten nur über eine Kindergärtnerin verfügt, erscheint dies als ein Anachronismus zum Begriff Kinderkrankenhaus.

In Notlösungen wurden immer wieder die Aufgaben der Kindergärtnerin an Schwestern delegiert, wie umgekehrt die Kindergärtnerin nicht selten für rein pflegerische Aufgaben im Schwesternbereich herangezogen wurde.

Notstände auf diesem Gebiet wurden aber noch mehr offenbar, wenn es um den Arbeitsraum der Kindergärtnerin ging. Von den befragten 70 Kinderkliniken verfügten nur die Minderzahl über ein eigenes Kinderspielzimmer (in dessen Benutzung sich die Kindergärtnerin noch mit dem Lehrer teilen mußte!), in dem die nicht bettlägerigen Kinder oft von mehreren Stationen zusammengefaßt werden mußten. Nicht selten war der Raum bei Bettenmangel inzwischen umfunktioniert worden. Dies ist eine Mißachtung der kindlichen Spielbedürfnisse, insbesondere im Zustand des Krankseins. Wir sind noch weit entfernt von der Erfüllung der in den Zwanziger Jahren von dem Münchner Kinderkliniker *Husler* erhobenen Forderung, daß jede Station eines Kinderkrankenhauses über ein Spielzimmer verfügen sollte. Die Vorstellung, daß ein Chirurg für seine Tätigkeit keinen eigenen Operationsraum hat, erscheint absurd. Daß der Kindergärtnerin kein Raum zur Verfügung steht, spricht für die Nichtachtung des kindlichen Spiels seitens der Erwachsenen. Gerade im Umgang mit dem kranken Kind sollten wir uns der menschlichen Grundhaltung des »homo ludens« *(Huizinga)* wieder erinnern!

3. Der Sozialarbeiter (Sozialpädagoge)

Ihm fallen im Bereich einer Kinderklinik, falls er nicht als Erzieher eingesetzt ist, wesentliche familienfürsorgerische Aufgaben zu, die sich aus den psychosozialen Konflikten des Kindes und seiner Familie ergeben.

Wo immer mißhandelte Kinder wegen ihrer körperlichen Gefährdung, aber auch zur Abklärung der Diagnose – dem im Röntgenbild nachzuweisenden battered child Syndrome des mißhandelten Kindes – aufgenommen werden, kommen auf den Sozialarbeiter, auch im Hinblick auf gutachterliche Äußerungen vor Gericht, wichtige sozialfürsorgerische Aufgaben zu. Sie dienen auch der weiteren Placierung des Kindes in einem Heim, oder Rückgabe an die Eltern, falls die Nachbetreuung bei ihnen gesichert erscheint (siehe Seite 38).

Die mißhandelten Kinder sind nur ein Teil der Sozialwaisen, d.h. der von ihren Familien vernachlässigten oder familienlosen Kinder, die meist aus unterprivilegierten Schichten stammen. Bei ihnen sind, über den Zustand des Krankseins hinaus, Resozialisierungsmaßnahmen dringend erforderlich.

Auch die selbstmordgefährdeten Kinder und Jugendlichen, die zunächst in Krisenintervention im Krankenhaus aufgenommen wurden, benötigen zu ihrer psychischen Stabilisierung einer psychosozialen Hilfestellung, die in den Händen des erfahrenen Sozialarbeiters liegt. Er hat die Lebenssituation des Selbstmordgefährdeten abzuklären und zu entscheiden, wieweit eine Rückführung in das Milieu, aus dem heraus es zur Selbstmordhandlung kam, zu verantworten ist, oder ob andere Maßnahmen der Rehabilitation einschließlich der Psychotherapie zu treffen sind (siehe Seite 143).

Das Ausmaß der derzeitigen Belegung der Kinderkliniken mit Ausländerkindern (siehe Seite 145) weist auf einen weiteren Aufgabenbereich des Sozialarbeiters hin, wenn es um die Sicherung der familiären Nachbetreuung dieser Kinder nach der Klinikentlassung geht.

Die Zahl der Sozialarbeiter, welche in diesem Sinne in Kinderkliniken eingesetzt sind, ist noch gering. Bisweilen steht der Kinderklinik im Bedarfsfall nur ein im Gesamtklinikum angestellter Sozialarbeiter zur Verfügung. Wenn dieser allerdings z. B. einen Bettenbereich von 560 Patienten – Erwachsene und Kinder mit ihren Familien – zu betreuen hat, erscheint eine Hilfeleistung im Einzelfall irreal.

4. Der klinische Psychologe

Dem klinischen Psychologen kommen auf der Kinderstation, zumal in Universitätskliniken und Akademischen Krankenhäusern, zunächst psychodiagnostische Aufgaben zu, die zur Abklärung von Krankheitsbildern beitragen. Bei einer noch weitgehend mangelnden Ausbildung des Psychologen zum Kinderpsychotherapeuten bzw. der Beschränkung auf verhaltens- und gesprächstherapeutische Techniken, wird er erst im Laufe einer längeren klinischen Tätigkeit unter fachlicher Anleitung (Supervision) eines erfahrenen Kinderpsychotherapeuten in diesen verantwortungsvollen therapeutischen Aufgabenbereich hineinwachsen, zu dem auch die beratenden Elterngespräche gehören.

Dies gilt besonders für die Stationen mit chronisch kranken und krebs-/leukämiekranken Kindern. Es ist daher dem in einer Kinderklinik tätigen Psychologen zu einer psychotherapeutischen Zusatzausbildung zu raten.

Laut unserer Umfrage waren an 19 der 70 Kinderkliniken Nordrhein-Westfalens Psychologen angestellt. Nur einer von ihnen war als erfahrener Kinderpsychotherapeut auf einer psychosomatischen Station tätig.

5. Der Heilpädagoge in der Kinderklinik

Der klinische Heilpädagoge verkörpert in der Bundesrepublik Deutschland ein neues Berufsbild, das *Neuhaus* mit dem Begriff des außerschulischen Heilpädagogen definiert hat. Dem entspricht in den USA der child life worker *(Emma Plank)* sowie in den Niederlanden die observatrice* *(Veeneklaas)*.

Alle sind sich darüber einig, daß der Heilpädagoge in seinem Einsatz beim schwerkranken und chronisch kranken Kind, sowie auf der Intensivstation und im Umgang mit den Familien dieser Kinder, über grundlegende Kenntnisse in der Tiefenpsychologie verfügen sollte, wie es die Falldarstellungen aus den Arbeiten *Emma Planks* bestätigen.

Im Zentrum der Arbeit des Heilpädagogen steht die nicht-direktive, nicht-deutende Kinderspieltherapie *(Zulliger)*, die es dem Kind ermöglicht, innere Konflikte kathartisch abzureagieren und dadurch innere Spannungszustände zu lösen. Schlüsselsituationen aus der vorangegangenen Psychodiagnostik können im Verein mit den Ergebnissen der Biographischen Anamnese hierfür Hinweise vermitteln.

Obwohl seit Jahren an der Katholischen Fachhochschule in Köln unter *Neuhaus* klinische Heilpädagogen mit dem spezifischen Auftrag der Behandlung kranker Kinder ausgebildet werden, gibt es laut unserer Umfrage unter den 70 Kinderkliniken von Nordrhein-Westfalen nur 6 Kliniken, die eine Heilpädagogin angestellt haben (71).

6. Die Beschäftigungstherapeutin

Es ist dies ein Berufszweig, der sich speziell mit der Beschäftigung des Kranken – Malen, Basteln und Werken – abgibt, weswegen dieser Bereich auch Ergotherapie benannt ist. Diese Aufgaben werden in der Kinderklinik weitgehend von der Erzieherin (Kindergärtnerin) übernommen. Sie spielen in der Kinderpsychotherapie eine wichtige Rolle.

Gerade für die Beschäftigungstherapeutin gilt, daß sie über tiefenpsychologische Kenntnisse in bezug auf Reifung und Entwicklung des

* Die observatrice führt inzwischen die Bezeichnung »Klinische Heilpädagogin«.

Kindes wie auch seiner Familie verfügen soll, um die Möglichkeiten, aber auch Grenzen des sinnvollen Einsatzes einer Beschäftigungstherapie des kranken Kindes zu erkennen. Nicht jedes kranke Kind ist zu jeder Zeit zu dieser Form psychotherapeutischer Zuwendung, aber auch Forderung, bereit und in der Lage.

Für alle bisher genannten Berufe, wie Kindergärtnerin, Heilpädagogin und Beschäftigungstherapeutin gilt, wie schon erwähnt, daß sie selbstverständlich auch von männlichen Helfern des Arztes ausgeübt werden können und sollten. Dies ist gerade in einer Kinderklinik zum Ausgleich der durch die Anwesenheit der Mütter ausgesprochen weiblichen Pflegeatmosphäre von erzieherischer Bedeutung. Erscheinen doch auf keinem beruflichen Sektor tradierte Rollenklischees und Vorurteile so fixiert, wie bei diesen Berufsbildern in einer Kinderklinik!

7. Der Kinderpsychotherapeut

Der für die Tätigkeit im Kinderkrankenhaus geeignete Mitarbeiter des Arztes ist der analytische Kinder- und Jugendlichen-Psychotherapeut (vormals Psychagoge) auf Grund seiner tiefenpsychologischen Ausbildung (8, 33).

Kinderärzte, die über eine psychoanalytische Ausbildung verfügen, sind relativ selten. Sie übernehmen dann meist leitende Funktionen, z.B. auf einer psychosomatischen Abteilung. Ähnliches gilt für den Kinder- und Jugendpsychiater mit psychotherapeutischer Zusatzausbildung, d.h. dem von den Ärztekammern verliehenen Zusatztitel »Psychotherapie«.

Für die direkte psychotherapeutische Arbeit mit dem Kind aber eignet sich eher der analytische Kindertherapeut im Team der Mitarbeiter auf der Kinderstation, mit seiner im wesentlichen an der Spieltherapie orientierten Tätigkeit.

Bei hierarchischer Struktur der Klinik und dadurch bedingter dirigistischer Aufgaben, kann der Arzt in leitender Funktion, z.B. als Stationsarzt, in Rollenkonflikte geraten. So fallen ihm auf der Station eher gruppendynamische, therapeutische Aufgaben in Zusammenarbeit mit Schwestern und Eltern zu, sowie Beratungen derselben. Hinzukommen für den leitenden Psychotherapeuten die psychotherapeutische Ausbildung und Fortbildung seiner Mitarbeiter. Die wichtige Gruppenarbeit aller Mitarbeiter und Eltern auf den Stationen krebskranker Kinder (157) wurde schon erwähnt (siehe Seite 101).

Neben dem analytischen Kinderpsychotherapeuten können klinische Psychologen wie Heilpädagogen mit Zusatzausbildung verantwortungsvolle psychotherapeutische Aufgaben in der Arbeit mit kranken Kindern übernehmen. Für sie ist die Supervision ihrer Arbeit durch einen erfahrenen Kinderpsychotherapeuten unerläßlich.

Die Notwendigkeit einer psychoanalytischen Ausbildung ist am Beispiel psychosomatischer Erkrankungen im Kindes- und Jugendalter zu erkennen, wenn es um mehr geht als lediglich eine symptomenorientierte Behandlung. Bei der ständigen Anwesenheit von Eltern auf der Krankenstation ist auch an familientherapeutische Maßnahmen zu denken (*Steffen,* 341).

Da Spieltherapie nicht nur am Bett chronisch kranker Kinder durchgeführt wird, sondern nach Möglichkeit auch andere bettlägerige Kinder in die gruppentherapeutischen Prozesse miteinbezogen werden sollen, müssen für die Arbeit der Kindertherapeuten auch entsprechende räumliche Voraussetzungen geschaffen werden; eine psychologische Beratung des Architekten ist daher bei Neuplanungen von Kinderkliniken eine Notwendigkeit.

Für die Arbeit des Kinderpsychotherapeuten ist, ähnlich wie bei der Kindergärtnerin und der Heilpädagogin, die Anschaffung und laufende Ergänzung von Spiel- und Beschäftigungsmaterial erforderlich. Dieses hat den gleichen Stellenwert wie das Operationsbesteck des Chirurgen. Es darf keinesfalls lediglich von der Spendenfreudigkeit von Wohlfahrtsorganisationen abhängig sein. Daß noch 1979 dem Leiter einer Kinderklinik von der Verwaltung der Krankenanstalten, und bestätigt vom Ärztlichen Direktor, die Anschaffung von Spiel- und Beschäftigungsmaterial verweigert wurde, weil dies nicht den hygienischen Anforderungen genüge, gehört wohl zu den medizinhistorischen Kuriositäten einer Entwicklung.

8. Die Krankengymnastin (Heilgymnastin)

Der Krankengymnastin fallen wichtige psychotherapeutische Aufgaben zu, wenn in der Kinderklinik die bisher aufgeführten psychotherapeutisch tätigen Mitarbeiter im Stellenplan nicht vorgesehen sind. In ihrer Tätigkeit, zumal im Körperkontakt, welchen das Kind im Krankenhaus infolge der Abwesenheit der Mutter als erster und nächster Liebesbezugsperson entbehren muß, übernimmt die Krankengymnastin deren wichtige Funktionen beim Kind. Auf die Bedeutung des sogenannten Massagegesprächs bei der Bindegewebsmassage von Asthmakindern wurde von uns an anderer Stelle hingewiesen (30).

Welche Bedeutung krankengymnastische Maßnahmen bei psychosomatischen Erkrankungen erhalten, hat *Curtius* am Beispiel der Colitis ulcerosa gezeigt, bei welcher der Krankengymnastin als drittem Partner und Bundesgenossen im Team von Arzt und Krankem eine wichtige Rolle zufällt.

Für das chronisch kranke, behinderte Kind ist die Krankengymnastik eine unentbehrliche therapeutische Maßnahme seiner Rehabilitation. Der Zuspruch der Krankengymnastin hilft dem Kind, zur Überwindung seines Leids, seiner Behinderung seelische Abwehrkräfte zu entwickeln. Die Helferin muß aber auch jederzeit die Grenzen des Möglichen erkennen, damit nicht in falschem Leistungsehrgeiz ihre Forderungen zu Überforderungen des noch geschwächten Kindes werden.

Wo die Krankengymnastik zur Heilgymnastik wird, und damit den ganzen Menschen als Einheit erfaßt, weiten sich ihre Aufgabenbereiche. Die Bedeutung der Eurythmie im Rahmen der antroposophischen Heilpädagogik und Medizin und ihre psychotherapeutischen Erfolge sind bekannt.

Heilgymnastik als Bewegungserziehung bzw. psychomotorische Therapie *(Frostig, Kiphard)* spielt besonders in der Behandlung psychomotorischer Entwicklungsstörungen, die oft zu Unrecht einer frühkindlichen Hirnschädigung angelastet werden, eine Rolle.

Auch die Funktionelle Entspannung *(Fuchs)* ist zur Heilgymnastik zu rechnen. Sie hat sich als »psychosomatische Selbstregulation« *(Rosa und Rosa-Wolff)* bei psychosomatischen Störungen von Kindern bewährt, indem sie auch im Zusammenspiel von Mutter und Kind erlernt und angewandt werden kann. Über Erfolge in der Asthmabehandlung mit der Funktionellen Entspannung hat *Marianne Fuchs,* über Behandlungen von sprachgestörten Kindern *Gabriele Elschenbroich* berichtet.

Alle genannten Verfahren werden in der mehrdimensionalen Behandlung verhaltensgestörter, neurotischer und psychosomatisch erkrankter Kinder und Jugendlicher während der klinisch-stationären

Therapie auf psychosomatischen Spezialabteilungen und in kinder- und jugendpsychiatrischen Kliniken mit Erfolg angewandt.

9. Der Lehrer in der Kinderklinik

Jedes Kind hat ein Recht auf Beschulung. Das gilt auch für das kranke Kind, wenn es sich länger als vier Wochen in einem Krankenhaus befindet.

In Weiterführung des Auftrages *v. Czerneys* spricht *Julia Schwarzmann* generell vom Kinderkrankenhaus als einer »Stätte der Erziehung« (321). Auch *Asperger* betont die vielfältigen erzieherischen Aufgaben des Lehrers in der Kinderklinik über seinen speziellen Lehrauftrag hinaus (7), wie sie die Lehrerin *Haas* in ihrer heilpädagogischen Arbeit mit schwerkranken Kindern beispielhaft verwirklicht (164); stellt doch gerade das chronisch kranke Kind zusätzliche Ansprüche an seine Betreuung.

Wenn Kinder nur kurzfristig im Krankenhaus aufgenommen werden, sollte man allerdings den Krankenhausaufenthalt im Sinne einer »schöpferischen Pause« von schulischen Verpflichtungen freihalten, damit sich das Kind unter anderem therapeutisch genutzten Spielen zuwenden kann. Eltern, die schon am zweiten Tag mit dem Schulranzen des Kindes in der Klinik erscheinen und auf seine Beschulung drängen, wecken den Verdacht eines allzu leistungsbezogenen Elternhauses. Hier sollte ein biographisch orientiertes Gespräch abklärend dazu beitragen, wie weit Versagen und Krankheit eventuell mit einem ungebührlichen Leistungsdruck seitens des Elternhauses zusammenhängen.

Ein sechsjähriger Junge erkrankte kurz vor der Einschulung an einer septischen Angina, von der er sich nicht recht erholte. Er wurde dennoch eingeschult, bald darauf aber für mehrere Wochen verschickt. Die Trennung von der Mutter verhinderte einen Kurerfolg. In die Schulklasse zurückgekehrt, fand er nicht mehr den rechten Anschluß, verblieb aber weiter in der Klasse, bei angeblich guten Schulleistungen. Dies bewog die Eltern, nach vier Jahren auf seinen Übergang auf die Oberschule zu drängen, wo er schließlich endgültig versagte, ohne daß ihm und den Eltern notwendiger psychotherapeutischer Rat und Hilfe zuteil wurde. Die Not des Kindes wurde erst offenbar, als man in seinem Schulheft die Skizze eines Grabsteines entdeckte, mit seinen Initialen und der Inschrift: »Hier starb H. G. an der Scheißschule.«

Wenn chronisch kranke Kinder über längere Zeit im Krankenhaus oder Sanatorium zubringen müssen, ist ein geregelter Schulunterricht unerläßlich, um einer Pseudodebilität als Hospitalismuserscheinung vorzubeugen. Aus diesem Grunde unterhalten größere Sanatorien, wie die Asthmakliniken in Wangen *(Brügger)* und Norderney *(Menger)* Schulen, auf denen die kranken Kinder auch den staatlich anerkannten Oberschulabschluß erreichen.

Die Förderung der geistigen Entwicklung und der dadurch ermöglichte regelmäßige Schulbesuch chronisch nierenkranker Kinder sind nicht nur sehr wichtige Rehabilitationsmaßnahmen, sie führen auch zu besseren Erfolgen der Heimdialyse *(Pistor)*.

Michael und Renate Hertl haben auf die Notwendigkeit und Möglichkeiten der Beschulung kranker und behinderter Kinder hingewiesen. So sehr eine Integration der behinderten Kinder in der Gemeinschaft Gesunder anzustreben ist, sind dem doch bei einer unerläßlichen Apparateversorgung (Rollstuhl u.a. Hilfsmittel, z.B. bei fortschreitender Muskeldystrophie) im normalen Schulbetrieb, zumal bei hoher Klassenfrequenz, Grenzen gesetzt. Zwangsläufig geraten sie bald in die Omega-Position, die Sündenbockrolle der Klassengemeinschaft. Die Schule für Körperbehinderte erweist sich für sie, auch in der Identifizierung und Stärkung im gemeinsamen Leid und dessen Überwindung, aus psychohygienischen Gründen als der für diese auch psychisch gefährdeten Kinder geeignete Schonraum. In ihm sind sie eher normaler, ichstärkender Leistungen fähig.

Wenn auch die schulische Situation in den Kinderkliniken weitaus besser als die heilpädagogische ist (88), mangelt es dennoch an vielen Kinderkliniken noch an Lehrerplanstellen. Nur 24 der 70 Kinderkliniken Nordrhein-Westfalens verfügten über einen bzw. mehrere Lehrer, während an 19 weiteren Kliniken bei Bedarf ein Lehrer bei der zuständigen Schulbehörde angefordert werden konnte. Es erscheint allerdings als eine Notlösung, wenn sich hierfür ein pensionierter Lehrer freiwillig und ohne Entgelt zur Verfügung stellt. Über den derzeitigen Stand schulischer Betreuung von Kindern in Krankenhäusern informieren *Schust und Helwig*.

Der Unterricht am Krankenbett ist eine Notlösung für schwerstkranke Kinder. Gerade das Gruppengefühl vermittelt auch emotional wichtige Anregungen für das über lange Zeit bettlägerige Kind. So sollten die Schulräume so eingerichtet sein, daß jederzeit Betten bettlägeriger Kinder zum Unterricht hineingeschoben werden können.

Der Schulunterricht muß individuell gehandhabt werden (7), er kann sich nicht primär an Leistungsmaßstäben orientieren, d.h. ein Schulstreß darf im Milieu einer Kinderklinik nicht aufkommen. Allgemein steigert ein regelmäßiger Unterricht die Konzentrationsfähigkeit des kranken Kindes und fördert seine Rehabilitation (230a, 396).

10. Zivildienstleistende

Immer häufiger werden Zivildienstleistende (Wehrdienstverweigerer) auch in Kinderkliniken eingesetzt. Sie haben sich laut unserer Umfrage in der überwiegenden Mehrzahl bewährt, von einzelnen Fällen aufgetretener disziplinarischer Schwierigkeiten abgesehen. Allgemein wird ihre Einsatzbereitschaft von Ärzten und Schwestern bestätigt. Sie zeigen gutes Einfühlungsvermögen in die Situation der kranken Kinder, die nicht selten als jüngere Geschwister erlebt und entsprechend betreut werden. Zivildienstleistende konnten vereinzelt auch zu differenzierteren pflegerischen Tätigkeiten, z.B. auf der Frühgeborenenabteilung, herangezogen werden und selbstverantwortlich Aufgaben übernehmen.

Die Arbeit im Kinderkrankenhaus ist für diese jungen Menschen nicht selten entscheidend für ihre spätere, endgültige Berufswahl, vorwiegend in sozialen Bereichen.

Kooperation von Schwestern und Eltern auf der Kinderstation

Die Fülle neuer Aufgaben, welche beim Stand der derzeitigen psychohygienischen Reformen auf die Schwestern einer Kinderklinik zukommen, bringt zahlreiche neue Probleme mit sich, auf die zum Teil schon hingewiesen wurde.

Dies zu ermitteln war eine Aufgabe unseres Gutachtens über 140 Kinderkliniken in der Bundesrepublik Deutschland. Als besonders wertvoll haben sich persönliche Gespräche mit Ärzten und Schwestern erwiesen, die wir an den 70 Kinderkliniken Nordrhein-Westfalens führten.

Wie schon erwähnt, waren die meisten Schwestern der Meinung, daß die überwiegende Mehrzahl der Mütter – es wurden Zahlen bis zu 90% genannt – sich auf der Kinderstation kooperativ verhält und in

Grenzen auch in der Tätigkeit einer Hilfsschwester anzuleiten ist. Daß dies aber keinesfalls zu einem echten Ersatz der Schwester und – wie einzelne Krankenhausverwaltungen glauben – zur Einsparung von Kräften und Stellen führen kann, ist einleuchtend. Vielmehr werden die Schwestern durch die Mitarbeit der Mütter bei der Umsorgung ihrer kranken Kinder eher für wichtige Spezialaufgaben ihrer Schwesterntätigkeit freigegeben.

Auf die Mitarbeit der Mütter kann nach den bisherigen Erfahrungen nicht mehr verzichtet werden. 6 Mütter können ihre 6 Kinder in gewohnter Weise leichter mit Essen versorgen, als eine darin überforderte Schwester, die dann leicht einmal unter Androhung einer Sondenernährung die Geduld verliert.

Sogenannte schwierige Mütter belasten den Stationsablauf, nicht zuletzt durch ihr ständiges Fragen, zumal wenn sie mit den erhaltenen Auskünften Ärzte und Schwestern gegeneinander auszuspielen suchen. Dies muß notfalls im offenen Dreiergespräch abgeklärt werden, wobei sich die Schwester stets nach der Autorität des Arztes richten wird. Bei Eltern aus einfach strukturiertem Milieu ist es häufig mangelndes Verstehen, was den Arzt veranlassen sollte, Auskünfte über den Krankheitszustand des Kindes in klarer, allgemeinverständlicher Form zu geben. Dies fällt jüngeren Ärzten mit ihrem an der Universität geschulten wissenschaftlichen Denken häufig schwer. Die Gesprächsführung mit Eltern sollte generell geübt werden.

Unsere Frage, ob Ärzte und Schwestern in der Durchführung der psychohygienischen Reformen ein Generationenproblem sahen, indem die Älteren eher Schwierigkeiten hätten, sich umzustellen, wurde von der Mehrzahl, auch der Chefärzte, verneint. Daß es sich dagegen um einen Lernprozeß handelte, im Verlauf dessen die meisten ihr Verhalten änderten, indem sie letztlich die Reformen als notwendig und gewinnbringend für alle Beteiligten, besonders die Eltern und ihre kranken Kinder, ansahen, wurde von nahezu allen bejaht.

So manche geäußerten Klagen hingen mit lokalen Schwierigkeiten zusammen, wenn z.B. zwei der besuchten Kliniken sich noch in unzureichenden Kellergeschossen befanden.

Um Notstände auf der Kinderstation zu beheben, welche die Kooperation von Eltern und Schwestern hindern, erscheint ein ständiger Erfahrungsaustausch in regelmäßigen gemeinsamen Besprechungen aller Beteiligten von Wert.

Schönhals-Abrahamson und *Friedrich* und ihre Mitarbeiter haben in sorgfältigen Feldstudien an einem Kinderkrankenhaus die Probleme zu klären versucht, die bei der Zusammenarbeit von Schwestern und Müttern auf der Kinderstation auftauchen.

Friedrich sieht besonders in den zwei völlig unterschiedlichen sozialen Systemen – Familie und Krankenhaus – eine nur schwer optimal zu verwirklichende Zusammenarbeit von Mutter und Schwester auf der Station einer Kinderklinik unter dem Gesichtspunkt aller schon aufgeführten Argumente. Dennoch bestehen Chancen einer weiteren positiven Entwicklung, weil im Grunde die meisten Mütter guten Willens seien und es sich bei Kinderarzt und Kinderkrankenschwester um ausgesprochen kindzentrierte Berufe handele, mit einer Empathie für das kranke, leidende Kind (134).

Schönhals-Abrahamson weist auf die Notwendigkeit aufklärender Informationsschriften hin, welche mit Eintritt in das Krankenhaus die Mütter/Eltern über ihre Rechte, aber auch Pflichten, während ihres Aufenthaltes auf der Krankenstation unterrichten. Man muß aber gleichzeitig auch den Schwestern helfen, die mit den neuen Aufgaben entstandene eigene Rollenunsicherheit zu überwinden (317).

Notstände der klinisch-stationären Behandlung kranker Kinder

Diese betrafen ausnahmslos die Unterbringung von Kindern in Spezialkrankenhäusern bzw. -abteilungen, zumal wenn diese nicht kooperativ mit Kinderkliniken zusammenarbeiteten. Dies ergab unsere Umfrage an 164 weiteren Krankenhäusern in Nordrhein-Westfalen, insbesondere an Spezialkliniken für Hals-Nasen-Ohren-Krankheiten*, Augenkliniken, Hautkliniken, an chirurgischen und Unfallkliniken, sowie orthopädischen Kliniken bzw. -abteilungen. Von diesen haben insgesamt 52, d. h. etwa ein Drittel, geantwortet.

Eine weitere Untersuchung über Belegabteilungen für Kinder konnte wegen mangelnder Beantwortung nicht ausgewertet werden, einzelne dieser Abteilungen waren inzwischen geschlossen wor-

* Von den 64 angeschriebenen HNO-Kliniken hatten nur 12, d. h. 19% geantwortet.

den*. Auf den speziellen Notstand bzw. die aktuelle Notwendigkeit des Belegarztsystems mit Erhalt von Belegabteilungen, gerade in abgelegenen, ländlichen Gebieten, hat wiederholt *Palitzsch* hingewiesen.

Wo eine Kinderklinik für die Notaufnahme eines akut erkrankten Kindes nicht erreichbar ist, wird dieses zunächst in einem Allgemeinkrankenhaus aufgenommen. Wenn dieses über kein Kinderzimmer verfügt, wird das Kind zu Erwachsenen gelegt.

So mütterlich auch ältere Frauen sich eines kranken Kindes annehmen können, daß es sich auch im fremden Milieu geborgen fühlt, täuscht dies nicht über den Zustand einer Notlösung hinweg. Zwangsläufig ist das Kind dort – zumal in Abwesenheit seiner Mutter – Erfahrungen von Krankheit und Krankenhaus ausgesetzt, die es nicht verarbeiten kann.

Ein achtjähriges Mädchen wird wegen Nabelkoliken in einem Kreiskrankenhaus aufgenommen und kommt neben eine an Brustdrüsenkrebs operierte Frau zu liegen.
Ein 6jähriger Junge wird wegen Bettnässens aufgenommen. Er liegt neben einem an Blasenkrebs operierten alten Mann.

Kliman hat darauf hingewiesen, welche nachhaltigen Folgen derartige Erlebnisse in den Phantasievorstellungen des Kindes mit seinen Identifizierungen haben.

Laut unserer Umfrage hatte die überwiegende Mehrzahl der Kinderkliniker negative Erfahrungen mit der Versorgung von Kindern auf den Stationen von Spezialkliniken gemacht, wenn sie im Areal allgemeiner Krankenanstalten zur konsiliarischen Beratung hinzugezogen wurden.

Es erweist sich das von allen Kinderklinikern befürwortete »Modell Schlossmann« als die Methode der Wahl, wie es beispielhaft im »Haus für kranke Kinder« im Marienhospital in Gelsenkirchen *(Witte)* verwirklicht ist: Die Kinder sind mit ihren Müttern in einem zentralen Bau für Kinder untergebracht. Sie werden dort von den Fachspezialisten zur Untersuchung aufgesucht, oder zu ambulanter Betreuung in die Fachabteilungen gebracht.

* Von den 32 angeschriebenen Kliniken mit vermuteten Belegabteilungen antworteten nur 8.

Der Kinderarzt als Psychotherapeut

Das Bild der kinderärztlichen Praxis ist im Wandel begriffen. Schon 1962 ergab unsere Umfrage, daß der Kinderarzt davon überzeugt ist, daß ein Drittel der zu ihm gebrachten Kinder an psychischen Störungen leidet bzw. entsprechenden psychologischen Rat und psychotherapeutische Behandlung benötigt (23).

Es fehlt dem Kinderarzt aber das entsprechende fachliche Rüstzeug, was als ein Versäumnis der medizinischen Ausbildung den Universitäten anzulasten ist. Bis vor zehn Jahren gab es nicht eine einzige Pflichtvorlesung in Psychologie für den Medizinstudenten. Die neue Approbationsordnung der Siebziger Jahre sieht zwar für das Medizinstudium Fächer wie Psychologie, Medizin-Soziologie, Psychosomatische Medizin und Psychotherapie vor, doch mangelt es an Dozenten, welche diesen Wissensstoff vermitteln. Nur an wenigen Universitäten gibt es einen Lehrstuhl für Psychotherapie.

So bleibt als Übergangslösung, gewissermaßen als Selbsthilfe, daß sich der interessierte und engagierte Arzt selbst um eine Fort- und Weiterbildung auf diesem Gebiet bemüht.

Spezielle Fortbildungsveranstaltungen wie z. B. die seit mehr als 30 Jahren stattfindenden Lindauer Psychotherapiewochen, sind bekannt, ähnliche sind seither in Freudenstadt, Lübeck und Aachen hinzugekommen.

Speziell dem Kinderarzt wurden auf den Fortbildungswochen der Osterseminare in Brixen immer wieder im Rahmen des Programms psychologische und psychotherapeutische Vorlesungen und Seminare angeboten.

Hieraus entwickelte sich seit 1977 ein eigenständiges Fort- und Weiterbildungsprogramm für die Psychotherapie von Kindern und Jugendlichen, das, ausgehend vom Institut für Psychohygiene – Heinrich Meng Institut – des Erftkreises in Brühl bei Köln, unter dem Namen »Brühler Modell« zu einer festen Weiterbildungseinrichtung geworden ist. Mit Kursen und Seminaren werden in Psychotherapielehrgängen über die Dauer von drei Jahren all jene Bedingungen erfüllt, die vom Deutschen Ärztetag für die von den Ärztekammern vorgenommene Verleihung des Zusatztitels »Psychotherapie« empfohlen sind. Eine »Akademie für Psychotherapie von Kindern und Jugendlichen« bildet den institutionellen Rahmen für diese Veranstaltungen. Zweck dieser Fort- und Weiterbildung ist es, dem in Praxis und Klinik mit Kindern und Jugendlichen arbeitenden Arzt jenes Wissen zu vermitteln, das ihn zur sogenannten Kleinen Psychotherapie in der täglichen Praxis, im Sinne der »Psychologisierung des Arztens« *(J. H. Schultz)* befähigt, eine Tätigkeit, die auch eine entsprechende Anerkennung durch die Ärztekammern erfahren hat.

Sie wird sich im wesentlichen auf eine Kurztherapie mit pragmatischen Therapieverfahren – Autogenes Training, Funktionelle Entspannung, Katathymes Bilderleben, Schreibbewegungstherapie – aber auch verhaltenstherapeutische Maßnahmen beschränken, sowie die Techniken des Erst-Interviews bzw. der Erhebung der Biographischen Anamnese und der Gesprächsführung mit den Eltern der erkrankten oder verhaltensgestörten Kinder und Jugendlichen beinhalten.

Hierzu kommen zur diagnostischen Abklärung verschiedene Verfahren der Psychodiagnostik, beim Kind spezielle projektive Spiel-, Zeichen- und Erzähltests sowie zur Abklärung der schulischen u. a. Reife Entwicklungs- und Intelligenztests usw.

Die psychotherapeutische Zusatzausbildung soll den Kinderarzt aber auch in die Lage versetzen, differential-diagnostische Entscheidungen zu treffen, um in schwieriger gelagerten Fällen psychoneurotische Patienten an die entsprechenden Fachinstitutionen wie Beratungsstellen, psychosomatische Stationen bzw. kinder- und jugendpsychiatrische Abteilungen weiterzuleiten.

Diese Tätigkeit hat, auch bei Bestand des bisherigen Patientengutes der kinderärztlichen Praxis, eine erhebliche Umstrukturierung derselben zur Folge, indem sie die besonderen Bedürfnisse der psychotherapeutisch zu behandelnden Kinder berücksichtigt.

Es gilt gleichermaßen für die Behandlung des Jugendlichen, bei dem sich allerdings die Psychotherapie im wesentlichen auf das Gespräch, einzeln oder in der Gruppe, beschränkt, wobei es in Krisenintervention darum geht, die psychosoziale Situation des Jugendlichen abzuklären.

1. Psychodiagnostik

Es haben sich uns in einer mehr als dreißigjährigen Praxis in der Erziehungsberatung, vorwiegend in den Kinderkliniken angegliederten Beratungsstellen, folgende psychologische Tests zur Diagnostik verhaltensgestörter, neurotischer und psychosomatisch erkrankter Kinder und Jugendlicher bewährt:

Projektive, d.h. das Unbewußte zur Übertragung anregende *Tests: Spieltests: Scenotest (v. Staabs),* seltener *Weltspiel (Lowenfeld),* möglichst in Skizze und Dia festgehalten).

Zeichentests: Der *Mensch-Zeichentest* nach *Machover (Abraham).* (Anleitung: *Das Kind soll auf einem ihm vorgelegten, gefalteten Blatt (im Din A-4 Querformat) auf die eine Seite einen Menschen zeichnen, und danach auf die andere Seite in Ergänzung einen zweiten Menschen, vom anderen Geschlecht als der zuerst gezeichnete).*

Es ist dies eine differenziertere Form des sogenannten Mann-Zeichentests *(Goodenough, Koppitz),* da er soziale Bezüge erkennen läßt, zumal wenn die Kinder noch eine Geschichte dazu erzählen.

Die verzauberte Familie (Kos-Biermann): (Anleitung: *Es kommt ein Zauberer und verzaubert eine Familie in das, was du willst. Und nun zeichne das!). Wenn das Kind in Tiere verzaubert, wird es gefragt, in welches Tier es selber am liebsten verzaubert werden möchte, und in welches gar nicht (Pigem-Test). Zuletzt läßt man das Kind noch eine Geschichte dazu erzählen.*

Der *Baum-Zeichentest (Koch, Avé-Lallemant),*

der *Wartegg-Zeichentest (Renner, Avé-Lallemant).*

Erzähltests: Der *Düss*-Fabeltest,
der *Thomas*-Erzählungstest.

Der *Satzergänzungstest.*

Der *Sohn (Tochter)-Erzählungstest (Ungricht):*

(Anleitung: *Der Sohn [Tochter] hielt die Hände auf dem Rücken und sah aus dem Fenster in die Nacht hinaus.) Kind oder Jugendlicher wird angeregt, die Geschichte in einer Niederschrift weiter zu erzählen. Dieser Text hat sich bei älteren Kindern und Jugendlichen bewährt, die häufig bereit sind, ein Lebensbekenntnis abzulegen.*

Der *Thematik Apperzeptionstest* (TAT) nach *Murray (Revers).*

Beliebt bei Kindern ist der *Schweinchen-Schwarzfuß-Test (Corman),* zu dessen Bildern die Kinder Geschichten phantasieren.

Seltener wird bei älteren Kindern und Jugendlichen der *Rorschach-Formdeutversuch (Loosli-Usteri),* eventuell in der Kurzfassung des *Z-(Zulliger)*-Tests angewandt.

Leistungstests: *Kramer-Intelligenztest,*
Hawik- bzw. Hawie-Test:
Verschiedene Schulreife- und Schulleistungstests
(Legasthenieüberprüfung u. a.).

Um Prüfungssituationen zu vermeiden, wird bei Kindern die Psychodiagnostik von Informationsgesprächen begleitet und, spielerisch geführt, meist mit einem Zeichentest eingeleitet. Der Scenotest wird etwas zurückgestellt, da er bei manchen Kindern mit seinem reichhaltigen Angebot von Spielpuppen, welche die Familie repräsentieren, angstauslösend wirken kann, wie dies auch Erfahrungen mit dem Scenotestspiel bei Schizophrenen ergeben haben (81).
Der Kontext zu den jeweiligen Tests wird festgehalten. Er kann, wie das begleitende Gespräch mit den Eltern, die erhobene Biographische Anamnese ergänzen.

Dem initialen Scenotest kommt im Sinne einer »Schlüsselsituation« oft eine besondere Bedeutung zu. Wiederholungsspielen gleichen Inhalts können im Wiederholungs- und Geständniszwang mit kathartischer Wirkung schon therapeutische Effekte innewohnen (36).

Im Laufe der Zeit entwickelt der Untersucher auf Grund bewährter Erfahrungen für seinen speziellen Gebrauch eine *»Test-Batterie« (Zulliger,* 386) aus einigen der angeführten Tests. Die Durchführung der ersten Testuntersuchung sollte zwei Stunden beim Kind nicht überschreiten, um Ermüdungserscheinungen und Unlustgefühle zu vermeiden. In der Reihenfolge der Tests ist daher für Abwechslung zu sorgen. Wo immer eine Lösung (Bild, Symbol) in verschiedenen Tests wieder auftaucht, erhält es dadurch eine vertiefte Bedeutung.

Die Psychodiagnostik läßt sich auch fraktioniert, in zwei Sitzungen durchführen, was z. B. für die Serie der TAT-Bilder gilt. Sie kann in der eingeleiteten Psychotherapie des Kindes fortgesetzt werden, durch deren Ergebnisse wird auch die Biographische Anamnese angereichert. Die Psychodiagnostik wird stets in Übereinstimmung mit derselben beurteilt, d. h. niemals eine »Blind-Diagnose« auf Grund eines isolierten Testergebnisses gestellt, so überzeugend dies auch erscheinen mag. Auch wenn die Familientherapie, mit einem diagnostischen Schwerpunkt im Erst-Gespräch (5, 345), die Test-Diagnostik vernachlässigt bzw. bewußt auf sie verzichtet, möchten wir sie gerade in einer kindzentrierten Untersuchung und Behandlung als Informationsquelle, aber auch als therapeutisches Instrument, nicht missen.

Hierzu ist auch das Schnörkelspiel *Winnicotts* (373, 309) (gemeinsames Zeichnen von Kind und Therapeut) zu rechnen.

Manchmal, z. B. bei mutistischen Kindern, stellt der Spiel- und Zeichentest die einzige Möglichkeit einer ersten therapeutischen Kontaktaufnahme dar.

Im Hinblick auf ein familienneurotisches Geschehen lassen sich die Partner des Kindes in die Psychodiagnostik einbeziehen. Geschwister wie Eltern werden zu den Zeichnungen der »Verzauberten Familie« aufgefordert, in sinnvoller Ergänzung der dargebotenen Familienpositionen (80). Eine offene Deutung der Ergebnisse gegenüber den Eltern sollte mit Vorsicht und Zurückhaltung, in Kenntnis der Einsicht, aber auch der gegebenen Belastungsfähigkeit der Familienmitglieder erfolgen.

2. Psychotherapeutische Verfahren – ihre verschiedenen Formen und Anwendungsmöglichkeiten beim Kind, Jugendlichen und deren Familie

Vielfältig sind die psychotherapeutischen Möglichkeiten, zumal beim Kind in dessen verschiedenen Entwicklungsphasen mit ihren unterschiedlichen Verhaltens- und Reaktionsweisen. Sie sind auch davon abhängig, ob eine ambulante oder klinisch-stationäre, eine kurz- oder längerfristige Behandlung einzurichten ist. Die Beteiligung des kindlichen Umfeldes an den therapeutischen Maßnahmen hängt wiederum von dessen Möglichkeiten und Bereitwilligkeit ab. Auch Eltern müssen vielleicht hierfür erst durch wiederholte Gespräche gewonnen werden. Gelegentlich wird die Notwendigkeit einer zusätzlichen/begleitenden Therapie eines oder beider Eltern bzw. der Gesamtfamilie erst im Verlauf der Behandlung des Kindes sichtbar.

Seitens des Therapeuten stellen sich Bedingungen hinsichtlich der Therapie durch Abhängigkeit von den personellen und institutionellen Voraussetzungen. Hierzu gehört auch das therapeutische Klima einer Klinik, ob Psychotherapie nur geduldet oder, bei Einsicht und Verständnis aller Beteiligten, dem Gesamttherapieplan der Klinik integriert ist.

Wo Psychotherapie durchgeführt wird, müssen die personellen Voraussetzungen geschaffen, d. h. im Stellenplan berücksichtigt sein. Der ärztliche Psychotherapeut und seine pschotherapeutisch tätigen, nichtärztlichen Mitarbeiter bilden das therapeutische Team einer psychosomatischen bzw. kinderpsychiatrischen Spezialstation oder -klinik. Für deren Leitung erscheint ein in der Kinderpsychotherapie ausgebildeter Arzt (Kinder- und Jugendpsychiater oder Kinderarzt mit Zusatzausbildung in Psychotherapie) unentbehrlich. Die Vielfalt der Verfahren richtet sich nach dem Angebot seitens der Mitarbeiter, d. h. sie kann einem Wechsel unterworfen sein. In echtem Teamgeist ist die Tätigkeit im Interesse der kranken Kinder für jedes Verfahren, von der analytischen Einzeltherapie bis zur Verhaltenstherapie, offen, Mehrdimensionale Diagnostik und Therapie darf aber nicht zu einem wahllosen Therapieangebot führen: Multum, non multa! Jede Therapie hat ihre strenge, durch Biographische Anamnese bzw. Erstgespräch und Psychodiagnostik im Team abgesprochene Indikation und sollte keinesfalls nur durch zur Zeit freie Therapieplätze bestimmt werden.

Die Psychotherapie von Kind und Jugendlichem muß bei aller Varianz der Methoden durch eine Linie bestimmt sein, die der leitende Psychotherapeut inne hat. Nach unserer Erfahrung sind eine tiefenpsychologisch orientierte Kinderpsychologie und -therapie mit Anerkennung des Unbewußten, der Bedeutung von Widerstand und Übertragung (Gegenübertragung) die Grundlagen eines jeden psychotherapeutischen Umganges mit dem verhaltensgestörten, neurotischen und psychosomatisch erkrankten Kind.

Wo sich die psychotherapeutisch tätigen Ärzte und ihre nichtärztlichen Mitarbeiter noch in Ausbildung befinden, sollte ihnen eine Supervision ihrer Behandlungen ermöglicht werden, während sich für die Gruppendynamik der Abteilung einschließlich der Schwestern die Selbsterfahrung, zumindest in Balintgruppen, als hilfreich erwiesen hat.

Bei aller Intensität psychotherapeutischer Angebote einer klinisch-stationären Psychotherapie darf das Kind in dieser Zeit nicht isoliert, wie unter einer abschirmenden Glocke behandelt werden, da es schließlich einmal in sein Familienmilieu zurückkehren muß.

So muß vom ersten Tag einer Klinikbehandlung alles darauf ausgerichtet sein, daß die Mitbeteiligten und Mitleidenden an der Störung des Kindes, auch in die ambulante oder stationär-klinische Behandlung desselben mit einbezogen sind. Am idealsten geschieht dies durch eine kontinuierlich begleitende Psychotherapie der Eltern (196) sowie die möglichst baldige regelmäßige Entlassung des Kindes an verlängerten Wochenenden in seine Familie.

Eine Mittelstellung zwischen ambulanter und klinisch-stationärer Psychotherapie nehmen die sogenannten Tageskliniken ein, wo die Kinder und Jugendlichen ständig wieder den Forderungen des Tages in den Familien mit ihren Problemen ausgesetzt sind.

Über die Verantwortung des Kinderpsychotherapeuten

Wer mit seelisch gestörten Kindern heilpädagogisch, psychotherapeutisch arbeitet, muß sich der Verantwortung bewußt sein, die er mit dieser Tätigkeit übernimmt. Ist doch das seelisch gestörte Kind in einem besonderen Maße hilflos und verletzlich, zumal im Zustand des Krankseins, als psychosomatischer Patient.

Die Abhängigkeit von seiner Mutter, in welcher sich das kranke Kind befindet, überträgt es während des Krankenhausaufenthaltes auf deren Vertreter, Schwester und Arzt, auch auf den Psychotherapeuten, in der engen Partnerbeziehung beider zueinander im therapeutischen Prozeß.

Guggenbühl hat auf die »Macht als Gefahr beim Helfer« hingewiesen, die Allmacht des Psychotherapeuten gegenüber der Ohnmacht des Patienten, des Kindes.

Andererseits hat *Schmidbauer* vom »Helfer-Syndrom«, den hilflosen Helfern, gesprochen. Es kommt für *Balint* in der »apostolischen Funktion des Arztes« mit zum Ausdruck, nämlich der Meinung, allen helfen zu müssen und auch zu können.

Empathie, das Sich-Einfühlen und Mitempfinden mit dem seelisch kranken Kind, ist eine Voraussetzung kindertherapeutischer Arbeit (31, 51). Bei unterschiedlichen Übertragungseinstellungen des Kind-Patienten bedarf es einer positiven Gegenübertragung zu ihm. Sie erfolgt auf dem Wege von Teil-Identifizierungen mit dem Schicksal des Kindes, indem dem Therapeuten die Eltern-Imagines bewußt werden (160). Sie können auf dem Wege der Empathie den therapeutischen Prozeß fördern.

Wenn eine anhaltende negative Gegenübertragung besteht, gilt es, deren Gründe abzuklären und notfalls die Behandlung des Kindes in andere Hände zu geben. Kein Therapeut kann mit jedem Kind arbeiten!

Wird bei Aggressionen und anderem das Arbeitsbündnis störenden Fehlverhalten des Kindes das Setzen von Grenzen notwendig, ist dies nicht als Strafmaßnahme anzusehen, zumal sich der Therapeut in strikter Einhaltung der Abstinenzregel jeglicher körperlicher Eingriffe beim Kind zu enthalten sucht. Körperliche Strafen im Sinne verhaltenstherapeutischer Konditionierungen – als sogenannte negative Verstärker – gehören nicht zum therapeutischen Repertoire des tiefenpsychologisch geschulten Kindertherapeuten. Sie kommen schon im Hinblick auf die Folgen in bezug auf Übertragung und Widerstand während der Behandlung, aber auch dadurch aufkommende Schuldgefühle und deren Verarbeitung, sowohl beim Therapeuten wie beim Kinde, nicht in Betracht.

Wenn Kinder auf »Mutter-Signale« dressiert werden, entstehen leere Verhaltensschablonen, die nicht mit menschlichen Inhalten gefüllt sind. Die Hilflosigkeit des Patienten ist in dieser therapeutischen Situation besonders auffällig, wenn es sich um behinderte und autistische Kinder handelt. Es macht betroffen, zu erfahren, daß gerade mit diesen Kindern das Prinzip Strafe in der Erziehung als verhaltenstherapeutische Maßnahme experimentell erprobt wurde, weil angeblich ihre destruktiven – autoaggresiven u. a. – Handlungen auf andere Weise nicht behandelt werden konnten (108). Doch gerade diese Kinder benötigen so dringend der liebevollen Zuwendung.

Verantwortungsbewußte Therapeuten lehnen verhaltenstherapeutische Maßnahmen bei autistischen Kindern grundsätzlich ab, weil diese, über eine einfache Dressur hinaus, keinen echten therapeutischen Kontakt unter diesen Bedingungen aufnehmen können und »Grausamkeit grundsätzlich, wie auch immer bemäntelt, keinen Platz in der Schulung autistischer – aber auch anderer – Kinder hat« *(O'Gorman)*.

Es wurde uns ein achtjähriger Junge mit den klinischen Zeichen der Kindesmißhandlung (battered child syndrome) vorgestellt, als Folge eines verhaltenstherapeutischen Trainings mit körperlichem Strafvollzug.

Erst mit einer langfristigen kinderpsychiatrischen Behandlung in einem antrhoposophischen Heim konnten die dadurch entstandenen zusätzlichen psychischen Schäden des Kindes beseitigt werden.

Die Wahrung der Abstinenzregel, d. h. der körperlichen u. a. Unantastbarkeit des Patienten gilt für alle Problemkinder. Viele von ihnen stammen aus einem geschädigten Milieu, in welchem körperliche Strafen zu den gewohnten Erziehungsmaßnahmen gehören und nicht selten rituell gehandhabt werden.

So ist der Appell des Psychohygienikers *Meng* mit dem Ideal einer straffreien Erziehung speziell an den Kinderpsychotherapeuten gerichtet.

Dem Verhaltenstherapeuten aber, der körperliche Strafen in seinen Maßnahmenkatalog einbaut, dürfte es schwerfallen, ein positives Übertragungs- und Gegenübertragungsverhältnis zwischen sich und dem Kind aufzubauen, das die Grundlage einer anzustrebenden Rehabilitation und Resozialisierung des gestörten, seelisch kranken Kindes ist. Wie auch das mißhandelte Kind wählt es in der Auseinandersetzung mit dem Therapeuten den Ausweg einer »Identifizierung mit dem Angreifer« (*Anna Freud,* 137) und festigt damit die negative Rolle desselben.

Werden Eltern als Co-Therapeuten eingesetzt, gelten für sie die gleichen Verhaltensregeln, d.h. niemals darf eine Therapieform von einer Mutter gewählt werden, welche vom Kind als Strafmaßnahme empfunden wird und damit die Liebesbeziehung zwischen Mutter und Kind unerträglich belastet. Das muß beide Parnter in zusätzliche Gewissenskonflikte bringen. Die Hilflosigkeit nimmt zu, je jünger und abhängiger das Kind von seiner – auch strafenden – Bezugsperson ist.

Das Wissen um diese Probleme und seine Verantwortung setzt für jeden, der mit Kindern heilpädagogisch, psychotherapeutisch zu tun hat, eine Selbstreflexion des eigenen Tuns voraus, die mit einer Eigenanalyse oder in der Selbsterfahrungsgruppe gewonnen wird. Wer mit gestörten Kindern psychotherapeutisch arbeitet, sollte nicht unter persönlichen ungelösten Kindheitskonflikten in der Auseinandersetzung mit seinen Eltern leiden, da diese sich zwangsläufig auf sein Verhältnis zum Kind als Partner übertragen. Aus diesem Grunde wird beim analytischen Kinder- und Jugendlichen-Psychotherapeuten, dem schwere kindliche Neurosen und Verhaltensstörungen zur Behandlung überwiesen werden, eine tiefenpsychologische Ausbildung mit Eigenanalyse vorausgesetzt (8).

Therapeutische Selbsthilfe des kranken Kindes

Zur Reifung und Entwicklung während des Krankseins gehört auch die Selbsthilfe des Kindes. Es beginnt damit, daß es sich aus der Abhängigkeit von Mutter und betreuender Schwester löst und sich im Autonomiestreben an notwendigen pflegerischen Maßnahmen aktiv beteiligt, statt alles passiv-regressiv mit sich geschehen zu lassen.

Früh lernt das zuckerkranke Kind, sich selber zu spritzen, aber auch verantwortungsbewußt die Kontrolle über sein Wohlbefinden in eigene Regie zu übernehmen und seiner besorgten Mutter die Angst hinsichtlich Krisensituationen wie Schock und Koma weitgehend zu mindern. Um das zu lernen, kann eine vorübergehende Mitaufnahme der Mutter im Krankenhaus oder Sanatorium indiziert sein.

Bei vielen psychosomatischen Krankheiten hat sich das Autogene Training, unabhängig von der Mutter erlernt und angewandt, als eine therapeutische Form der Selbsthilfe erwiesen und bewährt (46). Die Vorsatzformeln »Ich helfe mir selber«, »Ich schaffe es«, tragen wesentlich zur Ich-Stärkung als wichtigster Waffe bei jeder Krankheit bei. Die Bedeutung dieser dem älteren Kind und Jugendlichen vermittelten therapeutischen Techniken, wie des Autogenen Trainings, besteht – im Gegensatz zu der in Abhängigkeit passiv erfahrenen Hypnose – in der Selbsthilfe, dem Unabhängigwerden von den Bindungen an die Mutter, der es, zumal beim chronisch kranken Kind, schwerfällt, ihre beschützende Haltung und Rolle aufzugeben. Dies gilt für das Asthma bronchiale wie für zahlreiche andere psychosomatische Erkrankungen.

Ein 14jähriges Mädchen, das als Einzelkind sorgsam behütet in dörflichen Verhältnissen aufgewachsen war, erkrankte an einer Colitis ulcerosa. Die Mutter verfolgte jeden Schritt des kranken Kindes (»Klosett-Symbiose« nach *Melitta Sperling*). Schon vorher hatte die Mutter heimlich hinter dem Vorhang Ursel ständig beobachtet: Auch in der gegenüberliegenden Schule kontrollierte sie so das Verhalten ihres Kindes.

Jedes Mal kam es während der klinischen Behandlung zu einer schnellen Remission, aber auch jedes Mal im häuslichen Milieu zum Rückfall mit anhaltenden blutigen Durchfällen.

Nach dem dritten Klinikaufenthalt auf einer internistischen Station wurde Ursel zur Psychotherapie auf die Kinderklinik verlegt, wo sie ein erstes Mal eine fröhliche Gruppengemeinschaft von Alterskameraden erlebte, wovor die Mutter sie bisher sorgsam behütet hatte.

Ziel der Therapie war es, neben dem Erlernen des Autogenen Trainings zur Selbsthilfe, in begleitenden Elterngesprächen die Selbständigkeit des Mädchens zu erreichen. Auf einen ersten Vorschlag der Therapeutin, die Behandlung am Ort der Klinik durchzuführen, erklärte sich die Mutter sofort bereit, um des Kindes willen ihr Haus zu verkaufen und in die entfernte Großstadt zu ziehen, sah aber dann das Absurde ihres Vorschlages bald ein.

Ursel kam regelmäßig und bald alleine zur psychotherapeutischen Behandlung von dem 50 km entfernten Wohnort in die Stadt. Es wurden die Reifungs- und Ablösungsprobleme des noch nicht aufgeklärten Mädchens besprochen, zu Hause führte es regelmäßig das Autogene Training durch. Das Mädchen plante selbst seinen Beruf, den es später auch gegen die Meinung der Eltern durchsetzte. Seine weitere Entwicklung verlief ungestört, keine Rückfälle der Colitis ulcerosa.

Selbsthilfe ist auch das Rehabilitationsziel aller behinderten Kinder und Jugendlichen. Angeregt durch Heilpädagogen und Psychotherapeuten, zunächst im Umgang mit Material und gleichzeitiger Anregung des Schöpferischen, lernt der Behinderte, sich selbständig im Leben zu behaupten. Viele kindergelähmte und dysmele Jugendliche wirken durch ihr Verhalten vorbildlich (89, 195). Den schwierigen Schritt vom Krankenhaus in die Freiheit der Gemeinschaft draußen hat das Hilfswerk der »Pfennigparade« München mit seinen Einrichtungen schon so manchen kindergelähmten Jugendlichen beispielgebend ermöglicht (89).

Kranksein, Krankenhaus und Reifung des Kindes

So sehr Krankheit, insbesondere im chronischen Verlauf, ein Kind und seine Eltern belastet und bei mangelnder Förderung des Kindes während des Krankenhausaufenthaltes seine geistig-seelische Entwicklung hindern kann, so wohnen dem Prozeß des Krankseins wie dem Krankenhausaufenthalt doch auch positive, entwicklungsfördernde Tendenzen inne. Infektionskrankheiten führen bisweilen sichtlich zu Reifungs- und Entwicklungsschüben des Kindes. *Müller-Eckhard* hat auf den auffälligen Persönlichkeitswandel hingewiesen, den Kinder nach Überstehen einer Kinderkrankheit, besonders nach Scharlach zeigten, wo dies symbolisch mit dem Vorgang der Häutung verbunden ist. Diese natürlichen Reifungsvorgänge erhalten allerdings unter den Fortschritten der Schutzimpfungen einen anderen Aspekt.

Die innere Auseinandersetzung mit der Krankheit und ihren Folgen läßt Kinder und Jugendliche reifer werden, bewußter handeln, neue Aufgaben erkennen und bewältigen. Schwerkranke, sterbende Kinder zeigen häufig eine bemerkenswert frühreife Einsicht in ihren Zustand *(Bennholdt-Thomsen, Raimbault)*, was eine entsprechende Würdigung seitens der Betreuer, Ärzte und Schwestern verlangt, aber auch der Eltern, zumal besorgte Mütter instinktiv eher zu regressiv beschützenden Haltungen neigen, um ihre gefährdeten Kinder vor jeglichen Belastungen zu bewahren.

Der natürliche Umgang mit dem Körperlichen ermöglicht bei der Pflege des Kindes im Krankenhaus zwanglos die Lösung sexueller Aufklärungsprobleme, wozu Schwestern und Heilpädagogen geschickt und unauffällig beitragen können. Bisweilen geschieht dies auch ohne ihr Zutun, wenn die Kinder unter sich sind.

Eine Nachtschwester berichtete von Geburtsspielen kleiner Mädchen im abendlich abgedunkelten Kinderzimmer, mit allen demonstrativen und akustischen Begleiterscheinungen, was von ihr belustigt registriert wurde.

Auch in Zeiten einer natürlichen sexuellen Aufklärung durch die Schulen bleiben für einzelne Kinder Fragen der sexuellen Reifung ungelöst bzw. in einer Abwehrhaltung verdrängt. Dies kann zu psychosomatischen Störungen führen. Wenn infolge der Reifungsverfrühung (Acceleration) schon neunjährige Mädchen die erste Regelblutung erleben, ist eine rechtzeitige Aufklärung der Kinder um so wichtiger. Erfahrungsgemäß sind manche Mütter hierzu nicht in der Lage, wobei die Symptomtradition der eigenen Vernachlässigung auf diesem Gebiet eine Rolle spielt. Wo immer Eltern durch eine überlieferte, strenge Erziehung hemmend wirken, sollten sie in die aufklärenden psychotherapeutischen Maßnahmen im Sinne einer Simultanbehandlung einbezogen werden.

Als Sozialisationsfaktor erfüllt das Kinderkrankenhaus wichtige Aufgaben. Viele Kinder erleben in der Kinderklinik zum ersten Mal natürliche Kontakte zu anderen Kindern. Sie machen während des Krankenhausaufenthaltes vielseitige psychosoziale Erfahrungen, was Eltern mit der Entlassung ihrer Kinder feststellen und bestätigen. Das gilt besonders für vernachlässigte Kinder aus unterprivilegierten Schichten, die »Sozialwaisen«, wenn sie im Krankenhaus eine bislang entbehrte Zuwendung erleben.

Ältere Kinder und Jugendliche denken später oft gerne an den Krankenhausaufenthalt und die damit verbundenen Gruppenerlebnisse zurück, von denen sie in langen abendlichen Telefongesprächen mit ihren Eltern – falls diese sie nicht besuchen konnten – berichtet hatten*.

Während des Krankenhausaufenthaltes entwickeln sich echte Freundschaften, die über die Entlassung hinaus anhalten. Dies gilt besonders für chronisch kranke Kinder, für welche die anderen im Erfahren gemeinsamen Leidens langfristig zu Lebensgefährten werden können. Chronisch kranke Kinder behalten auch über lange Zeit noch Kontakt zu den Schwestern, die sie betreut haben.

Symbiotische Kinder aber lernen es, sich während des Krankenhausaufenthaltes von ihrer Mutter zu distanzieren und im Selbständig-

* Mit Unterstützung der Bundespost hatte eine Kinderklinik auf dem Gang der Station ein öffentliches Telefon aufstellen lassen, das sich allgemeiner Beliebtheit bei den kleinen Patienten erfreute.

werden wichtige Schritte ihrer Persönlichkeitsentwicklung nachzuvollziehen. Soweit bei älteren Kindern noch eine pathogene symbiotische Bindung an die Mutter besteht, sollte die Besuchsregelung im Sinne einer Einschränkung derselben individuell gehandhabt werden, um dem Kinde auf diese Weise die Ablösung von seiner Mutter zu erleichtern. Dies gilt speziell für psychosomatisch erkrankte Kinder und Jugendliche und ihre Familien.

Es erscheint wenig sinnvoll, durch die Mitaufnahme der Mutter eines Einzelkindes dessen symbiotische Beziehung noch mehr zu festigen, wenn nicht eine dringliche Indikation zur ständigen Anwesenheit der Mutter im Krankenhaus besteht (siehe Seite 89).

Die Tatsache, daß allein schon durch eine Klinikaufnahme und die damit verbundene Trennung von der Mutter Symptome beim Kind verschwinden, sollte therapeutisch genutzt werden, indem die Mutter in die therapeutischen Maßnahmen miteinbezogen wird, und zwar durch eine parallellaufende ambulante Behandlung der Mutter.

Anstelle eines Nachwortes:

Kinder der Zukunft und ihr Krankenhaus

Das »Jahr des Kindes – 1979« hat, wie alle derartigen programmatischen Unternehmen, mit nur bedingtem Erfolg auf bestehende Mißstände in der Verwirklichung der »Rechte des Kindes« hingewiesen.

Kinder haben in unserer Zeit größere Probleme während ihrer Entwicklung zu bewältigen als in allen Generationen zuvor, in denen Kinder noch in der Tradition der Familie wurzelten und bei ihren Eltern als relativ beständigen Leitbildern Orientierung und Rückhalt fanden. In der Wohlstandsgesellschaft von heute ist dies infolge eigensüchtigen Denkens und Handelns des einzelnen bis hin zur Unterhöhlung und Zerfall der Familien nicht mehr gegeben. Der aus einer mißverstandenen Familienplanung resultierende Bevölkerungsschwund bringt das vereinzelte Kind in seinem zur Kernfamilie geschrumpften Daseinsraum in psychosoziale Konflikte, welche sein Aufwachsen, aber auch seine immer noch unentbehrliche Erziehung erschweren. Wenn es auch noch nicht dazu gekommen ist, daß, wie in anderen Zivilisationsländern, für jeden Erwachsenen ein Psychiater gefordert wird, um mit seinen Lebensproblemen fertig zu werden, zeigen doch die endlos langen Wartelisten und -fristen der Beratungsstellen für seelisch gestörte Kinder, Jugendliche und deren Eltern einen Notstand dahingehend auf, daß die Zahl der Beratungsstellen zwar zunimmt, aber immer noch nicht ausreicht. Der immer dringlicher werdende Ruf nach einer Familientherapie – so unverstanden für viele er auch ist – zeigt, worum es sich eigentlich handelt: daß man nämlich noch immer in der Rettung der Familie das Heil des Kindes erblickt.

Die Familie bleibt ein getreues Abbild der Gesellschaft, als deren intimste Zelle. Wenn in unserer Zeit über die Zunahme aggressiver Verhaltensweisen schon bei den Jüngsten geklagt wird, darf nicht übersehen werden, daß das mittelbare und unmittelbare Erfahren und Miterleben von Gewalt zum täglichen Brot auch für die Kinder geworden ist, wovon der Alltag der Massenmedien zur Genüge Zeugnis ablegt.

Wo aber das noch hilflose Kind, eventuell in einer – symbolischen – Identifizierung mit dem Angreifer, nicht reaktiv zu einer Gegenaggression bereit und fähig ist, wählt es heute mehr als früher den Weg des Schwächeren, die Flucht in die Krankheit, entsprechend vorgegebenen und bewährten Verhaltensschemata. Hierfür liefert die Symptomtradition in gestörten Familien reichlich Beispiele; psychosomatische Störungen sind offensichtlich, zumindest in Zivilisationsländern, auch bei Kindern und Jugendlichen in Zunahme begriffen.

Der von dem Kinderarzt *de Rudder* geprägte Begriff vom »Urbanisierungstrauma« scheint hierfür einleuchtend zu sein, wenn er umfassend auf alle psychosozialen Bereiche kindlicher Reifung und Entwicklung angewandt wird.

Wo aber weiter mit einer Dehumanisierung menschlicher Daseinsformen zu rechnen ist, im Robotertum einer totalen Computergesellschaft, in der nur noch als Daten zu speichernde menschliche Eigenschaften Bedeutung haben, wächst – im Moloch moderner Krankenhaus-Bettenburgen – ein Potential irrealer existentieller Ängste. So ist auch von den gepriesenen Modellen der Mayo-Kliniken, als Extreme eines mechanistischen Diagnosezentrums der Medizin, kaum ein endgültiges Heil für den hilfsbedürftigen Menschen zu erwarten, wenn der konsiliarisch hinzugezogene Psychiater und Psychotherapeut den gleichen Denkschemata unterworfen bleiben. Der unseres Erachtens unlösbare Versuch eines über die Grenzen hinaus allgemeingültigen

»datensicheren« Diagnoseschemas für seelische Konflikte von Kindern mag hierfür als Beispiel stehen.

So groß die wachsenden seelischen Nöte von Kindern und Jugendlichen sind, von denen der »Schulstreß« der Leistungsgesellschaft nur ein, wenn auch deutliches Symptom ist – und wer diesen Begriff als nicht existent wissenschaftlich zu leugnen sucht, dürfte immerhin die zeitweilig epidemisch zunehmenden Schülerselbstmorde nicht übersehen können –, so wenig ist die Gesellschaft bisher fähig, entsprechende psychohygienische und psychotherapeutische Hilfen zu geben. Das haben in den zurückliegenden Jahren die Ergebnisse der Psychiatrie-Enquête für den Bundestag (1975) in ihren mangelnden Auswirkungen, speziell in den Bereichen der Kinder- und Jugendpsychiatrie, nur zu deutlich gezeigt, wobei das ungelöste Drogenproblem der Jugendlichen nur eines von vielen ist.

20% unserer Kinder leiden an Verhaltensstörungen. Wenn in der Bundesrepublik Deutschland über 100000 Ehen geschieden sind – mit einer entsprechend höheren Zahl von Scheidungskindern (86) –, weist allein dies auf das Ausmaß seelisch heimatloser Kinder in unserem Lande hin. Psychische Störungen aber gehören als eine Art Überlebenstechnik zu ihren Abwehrmechanismen. Dabei weist die Symptomtradition auf die psychosomatisch erkrankte Familie hin.

Das psychosomatische Kind benötigt ärztlich-psychologische Hilfe seitens des Hausarztes in seiner Eigenschaft als Familienarzt, aber auch des Klinikarztes; beide sollten über das notwendige psychologische bzw. psychotherapeutische Rüstzeug verfügen.

Obwohl in der neuen Approbationsordnung (1970) eine entsprechende Ausbildung der jungen Ärzte vorgesehen war, ließ sich diese mangels Dozenten keinesfalls an jeder Universität verwirklichen. Noch 1963 hatte eine Umfrage ergeben, daß nur an einer Universitäts-Kinderklinik der Bundesrepublik Deutschland ein psychoanalytisch ausgebildeter Kinderarzt tätig war. Bis vor kurzem gab es nur wenige Universitäten, die über einen Lehrstuhl für Psychotherapie verfügten. Ähnlich steht es um die Förderung der Kinder- und Jugendpsychiatrie an den Universitäten.

Das verhaltensgestörte, neurotische und psychosomatisch erkrankte Kind benötigt für sich und seine Familie psychotherapeutische Hilfe. Es wird in seinem Vertrauen in den Haus- und Familienarzt oft enttäuscht, weil sich dieser als nicht zuständig erweist. Dies gilt besonders für den heranwachsenden Jugendlichen, im Niemandsland zwischen Kindheit und Erwachsensein. Noch ist nicht allen Kinderärzten bewußt, welche Aufgaben sie als Kinder- und Jugendlichenarzt mit diesem neuen Tätigkeitsbereich übernommen haben, zumal bei einer noch völlig mangelnden entsprechenden Aus- und Fortbildung auf diesem Gebiet.

Wenn 75% der ca. 400 Beratungsstellen für seelische Störungen von Kindern, Jugendlichen und deren Familien von Psychologen, und nur 12,5% von Ärzten geleitet werden, bleibt die Frage offen, ob Kinder und Jugendliche mit psychosomatischen Störungen und organischen Krankheiten dort zur psychologischen Behandlung ausreichend gut aufgehoben sind.

Es sollte deshalb jeder kinderklinischen bzw. kinderpsychiatrischen stationären Einrichtung im Ambulanzsystem eine Beratungsstelle angegliedert sein, wie es sich schon vor Jahrzehnten an einzelnen Universitätskinderkliniken bewährt hatte. Hier können im Vorfeld klinischer, stationärer Behandlungen seelischer Erkrankungen schon wichtige Abklärungen und Vorentscheidungen getroffen werden. Das Beispiel des Asthma bronchiale hat uns während unserer Tätigkeit am Institut für Psychohygiene – Heinrich Meng Institut – des Erftkreises in den Jahren 1970–1978 stellvertretend für zahlreiche andere psychosomatische Erkrankungen von Kindern und Jugendlichen gezeigt, wie mit einer intensiven, multidimensionalen, ambulanten Psychotherapie, einschließlich Beratung und Behandlung der Eltern, kostenaufwendigen Krankenhaus- und Sanatoriumsbehandlungen vorgebeugt werden kann.

Gleiches gilt auch für die psychologische Betreuung chronisch kranker Kinder und ihrer Familien, zur Entlastung sowohl der Kliniken als auch des darin eventuell überforderten Hausarztes.

Wo Kinder mit ihren seelischen Nöten im Krankenhaus aufgenommen werden, erwarten sie, daß Ärzte, Schwestern und weitere nichtärztliche Helfer in guter Zusammenarbeit ihre besonderen Bedürfnisse berücksichtigen und ihnen fachkundig helfen, die mit der Krankenhausaufnahme und -behandlung (Operation u.a.) verbundenen neuen Konflikte zu bewältigen.

Die in den letzten 15 Jahren in den Kinderkliniken der Bundesrepublik Deutschland durchgeführten psychohygienischen Reformen (88) haben das Bild des Krankenhauses völlig gewandelt. Die Einführung einer täglichen, möglichst unbeschränkten Besuchszeit, sowie notfalls Mitaufnahme der Mütter, besonders jener von Kleinkindern, haben dazu beigetragen, das Krankenhaustrauma des Kindes auf ein Minimum zu reduzieren. Wenn diese Reformen, wie zu erhoffen, erst einmal auf allen Kinderstationen und -abteilungen von Spezialkliniken und Allgemeinkrankenhäusern eingeführt sind, sollte es keine lang nachwirkenden Krankenhaustraumen mehr geben, wie sie noch vor kurzem beobachtet wurden (65). So könnten sich alle Kinder im Krankenhaus wohlfühlen, besonders die chronisch kranken Kinder mit langen Klinikaufenthalten, für die das Krankenhaus immer wieder einmal zur zweiten Heimat wird. Die häufige Anwesenheit der Eltern vermittelt ihnen zusätzlich das Gefühl familiärer Geborgenheit.

Zu diesem Wohlbefinden können architektonische Lösungen beitragen, wenn die seelischen Bedürfnisse kranker Kinder und ihrer Familien beim Bau neuer Kinderkliniken berücksichtigt werden. Psychologen und Architekten haben darauf hingewiesen, daß neurotische Störungen mit der Zahl der Stockwerke zunehmen, in denen Familien mit Kindern in Hochhäusern zu wohnen gezwungen sind. Es sollten deshalb die Wohnungen in den unteren Stockwerken, die einen Auslauf ins Freie ermöglichen, kinderreichen Familien vorbehalten bleiben (39, 383).

Ebenso sollte eine Kinderstation in einer Kinderklinik bzw. -abteilung niemals in den oberen Stockwerken eines klinischen Hochhauses verbannt werden. Sie sollte vielmehr ebenerdig im Pavillonsystem angelegt sein, um den genesenden Kindern den direkten Auslauf vom Krankenzimmer ins Freie und Grüne, zu den Spielwiesen der Kinderklinik zu ermöglichen.

Die erste und wichtigste Bezugsperson des kranken Kindes ist und bleibt die Kinderkrankenschwester (93). Sie sollte als zeitweiliger Mutterersatz zur festen Bezugsperson des Kindes werden, was durch eine gute Zusammenarbeit mit der Mutter während deren Anwesenheit beim Kind begünstigt wird.

Das seelisch kranke wie auch das chronisch kranke Kind benötigen darüber hinaus aber als Helfer in Notsituationen den Spezialisten, da psychotherapeutische Hilfe nur selten vom Stationsarzt erbracht werden kann, da dieser mit den erforderlichen medizinischen Maßnahmen belastet ist. Zu seinen Helfern gehört an erster Stelle der Kinderpsychotherapeut bzw. der Heilpädagoge und Psychologe mit entsprechendem Rüstzeug, d.h. einem Spiel- bzw. Behandlungsraum und Spielmaterial.

Die Klinikleitung aber muß für eine entsprechende psychotherapeutische Zusatzausbildung aller psychotherapeutisch Tätigen – Ärzte, Schwestern und Mitarbeiter – Sorge tragen. Sonderausgaben für diese Tätigkeitsbereiche haben für den, der die seelischen Bedürfnisse des kranken Kindes, d.h. die psychosomatische Einheit eines jeden Krankheitsbildes, ernst nimmt, denselben Stellenwert wie Team und Instrumentarium des Chirurgen, so fremd diese Forderung auch heute noch klingen mag.

Gruppendynamische Veranstaltungen aller um das kranke Kind bemühten Helfer suchen auftretenden Konfliktspannungen zwischen Eltern und Krankenhausangehörigen zu begegnen. Sie tragen zur familiären Atmosphäre im Krankenhaus bei, in der das Kind sich geborgen fühlt. Ziel der Zusammenarbeit muß ein kooperativer, sozial-integrativer Erziehungsstil sein, wenn auch gewisse disziplinarische Regeln unerläßlich sind. In diesem Milieu können Kinder dann auch einen Krankenhausaufenthalt als Bereicherung ihrer Erlebnis- und Erfahrungswelt empfinden.

Wie bei unzureichend behandelten organischen Krankheiten sollte man gerade bei seelischen Störungen daran denken, daß eine Chronifizierung des Leidens die Persönlichkeitsentwicklung von Kind und Jugendlichem nachhaltig negativ beeinflussen kann. Völlige Lebensuntauglichkeit und Frühinvalidisierung können die Folge sein.
»Die erste und wichtigste Aufgabe eines Krankenhauses ist es, dem Kranken nicht zu schaden«, sagte vor 100 Jahren prophetisch *Florence Nightingale*. Zur Rettung des Menschlichen in unserer so bedrohten Zeit ist daher nichts wichtiger, als in der Kinderklinik das Modell eines »Hauses für kranke Kinder« (374) zu verwirklichen.

Aktionskomitee Kind im Krankenhaus e.V.

1000 Berlin 45
Schwelmerstr. 2
Gisela Mayer
(030) 7123728

2000 Hamburg 20
Eppendorfer Weg 271
Kind im Krankenhaus
(040) 4801108

2081 Tangstedt
Kiemoorweg 4
Telse Laudahn
(04101) 28115

2200 Elmshorn
Heidkoppelweg 11
Ingrid Hands
(04121) 81434

2300 Kiel 14
Buschkoppel 33
Ute Severin
(0431) 713302

2800 Bremen
Lindenweg 2c
Veronika Bömers
(0421) 259111

2805 Bremerhaven 21
Spadenerstr. 74
Heide Duwe
(0471) 82464

2805 Stuhr 1
Am Bürsterler
Feldschlatt 6
Annelore Balke
(04206) 7301

2900 Oldenburg
Taubenstr. 2
Sabine Jentsch
(0441) 505197

2910 Westerstede 1
Pastorenpadd 5
Elisabeth Spradau
(04981) 2678

2940 Wilhelmshaven
Regerstr. 34
Karin Tutein
(04421) 83569

2944 Wittmund 1
Gasthausweg 8
Renate Krebst
(04462) 6537

2950 Leer
Bremer Str. 64
Insa Strobel
(0491) 13270

2970 Emden
Hermann-Allmers-Str. 22
Ruth Fajon
(04921) 45126

3000 Hannover
Eichstr. 2
Ursula Seiferth
(0511) 345848

3180 Wolfsburg
John-F.-Kennedy-Allee 53
Uta Engelhardt
(05361) 71637

3320 Salzgitter 1
Schelpwiese 2
Ursula Vogel
(05341) 43068

3340 Wolfenbüttel
Am Schiefen Berg 10
Margret Gette
(05330) 75430

3437 Bad Sooden-Allendorf
An den Soleteichen 10
Doris Fischer
(05652) 2578

3507 Baunatal 4
(Gruppe Kassel)
Kampfeld 11
Christiane Weber
(05601) 86466

3540 Korbach 1
Stechbahn 24
Birgitt Oxen
(05631) 62511

4000 Düsseldorf 31
Alte Landstr. 59
Gabriele Albring
(0211) 402997

4050 Mönchengladbach 1
Süchtelner Str. 164
Ingeborg Fischer
(02161) 662712

4100 Duisburg 29
Uhlenbroicher Weg 28
Ute Esser
(0203) 761267

4134 Rheinberg 1
(Gr. Moers)
Innenwall 13
Sigried Zipfel
(02843) 3561

4150 Krefeld 1
Prinz-Ferdinand-Str. 137
Sylvia Rotschuh
(02151) 777068

4190 Kleve 1
Leitgraben 6a
Dieter van Bebber
(02821) 92613

4200 Oberhausen 11
Zorndorfstr. 11
Mechthild Müller
(0208) 669484

4220 Dinslaken
Friedrich-Ebert-Str. 22
Christa Busch
(02134) 52534

4234 Alpen 1
Riller Feld 8
Angelika Haentjes-Börgers
(02802) 4159

4300 Essen
Auf'm Gartenstück 33
Claudine Grett-Buchholz
(0201) 716986

4400 Münster
Julius-Leber-Str. 25
Karin Selle
(0251) 796960

4440 Rheine
Heinrichstr. 26
Manfred Laumann
(05971) 55440

4500 Osnabrück
Töpferstr. 11
Doris Wormuth
(0541) 46204

4630 Bochum 1
Petersstr. 8
Helga Rosenberg
(0234) 311124

4650 Gelsenkirchen
Schinkelstr. 6
Barbara Weidner
(0209) 47932

4780 Lippstadt
Erikastr. 13
Werner Richter
(02941) 77293

4800 Bielefeld 15
Im Gerbsiek 43
Brigitte Kuhn
(0521) 883964

4834 Harsewinkel
(Gr. Gütersloh)
Starenweg 1
Gabi Diesterheft
(02588) 485

5000 Köln
Leimbachweg 56
Dorothea Mays
(0221) 608070

5042 Erftstadt
Bahnhofstr. 51
Elvira Frank
(02235) 42720

5205 St. Augustin
Drachenfelsstr. 35
Ursula Lange
(02241) 28036

5300 Bonn 2
Behringstr. 48
Gisela von den Driesch
(0228) 330875

5483 Ahrweiler
Auf der Rausch 1
Monika Münch
(02641) 4730

5650 Solingen 19
Margarethenstr. 59
Edith Jäkel
(02122) 56320

6000 Frankfurt 70
Sachsenhausener Landwehrweg 199b
Ursula Mitze
(0611) 682307

6090 Rüsselsheim
Im Grundsee 19
Heide Boyé
(06142) 71794

6104 Seeheim 1
(Gr. Darmstadt)
Am Rödergraben 11
Sylvia Schwarzmayr
(06257) 8843

6200 Wiesbaden
Lahnstr. 44b
Ursula Schwarzhaupt
(06121) 401678

6251 Runkel/Lahn
Mozartstr. 24
Marlies Zimmermann
(06482) 1773

6330 Wetzlar
Niedergirmeser Weg 1
Gabriele Wörz
(06441) 33666

6360 Friedberg 1
Burgsiedlung 37
Ursula Wagner
(06031) 12272

6400 Fulda
Löherstr. 37
Theresia Raschendörfer
Die Brücke
(0661) 74600

6501 Ober-Olm
(Gr. Mainz)
Friedrich-Kaiser-Str. 6
Anna Kremser
(06136) 88796

6520 Worms
Neubachstr. 36
Willibald Dores
(06241) 33423

6600 Saarbrücken 3
Neugrabenweg 52
Irmela Freigang
(0681) 37201

6800 Mannheim 51
Scheffelstr. 73
Christine Schaefer
(0621) 793373

6900 Heidelberg
Bergheimer Str. 97
Heide Pfrommer
(06221) 14207

6972 Tauber-
bischofsheim
Lupinenstr. 2
Claudia Lodders
(09341) 5323

7000 Stuttgart 1
Schickhardtstr. 41
Annegret Thierhoff
(0711) 605793

7100 Heilbronn
Kaiser-Friedrich-Pl. 3
Elisabeth Renner
(07131) 85115

7178 Michelbach
(Gr. Schwäb. Hall)
Panoramastr. 26
Goswinde Hertweck
(0791) 2305

7336 Uhingen 1
(Gr. Göppingen)
Goethestr. 1
Margot Grabau
(07161) 38032

7400 Tübingen
Danziger Str. 7
Juliane Hermann
(07071) 72368

7460 Balingen 11
Schweizer Str. 47
Ulrike Schwaibold
(07433) 5596

7500 Karlsruhe
Stefaniestr. 67
Beratungsstelle
Arbeitskreis
»Kind im Krankenhaus«

7601 Schutterwald
Am Bruch 1
Ingeborg Braunstein
(0781) 52111

7750 Konstanz
Beethovenstr. 47
Elke Wosnitzka
(07531) 65641

7770 Überlingen
Litscherweg 29
Adrienne Mezger
(07551) 4618

7800 Freiburg
Drei-König-Str. 27
Eva-Maria Korte
(0761) 74491

7900 Ulm-Unterweiler
Bei den Gärten 8
Ursula Noack
(07346) 3733

7990 Friedrichshafen 5
Am Hang 32
Gertrud Schlegel
(07541) 54920

8000 München 19
Brunhildenstr. 9
Erika Altmann
(089) 173607

8070 Ingolstadt
Zanderweg 1
Ilse Katschke
(08459) 1522

8399 Fürstenzell/
Passau
Zellauer Weg 14
Dagmar Hutsteiner
(08502) 669

8500 Nürnberg
Kilianstr. 159
Karin Messberger
(0911) 352818

8521 Uttenreuth
(Gr. Erlangen)
Schlesische Str. 7
Ilse Kühnel
(09131) 58747

8551 Hausen
(Gr. Forchheim)
Hoschetsiedlung 29
Sylvia Mourick
(09191) 4278

8580 Bayreuth
Dr.-Martin-Luther-Str. 12
Gisela Lattermann
(0921) 41166

8600 Bamberg
Pestalozzistr. 7
Karlheinz Dorsch
(0951) 38586

8670 Hof/Saale
Eppenreutherstr. 46
Avelyne Büchler
(09281) 67395

8706 Höchberg
(Gr. Würzburg)
Bayerstr. 7
Gisela Stich
(0931) 400142

8720 Schweinfurt
Sudetenstr. 3
Hans Kinne
(09721) 87343

8754 Großostheim
(Gr. Aschaffenburg)
Amselweg 6
Gabriele Lehrmund
(06026) 5320

8800 Ansbach
Ritter-von-Eyb-Str. 10
Ursula Kühn
(0981) 12530

8910 Landsberg/Lech
Sudetenstr. 24
Herbert Settele
(08191) 54920

Vorsitzende:
6370 Oberursel
Vogelsbergstraße 4
Irmgard Folkers
(06171) 3606

Stellv. Vorsitzende:
5000 Köln 41
Laudahnstr. 6
Ursula Moll
(0221) 412859

Stellv. Vorsitzender:
4100 Duisburg 25
Sermerstraße 12
Hans-Jürgen Nagels
(0203) 783779

(*Stand:* August 1981)

Literatur

1. *Abraham, A.* (1978): Der Menschtest, auf der Grundlage des Menschzeichentests Karen Machovers. München-Basel (Reinhardt).
2. *Adelhardt, M.* (1978): Tägliche Besuchszeit im Kinderkrankenhaus, unter besonderer Berücksichtigung der Intensivstation. In: *Biermann, G.* (Hrsg.): Mutter und Kind im Krankenhaus. München-Basel (Reinhardt).
3. *Angermeyer, M., Döhner, O.* (Hrsg.) (1981): Chronisch kranke Kinder und Jugendliche in der Familie. Stuttgart (Enke).
4. *Apitz, B.* (1958): Nackt unter Wölfen. Frankfurt (Röderberg).
5. *Argelander, H.*((1980): Zur Psychodynamik des Erstinterviews. Psyche *20,* 40.
6. *Asperger, H.* (1980): Das sterbende Kind und die Problematik der Eltern. In: *Spiel, W.* (Hrsg.): Die Psychologie des 20. Jahrhunderts. Konsequenzen für die Pädagogik, Bd. XII (2), 695. Zürich (Kindler).
7. – (1981): Die Schule im Kinderkrankenhaus. Pädiatrie und Pädologie *16,* 111.
8. *Auer, H.* (1981): Das Berufsbild des Kinder- und Jugendlichen-Psychotherapeuten. In: *Biermann, G.* (Hrsg.): Handbuch der Kinderpsychotherapie, Bd. IV, 838. München-Basel (Reinhardt).
9. *Avé-Lallemant, U.* (1976): Baum-Tests. Olten-Freiburg (Walter).
10. – (1978): Der Wartegg-Zeichentest in der Jugendberatung. München-Basel (Reinhardt).
11. *Balint, M.* (1957): Der Arzt, sein Patient und die Krankheit, 4/1976. Stuttgart (Klett).
12. *Barnes, E.* (1961): Menschliche Konflikte im Krankenhaus. Stuttgart (Kohlhammer).
13. *Becher, W.* (1980): Seelsorge für ein sterbendes Kind und seine Familie. In: *Becher, W.* (Hrsg.): Kranke Kinder zwischen Familie und Klinik. Frankfurt (Evangelischer Presseverband in Hessen und Nassau).
14. *Beck, L., Maier, E., Schmidt, E., Rohde, J.* (1978): Mütter- und Säuglingssterblichkeit. Bundesministerium für Jugend, Familie und Gesundheit. Stuttgart (Kohlhammer).
15. *Becker, A., Niggemeier, E.* (1972): Ich bin jetzt im Krankenhaus. Ravensburg (Maier).
16. *Becker, R.D.C.* (1979): Die Operation als Schicksal. Hexagon ⟨Roche⟩ Nr. 7. und 8. Rubrik.
17. *Bennholdt-Thomsen, C.* (1959): Sterben und Tod des Kindes. In: *Hellbrügge, Th.* (Hrsg.) (1980): Leben und Sterben in den Augen des Kindes. Lübeck (Hansisches Verlagskontor).
18. *Bergmann, Th.* (1972): siehe *Freud, A., u. Bergmann, Th.,* Kranke Kinder.
19. *Biermann, G.* (1951): Über die Notwendigkeit der Spiel- und Unterrichtstherapie in Kinderkliniken. Unsere Jugend *3,* 112.
20.– (1956): Kind und Operationstrauma. Anaesthesist *5,* 184.
21.– (1957): Der Arzt und die Probleme des Jugendlichen. In: Daseinsformen und Nöte des Heranwachsenden. Bremen (Dorn).

22. – (1960): Nervöses Atmungssyndrom und Reifungskrise. Neue Österreich, Zeitschrift für Kinderheilkunde *2,* 125.

23. – (1962): Möglichkeiten und Grenzen der Psychotherapie in der kinderärztlichen Praxis. Ergebnis einer Umfrage. Zeitschrift für Kinderheilkunde *87,* 328.

24. – (1964): Identitätsprobleme jüdischer Kinder und Jugendlicher in Deutschland. Praxis Kinderpsychologie *13,* 213.

25. – (1965): Kind und Krankenhaus. Praxis Kinderpsychologie *14,* 282.

26. – (1965): Kindliche oder elterliche Verhaltensstörungen? Beitrag zum Problem der Familienneurose. Der Praktische Arzt *2,* 47

27. – (1966): Der psychohygienische Auftrag des Kinderklinikers. Psychosomatische Prophylaxe. Monatsschrift Kinderheilkunde *114,* 150.

28. – (1967): Die Mutter-Kind-Situation im Krankenhaus in aller Welt. Psyche *21,* 57.

29. – (1968): Symbiotische Mutter-Kind-Beziehungen. Psyche *22,* 875.

30. – (1968): Psychosomatik des Asthma bronchiale. Praxis Kinderpsychologie *18,* 33.

31. – (1969): Der Kinderpsychotherapeut. Berufsbild und Ausbildungsweg. In: *Biermann, G.* (Hrsg.) (^{4}/1976): Handbuch der Kinderpsychotherapie, Bd. II, 619. München-Basel (Reinhardt).

32. – (1969): Psychotherapeutische Probleme bei psychosomatischen Erkrankungen im Kindes- und Jugendalter. In: *Biermann, G.* (Hrsg.) (^{4}/1976): Handbuch der Kinderpsychotherapie, Bd. II, 865. München-Basel (Reinhardt).

33. – (1969): Aufgaben des Kinderpsychotherapeuten in der Kinderklinik. In: *Biermann, G.* (Hrsg.) (^{4}/1976): Handbuch der Kinderpsychotherapie, Bd. II, 981. München-Basel (Reinhardt).

34. – (1969): Mutter-Kind-Schwester. Schwestern Revue *7,* Heft 7 und 8.

35. – (1969): Kindeszüchtigung und Kindesmißhandlung. München-Basel (Reinhardt).

36. – (1970): Diagnostische und therapeutische Möglichkeiten des Scenotestspieles. Zeitschrift für Kinderheilkunde *181,* 63.

37. – (1972): Die psychosoziale Entwicklung des Kindes in unserer Zeit. ^{2}/1975. München-Basel (Reinhardt).

38. – (1973): Der Kinderarzt und die Balintgruppe. Der Praktische Arzt *10,* 834 und 1018.

39. – (1974): Kind und Großstadt. Fortschritte der Medizin *92,* 1095.

40. – (1974): Die berufstätige Mutter und ihre Probleme. Der Praktische Arzt *11,* 1484.

41. – (1974): Frühe Kindheitsschicksale Verfolgter und ihre späteren Auswirkungen. In: *Biermann, G.* (Hrsg.): Jahrbuch der Psychohygiene, 1. Bd., 240. München-Basel (Reinhardt).

42. – (1974): Janusz Korczak. Ein Leben für die Kinder. In: *Biermann, G.* (Hrsg.): Jahrbuch der Psychohygiene, 1. Bd., 235. München-Basel (Reinhardt).

43. – (1975): Psychohygiene der Familie im Kindesmißhandlungsmilieu. In:

Biermann, G. (Hrsg.): Kind und Familie in der Gesellschaft unserer Zeit. München-Basel (Reinhardt).
44. – (1975): Das kranke Kind und seine Familie. In: *Biermann, G.* (Hrsg.): Kind und Familie in der Gesellschaft unserer Zeit. München-Basel (Reinhardt).
45. – (1975): Das Einzelkind in Praxis und Klinik. Klinische Pädiatrie *187,* 109.
46. – (1975): Autogenes Training mit Kindern und Jugendlichen. ²/1978. München-Basel (Reinhardt).
47. – (1975): Über die Lage der Psychotherapie in der Pädiatrie der Bundesrepublik. In: Bericht über die Lage der Psychiatrie in der Bundesrepublik Deutschland. Zur psychiatrischen und psychotherapeutischen/psychosomatischen Versorgung der Bevölkerung. Enquête für den Bundestag 7/4201. Bonn (Universitätsbuchdruckerei).
48. – (1975): Unsere kranken Kinder. Fellbach (Bonz).
49. – (1976): Die Psychotherapie des kindlichen Asthma bronchiale. In: *Biermann, G.* (Hrsg.): Handbuch der Kinderpsychotherapie, Bd. III, 388. München-Basel (Reinhardt).
50. – (1976): Psychohygiene und Mandeloperation: In: *Biermann, G.* (Hrsg.): Handbuch der Kinderpsychotherapie, Bd. II, 418. München-Basel (Reinhardt).
51. – (1976): Das Recht des Kindes auf Psychotherapie. In: *Biermann, G.* (Hrsg.): Handbuch der Kinderpsychotherapie, Bd. III, 543. München-Basel (Reinhardt).
52. – (1976): Jürgen Bartsch – Opfer seiner Gesellschaft. Neue Stimme, Heft 6.
53. – (1976): Hospitalisierte Kinder. Hexagon- ⟨Roche⟩ *4,* Heft 3.
54. – (1976): Die berufstätige Mutter und ihr Schulkind. Heilpädagogik (Wien) *19,* 53.
55. – (1976): Kindliche Verhaltensstörungen und Neurosen, ihre Behandlung in der kinderärztlichen Praxis. Kinderarzt *7,* 1447.
56. (1977): Kinder im Schulstress. München-Basel (Reinhardt).
57. – (1977): Balints Werk und die praktischen Ärzte. Mediz. Klinik *72,* 1126.
58. – (1977): Verlorene Kinder (»Lebensborn«). Kinderarzt *8,* 465.
59. – (1978): Kinder und Jugendliche. Entwicklung und Entwicklungsstörungen. Psychohygienische Konsequenzen. Stuttgart (Hippokrates).
60. – (1978): Pubertät und Adoleszenz als Reifungskrise. Kinderarzt *9,* 777.
61. – (1978): Deutung und Bedeutung der Kindermalerei. In: »Handbuch« des Gesundheitswesens. Kinder sehen die Berufe ihrer Eltern. München (Moos).
62. – (1978): Kind und Operation. In: *Biermann, G.* (Hrsg.): Mutter und Kind im Krankenhaus. München-Basel (Reinhardt).
63. – (1978): Mutter und Kind im Krankenhaus. München-Basel (Reinhardt).
64. – (1979): Der Verkehrsunfall im Erleben des Kindes. Hexagon ⟨Roche⟩ *7,* Heft 5 und 6.
65. – (1970): Langwirkende Traumen nach Krankenhausaufenthalt. Klinische Pädiatrie *191,* 395.
66. – (1980): Das bedeutet psychischen Notstand. (Ambulante Operationen bei Kindern). Medical Tribune *15,* Heft 25.

67. – (1980): Ambulante Operationen von Kindern aus psychohygienischer Sicht. Kinderarzt *11,* 744.
68. – (1980): Mit Mandeloperationen zurückhalten. Selecta *22,* 1674.
69. – (1980): Kindesmißhandlung. In: *Spiel, W.* (Hrsg.): Die Psychologie des 20. Jahrhunderts, Bd. XII: Konsequenzen für die Pädagogik (2), 721. Zürich (Kindler).
70. – (1980): Die psychologische Situation des kranken Kindes und seine Behandlung. In: *Spiel, W.* (Hrsg.): Die Psychologie des 20. Jahrhunderts, Bd. XII: Konsequenzen für die Pädagogik (2), 772. Zürich (Kindler).
71. – (1981): Über die Notwendigkeit der Spiel- und Unterrichtstherapie in Kinderkliniken. Unsere Jugend *33,* 217.
72. – (1981): Die Biographische Anamnese. München-Basel (Reinhardt).
73. – (1981): Eltern als Co-Therapeuten im Krankenhaus. In: *Tympner, K. D.* (Hrsg.): 2. Harlachinger Symposion: Pflege des Eltern-Kind-Kontaktes im Kinderkrankenhaus. München (Nestle-Diät).
74. – (1981): Kinderfehler – Elternfehler. Sozialpädiatrie *3,* 44.
75. – (1981): Hilfen der Erziehungsberatung für kranke Kinder. In: *Biermann, G.* (Hrsg.): Handbuch der Kinderpsychotherapie, Bd. IV, 65. München (Reinhardt).
76. – (1981): die Schulkrankheit und ihre Behandlung. In: *Biermann, G.* (Hrsg.): Handbuch der Kinderpsychotherapie, Bd. IV, 569. München (Reinhardt).
77. – (1981): Die Alopecia totalis des Kindes und ihre Behandlung. In: *Biermann, G.* (Hrsg.): Handbuch der Kinderpsychotherapie, Bd. IV, 538. München (Reinhardt).
78. – (1981): Fortbildung der Kinderärzte in Psychotherapie. In: *Biermann, G.* (Hrsg.): Handbuch der Kinderpsychotherapie, Bd. IV, 884. München (Reinhardt).
79. – (1982): Zigeuner und ihre Kinder. Neue Stimme Heft 2.
80. – (1982): Die Mundwelt des Kindes aus psychohygienischer Sicht. Fortschritte Kieferorthopädie *43* (im Druck).
80a. – (1982): Psychosomatik des Asthma bronchiale des Kindes. Hexagon *10* (im Druck).
81. *Biermann, G. und R.* (1962): Das Scenotestspiel des Schizophrenen. Schweiz. Archiv für Neurol. und Psychiatrie *89,* 95.
82. – – (1967): Kinder in Israel. Praxis Kinderpsychologie *16,* 97.
83. – – (1971): Gabi geht ins Krankenhaus. München-Basel (Reinhardt).
84. – – (1972): Die Mutter-Kind-Situation in den Krankenhäusern der Bundesrepublik Deutschland. In: *Biermann, G.* (Hrsg.): Jahrbuch der Psychohygiene, 1. Bd., 13. München-Basel (Reinhardt).
85. – – (1977): Untersuchungen zur Schulfähigkeit (Schulreife) des Kindes. In: *Biermann, G.* (Hrsg.): Kinder im Schulstress. München-Basel (Reinhardt).
86. – – (1978): Scheidungskinder. Praxis Kinderpsychologie *27,* 221.
87. – – (1979): Schwangerschaft, Geburt und Wochenbett aus psychohygienischer Sicht. Der Praktische Arzt *15,* 4243, 4409.

88. -- (1981): Psychohygienische Reformen in Kinderkliniken. Ein Erfahrungsbericht. In: *Biermann, G.* (Hrsg.): Handbuch der Kinderpsychotherapie, Bd. IV, 484. München (Reinhardt).

89. -, *Hilber, H.* (1969): Die seelische Führung schwerst gelähmter Kinder und Jugendlicher. In: *Biermann, G.* (Hrsg.): Handbuch der Kinderpsychotherapie, Bd. II, 1148, 4/1976. München-Basel (Reinhardt).

90. -, *Müller, M.* (1981): Autogenes Training mit Kindern und Jugendlichen. Eine katamnestische Studie. In: *Biermann, G.* (Hrsg.): Handbuch der Kinderpsychotherapie, Bd. IV, 783. München (Reinhardt).

91. -, *Totzek, P.* (1981): Kindliche oder elterliche Verhaltensstörungen? Vom Mythos der leichten frühkindlichen Hirnschädigung. Ein gesellschaftliches Phänomen. In: *Biermann, G.* (Hrsg.): Handbuch der Kinderpsychotherapie, Bd. IV, 789. München (Reinhardt).

92. *Blos, P.* (1978): Adoleszenz. Eine psychoanalytische Interpretation. Stuttgart (Klett-Cotta).

93. *Boehncke, H., Stemann, D.* (1968): Das Berufsbild der Kinderkrankenschwester. In: *Lüders, D.* (Hrsg.): Lehrbuch für Kinderkrankenschwestern. Stuttgart (Enke).

94. *Boor, C. de* (1965): Zur Psychosomatik der Allergie, insbesondere des Asthma bronchiale. Bern-Stuttgart (Huber-Klett).

95. *Bourmer, H., Bergenthal, D.* (1977): Erfahrungen mit ambulanten Operationen. Deutsches Ärzteblatt *74,* 95.

96. *Bowlby, J.* (1975): Bindung. Eine Analyse der Mutter-Kind-Beziehung. München (Kindler).

97. – (1976): Trennung. Psychische Schäden als Folge von Trennung von Mutter und Kind. München (Kindler).

98. *Boyer, F.* (1953): Verbotene Spiele (Jeux interdits). München (Recht).

99. *Brain, D. et al.* (1968): Controlled study of mothers and children in hospital. Brit. Med. J. *1,* 278.

100. *Braun, O.* (1979): Das sterbende Kind und seine seelischen Probleme. In: *Hellbrügge, Th.* (Hrsg.): Leben und Sterben in den Augen des Kindes. Lübeck (Hanseatisches Verlagskontor).

101. *Brock, M.* (1974): Vom Umgang mit todkranken und sterbenden Kindern. Unsere Jugend *29,* 537.

102. *Brügger, H.* (1969): Rehabilitationsfragen bei Kindern und Jugendlichen. Therapiewoche *19,* 452.

103. *Bühler, Ch.* (1962): Psychologie im Leben unserer Zeit. München-Zürich (Droemer und Knaur).

104. *Bühler, K.* (1918): Abriß der geistigen Entwicklung des Kindes. 8/1958. Heidelberg (Quelle und Meyer).

105. *Bürgin, D.* (1978): Das Kind, die lebensbedrohliche Krankheit und der Tod. Bern-Stuttgart-Wien (Huber).

106. *Buxbaum, E.* (1969): Die Rolle der Eltern in der Aetiologie von Lernstörungen. Ein Beitrag zum Problem der symbiotischen Mutter-Kind-Beziehung. In: *Biermann, G.* (Hrsg.): Handbuch der Kinderpsychotherapie, Bd. II, 700. 4/1976 München-Basel (Reinhardt).

107. *Cassell, S.* (1965): The effects of brief puppet therapy upon the emotional responses of children undergoing cardia catherization. J. Consult. Psychol. *1,* 1.
108. *Christoph-Lemke, Ch.* (1974): Bestrafung. In: *Kraiker, Ch.* (Hrsg.): Handbuch der Verhaltenstherapie. München (Kindler).
109. *Corman, L.* (1977): Der Schwarzfuß-Test. München-Basel (Reinhardt).
110. *Cretius, K. et al.* (1968): Zur Frage der gemeinsamen Unterbringung von Mutter und Neugeborenem. Deutsche Medizinische Wochenschrift *90,* 102.
111. *Curtius, F.* (1962): Die Colitis ulcerosa und ihre konservative Behandlung. Berlin-Göttingen-Heidelberg (Springer).
112. *Czerny, A. v.* (1908): Der Arzt als Erzieher des Kindes. 11/1946. Wien (Deuticke).
113. *Deutschkron, I.* (1965): Denn ihrer war die Hölle. Kinder in Gettos und Lagern. Köln (Wissenschaft und Politik).
114. *Dirx, R.* (1972): Kinder brauchen gute Schulen. TB 9516. München (Goldmann).
115. *Dührssen, A.* (1972): Analytische Psychotherapie in Theorie, Praxis und Ergebnissen. Göttingen (Verlag für Medizinische Psychologie).
116. *Duess, L.* (1964): Die Fabelmethode. Untersuchungen über den Widerstand in der Kinderanalyse. Biel (Institut für Psychohygiene).
117. *Eibl-Eibesfeld, I.* (1970): Liebe und Haß. München (Piper).
118. *Eisenberg, W.* (1978): Perinatale Medizin. 8. Kongreß für Perinatale Medizin, Berlin 1977. Stuttgart (Thieme).
119. *Elschenbroich, G.* (1969): Spiel-Atemtherapie bei sprechgehemmten Kindern. In: *Biermann, G.* (Hrsg.): Handbuch der Kinderpsychotherapie, Bd. I, 562, 4/1976. München-Basel (Reinhardt).
120. *Engel, G. L.* (1976): Psychisches Verhalten in Gesundheit und Krankheit. Berlin-Stuttgart-Wien (Huber).
121. *Erikson, E. H.* (1950): Kindheit und Gesellschaft. 6/1976. Stuttgart (Klett).
122. – (1970): Jugend und Krise. 2/1974. Stuttgart (Klett).
123. *Ewers, C. H. et al.* (1972): Versäumen unsere Schulen die Zukunft? Düsseldorf (Econ).
124. *F., Christiane* (1970): Wir Kinder vom Bahnhof Zoo. Hamburg (Stern).
125. *Fahrig, H.* (1976): Dynamische Psychotherapie bei Kindern und Jugendlichen. In: *Biermann, G.* (Hrsg.): Handbuch der Kinderpsychotherapie, Bd. III, 256. München-Basel (Reinhardt).
126. *Fernau-Horn, H.* (1969): Die Sprechneurosen. Stuttgart (Hippokrates).
127. *Finkelstein, Z.* (1905): Lerhbuch der Säuglingskrankheiten. Berlin (siehe bei Peiper).
128. *Folkers, I.* (1978): Elternarbeit für kranke Kinder. In: *Biermann, G.* (Hrsg.): Mutter und Kind im Krankenhaus. München-Basel (Reinhardt).
129. *Frank, J. D.* (1780): System einer medizinischen Polizey (siehe bei Peiper).
130. *Frankl, L.* (1969): Die Hampstead therapy clinic, eine psychoanalytische

Kinderklinik (Dir.: *Anna Freud*). In: *Biermann, G.* (Hrsg.): Handbuch der Kinderpsychotherapie, Bd. I, 139. München-Basel (Reinhardt).
131. *Frederking, U.* (1975): Häufigkeiten somatischer und sozialer Bedingungen von Verhaltensstörungen zehnjähriger Schulkinder. Praxis Kinderpsychologie *24*, 204.
132. – (1975): Emotionale Bedingungen von Verhaltensstörungen zehnjähriger Schulkinder. Praxis Kinderpsychologie *24*, 258.
133. *Friedrich, H.* (1981): Familiensoziologische Aspekte von Copingstrategien bei chronischen Krankheiten. In: *Angermeyer, M., Döhner, O.* (Hrsg.): Chronisch kranke Kinder und Jugendliche in der Familie. Stuttgart (Enke).
134. – (1981): Strukturelle und psychosoziale Probleme im Umgang zwischen Patienteneltern und dem Krankenhaus. In: *Tympner, K. D.* (Hrsg.): 2. Harlachinger Symposion: Pflege des Eltern-Kind-Kontaktes im Kinderkrankenhaus. München (Nestle-Diät).
135. –, *Fränkel-Dahmann, I., Schaufelberger, H.J., Streeck, U.* (1979): Soziale Deprivation und Familiendynamik. Göttingen (Vandenhoeck und Ruprecht).
136. *Freud, A.* (1927): Einführung in die Technik der Kinderanalyse. 4/1966. Die Schriften der *Anna Freud*, Bd. I, 11. München (Kindler) 1980.
137. – (1936): Das Ich und die Abwehrmechanismen. Die Schriften der *Anna Freud*, Bd. I, 191. München (Kindler) 1980.
138. – (1952): Die Rolle der körperlichen Krankheit im Seelenleben des Kindes. In: *Biermann, G.* (Hrsg.): Handbuch der Kinderpsychotherapie, Bd. II, 827, 4/1976. München-Basel (Reinhardt). Die Schriften der *Anna Freud*, Bd. IV, 1257. München (Kindler) 1980.
139. – (1958): Probleme der Pubertät. Die Schriften der *Anna Freud*, Bd. VI, 1739. München (Kindler) 1980.
140. – (1958): Die Mandeloperation einer Vierjährigen: Über den Bericht einer Mutter. In: *Freud, A., Bergmann, Th.:* Kranke Kinder. Frankfurt (S. Fischer). TB 6363, 1977.
141. – (1959): Eine Diskussion mit Kinderärzten. Fragen und Antworten. Die Schriften der *Anna Freud*, Bd. VII, 1969. München (Kindler) 1980.
142. – (1964): Persönliche Mitteilung.
143. – (1968): Wege und Irrwege in der Kinderentwicklung. Die Schriften der *Anna Freud*, Bd. VIII, 2121. München (Kindler).
144. –, *Bergmann, Th.* (1977): Kranke Kinder. Frankfurt (S. Fischer).
145. –, *Burlingham, D.* (1942): Kriegskinder. Die Schriften der *Anna Freud*, Bd. II, 496. München (Kindler) 1980.
146. –– (1945): Anstaltskinder. Die Schriften der *Anna Freud*, Bd. III, 879. München (Kindler) 1980.
147. –, *Dann, S.* (1951): Gemeinschaftsleben im frühen Kindesalter. Die Schriften der *Anna Freud*, Bd. IV. 1161. München (Kindler) 1980.
148. *Freud, S.* (1919): »Ein Kind wird geschlagen«. Gesammelte Werke, Bd. XII, 195. Frankfurt (S. Fischer) 1965.
149. – (1926): Hemmung, Symptom und Angst. Gesammelte Werke, Bd. XIV, 111. Frankfurt (S. Fischer) 1965.

150. *Fritz, K.* (1975): Möglichkeiten und Ergebnisse einer verkürzten Krankenhausbehandlung in der Kinderchirurgie. Münchner Medizinische Wochenschrift *117,* 1809.
151. *Frostig, M.* (1973): Bewegungserziehung. Neue Wege der Heilpädagogik. ³/1980. München-Basel (Reinhardt).
152. *Fuchs, M.* (1969): »Der Weiherschlapp«. Asthmabehandlung mit Atem-Entspannungstherapie. In: *Biermann, G.* (Hrsg.): Handbuch der Kinderpsychotherapie, Bd. I, 556. ⁴/1976. München-Basel (Reinhardt).
153. – (1974): Funktionelle Entspannung. ²/1979. Stuttgart (Hippokrates).
154. *Furman, E.* (1977): Ein Kind verwaist. Stuttgart (Klett-Cotta).
155. *Geigges, A., Wette, B.* (1979): Zigeuner heute, Verfolgung und Diskriminierung in der Bundesrepublik Deutschland. Bornheim-Merten (Lamuv).
156. *Gellert, E.* (1958): Reducing the emotional stresses of hospitalization for children. Amer. Occup. Ther. *12,* 125, 155.
157. *Gilder, R., et al.* (1978): Group therapy with parents of children with Leukämia. Amer. J. Psychoth. *32,* 276.
158. *Goodenough, F.* (1926): Measurement of Intelligence by Drawings. New York (Harcourt), Brace a. World).
159. *Graber, H. G.* (1972): Neue Beiträge zur Lehre und Praxis der Psychotherapie. Kernprobleme der peri- und praenatalen Tiefenpsychologie. München (Goldmann). TB 9007.
160. *Grave, E.* (1981): Übertragung, Deutung und Gegenübertragung in der Kindertherapie. In: *Biermann, G.* (Hrsg.): Handbuch der Kinderpsychotherapie, Bd. IV, 158. München (Reinhardt).
161. *Gruber, E. und G.* (1980): Zum Problem der Kinder ausländischer Arbeitnehmer aus der Sicht eines Weddinger Kinderarztes. In: *Hellbrügge, Th.* (Hrsg.): Die Kinder ausländischer Arbeitnehmer. München-Wien-Baltimore (Urban und Schwarzenberg).
162. *Guggenbühl-Craig, A.* (1971): Die Macht als Gefahr beim Helfer. Basel-München (Karger).
163. *Gydal, M.* (1975): Olê kommt ins Krankenhaus. Reinbeck (Carlsen).
164. *Haas, G.* (1981): Ich bin ja so allein. Kranke Kinder zeichnen und sprechen über ihre Ängste. Ravensburg (Maier).
165. *Haenchen, H.* (1981): Musische Ganzheitstherapie bei Kindern mit langer Krankheitsdauer. In: *Biermann, G.* (Hrsg.): Handbuch der Kinderpsychotherapie, Bd. IV, 690. München (Reinhardt).
166. *Haffter, C.* (1970): Mütter in Gefangenschaft. Acta psychopaediatrica *37,* 1
167. *Hamm-Brücher, H.* (1965): Auf Kosten unserer Kinder? Hamburg (Nannen).
168. *Hampe, Ch.* (Hrsg.) (1963): Im Feuer vergangen. Tagebücher aus dem Ghetto. München (Kaiser).
169. *Harnack, G. A. v.* (1953): Wesen und soziale Bedingtheit frühkindlicher Verhaltensstörungen. Basel-New-York (Karger).
170. – (1958): Nervöse Verhaltensstörungen beim Schulkind. Stuttgart (Thieme).

171. *Hassauer, W.* (1974): Die Mutter-Kind-Beziehung während der Schwangerschaft, Geburt und Wochenbett, mit besonderer Berücksichtigung des rooming-in. In: *Biermann, G.* (Hrsg.): Jahrbuch der Psychohygiene, 2. Bd. 83. München-Basel (Reinhardt).
172. *Hassenstein, B.* (1973): Verhaltensbiologie des Kindes. München (Piper).
173. *Hecker, Ch.* (1979): Ambulantes Operieren in der Kinderchirurgie. Kinderarzt *10,* 1513.
173a. *Hecker, Ch.* et al. (1981): Ambulantes Operieren – Tageschirurgie im Kindesalter. Chirurg *52,*481.
174. *Heermann, M.* (1977): Schreibbewegungstherapie als Psychotherapieform bei verhaltensgestörten, neurotischen Kindern und Jugendlichen. München-Basel (Reinhardt).
175. *Helbig, D.* (1976): Die kinderchirurgische Klinik im Kinderkrankenhaus der Stadt Köln. Kinderarzt *7,* 1057.
176. *Hellbrügge, Th.* (Hrsg.) Die Kinder ausländischer Arbeitnehmer. München-Wien-Baltimore (Urban und Schwarzenberg).
177. *Henningsen, F., Ullner, R.* (1981): Die psychotherapeutische Betreuung sterbender und lebensbedrohlich erkrankter Kinder und ihrer Familien. In: *Biermann, G.* (Hrsg.): Handbuch der Kinderpsychotherapie, Bd. IV, 610. München (Reinhardt).
178. *Hentig, H. v.* (1971): Cuernavaca oder Alternativen zur Schule. Stuttgart-München (Klett-Kösel).
179. *Herder, J. G.* (1770): Vom Ursprung der Seele. Stuttgart (Freies Geistesleben) 1965.
180. *Hertl, M. und R.* (1979): Kranke und behinderte Kinder in Schule und Kindergarten. Stuttgart (Thieme).
181. *Heuer, G.* (1979): Selbstmord bei Kindern und Jugendlichen. Stuttgart (Klett-Cotta).
182. *Heydtwolff, W. v.* (1955): Reizhusten und Tonsillektomie. Münchner Medizinische Wochenschrift *95,* 1426.
183. *Hillel, M., Henry, C.* (1975): Lebensborn e. V. Im Namen der Rasse. Wien-Hamburg (Szolnay).
184. *Höhn, Ch.* (1980): Kinder ausländischer Arbeitnehmer in der Bundesrepublik Deutschland im Spiegel der Statistik. In: *Hellbrügge, Th.* (Hrsg.): Die Kinder ausländischer Arbeitnehmer. München-Wien-Baltimore (Urban und Schwarzenberg).
185. *Hoff, H., Ringel, E.* (1964): Aktuelle Probleme der psychosomatischen Medizin. München (Jolis-Lenz).
186. *Hollmann, G., Römelt, B.:* Ambulante Operationen von Kindern. In: *Biermann, G.* (Hrsg.): Mutter und Kind im Krankenhaus., München-Basel (Reinhardt).
187. *Huizinga, J.* (1958): Homo ludens. BDE 21. Reinbeck (Rowohlt).
188. *Hundsalz, A.* (1981): Zigeunerkinder. Frankfurt (Lang).
189. *Illich, I.* (1970): Entschulung der Gesellschaft. München (Kösel).
190. *Irmler, D.* (1981): Behandlung eines gefährdeten Kindes auf der Kinder-

chirurgischen Abteilung einschließlich postoperativer Betreuung. In: *Biermann, G.* (Hrsg.): Handbuch der Kinderpsychotherapie, Bd. IV, 577. München-Basel (Reinhardt).
191. *Jackson, E.* (1948): A hospital rooming in unit for four newborn and their mothers. Rediatrics 28.
192. – (1952): Early child development in Relation to degree of Flexibility of maternal Attitude. The psychoanalytic study of the child, VIII.
193. *Jegge, J.* (1976): Dummheit ist lernbar. Erfahrungen mit »Schulversagern«. Zürich (Zytglogge).
194. *Jessner, L., Blom, G. E., Waldfogel, S.* (1952): Emotional implications of tonsillectomy and adenoidectomy on children. The psychoanalytic study of the child, VIII.
195. *Jochmus, I., Schmitt, G. M., Lohmar, L. und W.* (1979): Die Adoleszenz dysmeler Jugendlicher. Rheinstetten (Schindele).
196. *Jungjohann, E.* (1981): Eltern-/Familienbehandlung bei stationärer Psychotherapie von Kindern und Jugendlichen. In: *Biermann, G.* (Hrsg.): Handbuch der Kinderpsychotherapie, Bd. IV, 460. München (Reinhardt).
197. *Kempe, R. S. und C. H.* (1980): Kindesmißhandlung. Stuttgart (Klett-Cotta).
198. *Kempe, C. H., Silverman, F. N., et al.* (1962): The battered child syndrome. J. Amer. Med. Ass. *181,* 17
199. *Keuth, U.* (1978): Das Kind im Krankenhaus aus der Sicht des Klinikers. In: *Biermann, G.* (Hrsg.): Mutter und Kind im Krankenhaus. München-Basel (Reinhardt).
200. *Kiepenheuer, K.* (1978): Die innere Welt des sterbenden Kindes. Familiendynamik *3,* 284.
201. *Kiphard, K.* (1981): Psychomotorische Therapie bei behinderten Kindern. In: *Biermann, G.* (Hrsg.): Handbuch der Kinderpsychotherapie, Bd. IV, 679. München (Reinhardt).
202. *Klaus, M., Kennell, J.* (1974): Auswirkungen früher Kontakte zwischen Mutter und Neugeborenem auf die spätere Mutter-Kind-Beziehung. In: *Biermann, G.* (Hrsg.): Jahrbuch der Psychohygiene, 2. Bd. 100. München-Basel (Reinhardt).
203. *Klein, M.* (1932): Die Psychoanalyse des Kindes. ^{2}/1971. München-Basel (Reinhardt).
204. *Kliman, G.* (1973): Seelische Katastrophen und Notfälle im Kindesalter. Stuttgart (Hippokrates).
205. *Kloosterman, G. J.* (1976): Zur Förderung der Mutter-Kind-Beziehung in der modernen Geburtshilfe. Monatsschrift Kinderheilkunde *124,* 566.
206. *Klüwer, K.* (1969): Stationäre Psychotherapie bei jugendlichen Dissozialen. In: *Biermann, G.* (Hrsg.): Handbuch der Kinderpsychotherapie, Bd. II, 808. ^{4}/1976. München-Basel (Reinhardt).
207. *Koch, K.* (1949): Der Baumtest. ^{6}/1972. Bern-Stuttgart (Huber).
208. *König, Ch.* (1981): Psychodrama mit schwergestörten Jugendlichen. In: *Biermann, G.* (Hrsg.): Handbuch der Kinderpsychotherapie, Bd. IV, 226. München (Reinhardt).

209. *Köttgen, U.* (1973): Reanimation nach schweren Hirnläsionen beim Kind. Mediz. Klinik *68,* 1192.

210. *Kohlscheen, G.* (1975): Untersuchungen zur Bedürfnisermittlung eines Versorgungssystems für somatisch und psychisch auffällige Kinder und Jugendliche. In: Bericht über die Lage der Psychiatrie in der Bundesrepublik Deutschland: Zur psychiatrischen und psychotherapeutischen/psychosomatischen Versorgung der Bevölkerung. Enquête für den Bundestag 3/4201. Bonn (Universitätsbuchdruckerei).

211. *Kollwitz, K.* (1962): Ich sah die Welt mit liebevollen Blicken. Ein Leben in Selbstzeugnissen. Wiesbaden (Fourier).

212. *Kos-Robes, M.* (1974): Kinder im Lager Theresienstadt. In: *Biermann, G.* (Hrsg.): Jahrbuch der Psychohygiene 2. Bd., 232. München-Basel (Reinhardt).

213. *Kos, M., Biermann, G.* (1973): Die verzauberte Familie. Ein tiefenpsychologischer Zeichentest. München-Basel (Reinhardt).

214. *Kos-Robes, M., Reinelt, T.* (1977): Zum Schülerselbstmord. In: *Biermann, G.* (Hrsg.): Kinder im Schulstreß. München-Basel (Reinhardt).

215. *Krebs, H.* (1981): Aspekte der psychosozialen Situation des behinderten Kindes und seiner Umwelt. In: *Biermann, G.* (Hrsg.): Handbuch der Kinderpsychotherapie, Bd. IV, 626. München (Reinhardt).

216. *Kruse, F.* (1969): Die Anfänge des menschlichen Seelenlebens. Stuttgart (Enke).

217. *Kuchler-Silbermann, L.* (1965): Hundert Kinder. Ein polnischer Exodus. Wuppertal-Barmen (Jugenddienst).

218. *Kübler-Ross, E.* (1978): Interviews mit Sterbenden. GTB 71. Gütersloh (Gütersloher Verlagshaus Mohn).

219. *Künzel, E.* (1968): Jugendkriminalität und Verwahrlosung. Göttingen (Verlag für Medizin. Psychologie).

220. *Langbein, H.* (1972): Menschen in Auschwitz. Wien (Europa).

221. *Langmeier, J., Matějzěk, Z.* (1974): Psychische Deprivation im Kindesalter. München-Wien (Urban und Schwarzenberg).

222. *Larbig, W.* (1973): Tägliche Besuchszeit und Mutter-Kind-Einheit (rooming in) im Kinderkrankenhaus. In: *Biermann, G.* (Hrsg.): Jahrbuch der Psychohygiene, 1. Bd., 33. München-Basel (Reinhardt).

223. – Zum kindlichen Todeserleben und zur Situation des todkranken Kindes im Kinderkrankenhaus. Praxis Kinderpsychologie *23,* 245.

224. – Kranksein und Todeserleben bei chronisch kranken Kindern. In: *Biermann, G.* (Hrsg.): Handbuch der Kinderpsychotherapie, Bd. IV, 597. München (Reinhardt).

225. *Lawrie, R.* (1964): Operating on children as day-cases. The Lancet 1289.

226. *Leboyer, F.* (1974): Geburt ohne Gewalt. ²/1981. München (Kösel).

227. *Lempp, R.* (1979): Extrembelastung im Kindes- und Jugendalter. Über psychosoziale Störungen nach nationalsozialistischer Verfolgung im Kindes- und Jugendalter, anhand von Aktengutachten. Bern-Stuttgart-Wien (Huber).

228. *Leuner, H. C., Horn, G., Klessmann, E.* (1977): Katathymes Bilderleben bei Kindern und Jugendlichen. München-Basel (Reinhardt).

229. *Lind, J.* (1974): Die Geburt der Familie in der Frauenklinik. In: *Biermann, G.* (Hrsg.): Jahrbuch der Psychohygiene, 1. Bd., 77 München-Basel (Reinhardt).
230. *Lipkowitz, M. H.* (1974): Das Kind zweier Überlebender. Psyche *28,* 231.
230a. *Löschenkohl, E., Erlacher, G.* (1981): Kinder an chirurgischen Stationen: Überprüfung eines kognitiv orientierten Interventionsprogrammes zur Reduktion von Verhaltensstörungen. Praxis Kinderpsychologie *30,* 81.
231. *Loosli-Usteri, M.* (1948): Die Angst des Kindes. Bern (Huber).
232. – (1961): Praktisches Handbuch des Rorschach-Tests. Bern-Stuttgart (Huber).
233. *Lorenz, K.* (1966): Über tierisches und menschliches Verhalten. München (Piper).
234. *Lowenfeld, M.* (1969): Die »Welt-Technik« in der Kinderpsychotherapie. In: *Biermann, G.* (Hrsg.): Handbuch der Kinderpsychotherapie, Bd. I, 442. ^{4}/1976. München-Basel (Reinhardt).
235. *Lüpke, H. v.* (1975): Mütter in der Kinderklinik. Auch bei Frühgeborenen? Kinderarzt *6,* 1191.
236. – (1978): Die Rolle der Eltern des Frühgeborenen. In: *Biermann, G.* (Hrsg.): Mutter und Kind im Krankenhaus. München-Basel (Reinhardt).
237. *Lund, D.* (1978): Eric. Der wunderbare Funken Leben. München-Zürich (Droemer-Knaur).
238. *Machover, K.* (1950): Personality Projection in the Drawing of the Human Figure. Springfield/Ill. (Thomas).
239. *Mahler, M. Pine, F., Bergman, A.* (1976): Die psychische Geburt des Menschen. Symbiose und Individuation. Frankfurt (S. Fischer).
240. *Mantell, D. W.* (1971): Familie und Aggression. Zur Einübung von Gewalt und Gewaltlosigkeit. Frankfurt (S. Fischer).
241. *Meierhofer, M., Keller, W.* (1966): Frustration im frühen Kindesalter. ^{2}/1970. Bern-Stuttgart (Huber).
242. *Meng, H.* (1945): Zwang und Freiheit in der Erziehung. ^{3}/1961. Bern-Stuttgart (Huber).
243. *Menger, W.* (1978): Internat für asthmakranke und allergische Jungen und Mädchen. Ärztlicher Jahresbericht 1978 des Kinderkrankenhauses Seehospiz »Kaiserin Friedrich«. Nordseeheilbad Norderney.
243a. *Menzel, K.* (1963): Zur sozialpsychologischen Situation des kranken Kindes. Praxis Kinderpsychologie. *8,* 273.
244. *Merten, W., Wolff, R.* (1981): Familienberatung und -therapie bei Kindesmißhandlung. In: *Biermann, G.* (Hrsg.): Handbuch der Kinderpsychotherapie, Bd. IV, 818. München (Reinhardt).
245. *Meyer, L. F.* (1913): Über den Hospitalismus der Säuglinge. Berlin (siehe bei Peiper).
246. *Mičić, Z.* (1962): Psychological stress in children in Hospital. Internat. Nursing Review *9,* Heft 6/23.
247. *Mitscherlich, A.* (1947): Aktuelles zum Problem der Verwahrlosung. Psyche *1,* 103.

248. – (1967): Die Unwirtlichkeit der Städte. Anstiftung zum Unfrieden. Frankfurt (Suhrkamp).

249. *Molinski, H.* (1972): Die unbewußte Angst vor dem Kind als Ursache von Schwangerschaftsbeschwerden und Depressionen nach der Geburt. München (Kindler).

250. *Moll, U.* (1978): Das Operationstrauma des Kindes am Beispiel der Mandeloperation. In: *Biermann, G.* (Hrsg.): Mutter und Kind im Krankenhaus. München-Basel (Reinhardt).

251. *Moreno, J.* (1959): Gruppenpsychotherapie und Psychodrama. Stuttgart (Thieme).

252. *Mortkowicz-Olszakowa, H.* (1972): Janusz Korczak. Arzt und Pädagoge. München-Salzburg (Pustet).

253. *Moser, T., Künzel, E.* (1970): Gespräche mit Eingeschlossenen. Gruppenprotokolle aus einer Jugendstrafanstalt. ed. 375. Frankfurt (Suhrkamp).

254. *Müller, A.* (1981): Kombination psychotherapeutischer Methoden im Rahmen der Gruppentherapie mit Schulkindern. In: *Biermann, G.* (Hrsg.): Handbuch der Kinderpsychotherapie, Bd. IV, 369. München (Reinhardt).

255. *Müller, H.* (1971): Ergebnisse der Mitaufnahme von Müttern kranker Kinder in das Krankenhaus München-Harlaching. München (Medizinische Dissertation).

256. *Müller-Bek, H.* (1958): Das Berufsmilieu des Volksschullehrers. Psyche *12,* 50.

257. *Müller-Eckhard, H.* (1953): Das unverstandene Kind. Stuttgart (Klett).

258. *Müller-Küppers, M.* (1979): Jugendpsychiatrische Erfahrungen im Strafvollzug. In: *Remschmidt, H., Schüler-Springorum, H.* (Hrsg.): Jugend psychiatrie und Recht, Festschrift für Hermann Stutte. Köln-Berlin-Bonn-München (Heymanns).

259.*Nef, P.* (1973): Erfahrungen mit der täglichen Besuchszeit in einem schweizerischen Kinderspital. In: *Biermann, G.* (Hrsg.): Jahrbuch der Psychohygiene, 1. Bd., 28. München-Basel (Reinhardt).

260. *Neuhaus, N.* (1978): Aufgaben des außerschulischen Heilpädagogen in der Kinderklinik. In: *Biermann, G.* (Hrsg.): Mutter und Kind im Krankenhaus. München-Basel (Reinhardt).

261. *Nitschke, A.* (1965): Das Bild der Heimwehreaktion beim jungen Kind. Deutsche Medizinische Wochenschrift *80,* 190.

262. *Odent, M.* (1978): Die sanfte Geburt. Die Leboyer-Methode in der Praxis. München (Kösel).

263. *Oehme, J., Gutjahr, P., Hertl, M.* (1981): Krebs bei Kindern und Jugendlichen. Köln (Deutscher Ärzteverlag).

264. *O'Gorman, G.* (1976): Autismus in früher Kindheit. München-Basel (Reinhardt).

265. *Olbing, H., et al.* (1980): Die Kinder ausländischer Arbeitnehmer im stationären Patientengut einer pädiatrischen Schwerpunktklinik. In: *Hellbrügge, Th.* (Hrsg.): Die Kinder ausländischer Arbeitnehmer. München-Wien-Baltimore (Urban und Schwarzenberg).

266. *Olbrich, M.* (1980): Mobile Krankenpflege, Fortentwicklung und Tendenzen. Kinderarzt *11,* 746.

267. *Oppenheim, R.* (1961): An der Grenze des Lebens. Theresienstädter Tagebuch. Hamburg (Rütten und Loening).

268. *Pache, H. D.* (1974): Erprobung der Mitaufnahme von Müttern kranker Kinder im Krankenhaus. Monatsschrift Kinderheilkunde *122,* 546.

269. – (1976): Der Eltern-Kind-Pavillon. Kinderarzt *7,* 27.

270. – (1978): Die Erhaltung des Eltern-Kind-Kontaktes bei hospitalisierten Kindern. 10 Jahre Erfahrungsbericht eines Mutter-Kind-Krankenhauses. In: *Biermann, G.* (Hrsg.): Mutter und Kind im Krankenhaus. München-Basel (Reinhardt).

271. *Palitzsch, D.* (1974): Belegarztsystem. Kinderarzt *5,* 281.

271a. *Parker, M., Mauger, D.* (1979): Das krebskranke Kind. Hilfen für Eltern und Erzieher. Ravensburg (O. Maier).

272. *Pearson, G.* (1941): Effects of Operating Procedures on the emotional life of the child. Amer. J. Dis. Child *62,* 716.

273. *Peiper, A.* (1951): Chronik der Kinderheilkunde. Leipzig (Thieme).

274. *Pernhaupt, G., Czermak, H.* (1980): Die gesunde Ohrfeige macht krank. Über die alltägliche Gewalt im Umgang mit Kindern. Wien (Orac-Pietsch).

275. *Pfaundler, M. v.* (1917): Physiologie des Neugeborenen. In: *Döderlein, A.:* Handbuch der Geburtshilfe, Bd. I. Wiesbaden (Bergmann).

276. *Picht, G.* (1965): Die deutsche Bildungskatastrophe. DTV 349. München (Deutscher Taschenbuch-Verlag).

277. *Piding, M.* (1980): Externer Pflegedienst – ein Modell der Hauskrankenpflege bei Kindern. In: Das unfallgeschädigte Kind und seine Eltern. – Eltern werden Co-Therapeuten. Hamburg (Jugendwerk der Deutschen Shell).

278. *Piers, M.* (1976): Kindermord – ein historischer Rückblick. Psyche *30,* 418.

279. *Pigem, S. J.* (1949): La prueba de la ecpression desiderativa. Barcelona (Mediz. Dissertation).

280. *Pistor, K.* (1975): Heimdialyse von Kindern. Monatsschrift Kinderheilkunde *173,* 751.

281. –, *et al.* (1977): Die Betreuung des chronisch niereninsuffizienten Kindes. Therapiewoche *27,* 4546.

282. *Plank, E.* (1969): Heilpädagogik im Kinderkrankenhaus. In: *Biermann, G.* (Hrsg.): Handbuch der Kinderpsychotherapie, Bd. II, 989. ^{4}/1976. München-Basel (Reinhardt).

283. – (1973): Hilfen für Kinder im Krankenhaus. München-Basel (Reinhardt).

284. – (1979): Leben und Tod in den Augen des Kindes – Hilfen bei Kinder-Todesängsten. In: *Hellbrügge, Th.* (Hrsg.): Leben und Sterben in den Augen des Kindes. Lübeck (Hansisches Verlagskontor).

285. – (1981): Der Heilpädagoge in der Kinderklinik. »child life worker«. In: *Biermann, G.* (Hrsg.): Handbuch der Kinderpsychotherapie, Bd. IV, 505. München-Basel (Reinhardt).

286. *Portmann, A.* (1951). Biologische Fragmente zu einer Lehre vom Menschen. 2/1969. Basel (Schwabe).

287. *Preyer, W.* (1882): Die Seele des Kindes. Leipzig (Griebner).

288. *Pross, H.* (1978): Die Männer. Eine repräsentative Untersuchung über die Selbstbilder von Männern und ihre Bilder von der Frau. Reinbek b. Hamburg (Rowohlt).

289. *Raimbault, G.* (1980): Kinder sprechen vom Tod. Klinische Probleme der Trauer. ed. S. 993. Frankfurt (Suhrkamp).

290. *Rank, O.* (1924): Das Trauma der Geburt und seine Bedeutung für die Psychoanalyse. Wien (Internat. Psychoanalyt. Verlag).

291. *Rapoport, D.* (1979): Für eine sanfte Geburt. Resultate einer ersten Untersuchung. Kindheit *1,* 111.

292. *Renggli, F.* (1974): Angst und Geborgenheit. Soziokulturelle Folgen der Mutter-Kind-Beziehung im ersten Lebensjahr. Rororo 6958. Reinbek b. Hamburg (Rowohlt).

293. *Renner, M.* (1953): Der Wartegg-Zeichentest im Dienste der Erziehungsberatung. 5/1975. München-Basel (Reinhardt).

294. *Revers, J.* (1958): Der thematische Apperceptionstest (TAT). Bern-Stuttgart (Huber).

295. *Richter, H. E.* (1972): Patient Familie. Rororo 6772. Reinbek b. Hamburg (Rowohlt).

296. – (1976): Lernziel Solidarität. Rororo 7251. Reinbek b. Hamburg (Rowohlt).

297. –, *Strotzka, H., Willi, J.* (1958): Familie und seelische Gesundheit. Reinbek b. Hamburg (Rowohlt).

298. *Riehm, H.* (1979): Persönliche Mitteilung.

299. *Robertson, J.* (1958): Kinder im Krankenhaus. /1974. München-Basel (Reinhardt).

300. *Rodek, H.* (1976): Das Krankenhaus in der sozialen Umwelt. Kinderarzt *7,* 547.

301. – (1976): Kind-Eltern-Krankenhaus. Das Krankenhaus *7,* 231.

302. – (1979): Persönliche Mitteilung.

303. *Rolnikaite, M.* (1967): Mein Tagebuch. Berlin (Union).

304. *Rosa, K. B., Rosa-Wolff, L.* (1976): Psychosomatische Selbstregulationen. Grundlagen und Technik der Funktionellen Entspannung. Stuttgart (Hippokrates).

305. *Rubinowicz, D.* (1961): Tagebuch. Berlin (Volk und Welt).

306. *Rudder, B. de* (1955): Die Gesundheit unserer Schuljugend. Ärztliche Mitteilungen *52,* 891.

307. *Sailer, A.* (1967): Die Auswirkungen der täglichen Besuchszeit im Kinderspital. (Diplomarbeit). St. Gallen (Ostschweiz. Schule für Sozialarb.).

308. *Salk, L.* (1978): Wie helfe ich meinem Kind, wenn ich mich scheiden lasse. Bern-München (Scheerz).

309. *Schacht, L.* (1981): Winnicotts Schnörkelspiel im Erstkontakt in der Kindertherapie. In: *Biermann, G.* (Hrsg.): Handbuch der Kinderpsychotherapie, Bd. IV, 98. München (Reinhardt).

310. *Schelble, H.* (1909): Monatsschrift für Kinderheilkunde *8,* 611. (siehe bei Peiper).

311. *Schenk-Danzinger, L.* (1969): Entwicklungspsychologie. Wien (Österreich, Bundesverlag).

312. *Scheppe, K.J.* (1980): Kinder ausländischer Arbeitnehmer im Kinderkrankenhaus Lachnerstraße München –1977–. In: *Hellbrügge, Th.* (Hrsg.): Die Kinder ausländischer Arbeitnehmer. München-Wien-Baltimore (Urban und Schwarzenberg).

313. – (1981): Das Kinderkrankenhaus an der Lachnerstraße in München. Kinderarzt *12,* 578.

314. *Schmalohr, E.* (1980): Frühe Mutterentbehrung bei Mensch und Tier. TB 2092. München (Kindler).

315. *Schmidbauer, W.* (1977): Die hilflosen Helfer. Über die seelische Problematik der helfenden Berufe. Reinbek b. Hamburg (Rowohlt).

316. *Schmidt, H. E., Guthoff, W., Müntefering, H.* (1974): Säuglingssterblichkeit 1973. Prospektive Einzelfallstudie in Düsseldorf. München-Berlin-Wien (Urban und Schwarzenberg).

317. *Schönhals-Abrahamson, M.* (1981): Interaktionsprobleme bei der Eltern-Mitaufnahme im Kinderkrankenhaus. In: *Tympner, K. D.* (Hrsg.): 2. Harlachinger Symposion: Pflege des Eltern-Kind-Kontaktes im Kinderkrankenhaus. München (Nestle-Diät).

318. *Schottländer, F.* (1947): Mutter als Schicksal. ^{2}/1976. Stuttgart (Klett).

319. *Schraml, W.* (1970): Psychologie im Krankenhaus. Ein Leitfaden für Schwestern, Pfleger und verwandte Berufe. Bern-Stuttgart-Wien (Huber).

320. *Schultz, J. H.* (1932): Das Autogene Training. Konzentrative Selbstentspannung. ^{16}/1979. Stuttgart (Thieme).

321. *Schwarzmann, J.* (1944): Das Kinderspital als Stätte der Erziehung. Zeitschrift für Kinderpsychiatrie *1,* 129.

322. – (1948): Die seelische Heimatlosigkeit im Kindesalter und ihre Auswirkungen. ^{2}/1966. Schwarzenberg/Schweiz (GBS-Verlag).

323. – (1978): Volksschule – Lebensschule. Erfahrungen mit sozialen Widersprüchen. Zürich (Zytglogge).

324. *Schweitzer, A.* (1951): Persönliche Mitteilung.

325. *Simon, M., Strotzka, H.* (1968): Eine empirische Untersuchung über die psychologische Bedeutung eines Krankenhausaufenthaltes für Kinder. Pädiatrie und Pädologie *2,* 94.

326. *Singer, K.* (1973): Verhindert die Schule das Lernen? Psychoanalytische Erkenntnisse als Hilfe für Erziehung und Unterricht. München (Ehrenwirth).

327. *Slavson, S. R., Schiffer, M.* (1976): Gruppenpsychotherapie mit Kindern. Göttingen (Vandenhoeck und Ruprecht).

328. *Sonneck, G.* (1976): Krisenintervention bei Kindern und Jugendlichen. In: *Biermann, G.* (Hrsg.): Handbuch der Kinderpsychotherapie, Bd. III, 92. München-Basel (Reinhardt).

329. *Sperling, M.* (1969): Psychotherapeutische Aspekte des kindlichen Bronchialasthma. In: *Biermann, G.* (Hrsg.): Handbuch der Kinderpsychotherapie, Bd. II, 886. ^{4}/1976. München-Basel (Reinhardt).

330. – (1969): Psychotherapeutische Aspekte der Colitis ulcerosa bei Kindern. In: *Biermann, G.* (Hrsg.): Handbuch der Kinderpsychotherapie, Bd. II, 912. 4/1976. München-Basel (Reinhardt).
331. *Spitz, R. A.* (1950): Über psychosomatische Epidemien des Kindesalters und vorbeugende Psychiatrie. Psyche *4,* 17.
332. – (1965): Persönliche Mitteilung.
333. – (1968): Vom Säugling zum Kleinkind. Zur Naturgeschichte der Mutter-Kind-Beziehungen im ersten Lebensjahr. 5/1976. Stuttgart (Klett).
334. – (1969): Psychotherapie im frühsten Kindesalter. In: *Biermann, G.* (Hrsg.): Handbuch der Kinderpsychotherapie, Bd. I, 217. 4/1976. München-Basel (Reinhardt).
335. – (1976): Vom Dialog. Stuttgart (Klett).
336. *Staabs, G. v.* (1946): Der Scenotest. 3/1964. Bern-Stuttgart (Huber).
337. *Stanić, D.* (1979): Kinder im KZ Theresienstadt. Berlin (Elefanten Press).
338. *Steffen, H.* (1974): Psychische Reaktionen chronisch niereninsuffizienter Kinder auf intermittierende Hämodialyse und Nierentransplantation. Zeitschrift für Kinderheilkunde *116,* 115.
339. – (1976): Psychotherapeutische Hilfen bei körperverändernden Eingriffen. In: *Biermann, G.* (Hrsg.): Handbuch der Kinderpsychotherapie, Bd. III, 412. München-Basel (Reinhardt).
340. – (1979): Kinderheilkunde. In: Die Psychologie des 20. Jahrhunderts. Bd. IX: Ergebnisse für die Medizin: *Hahn, P.* (Hrsg.): Psychosomatik. Zürich (Kindler).
341. – (1981): Behinderte Kinder und Jugendliche und ihre Familien. In: *Biermann, G.* (Hrsg.): Handbuch der Kinderpsychotherapie, Bd. IV, 642. München (Reinhardt).
342. *Stern, E.* (1957): Kind, Krankheit und Tod. München-Basel (Reinhardt).
343. *Stern, W.* (1914): Psychologie der frühen Kindheit. Heidelberg (Quelle und Meyer).
344. *Stierlin, H.* (1976): Von der Psychoanalyse zur Familientherapie. Stuttgart (Klett-Cotta).
345. –, *Rücker-Embden, I., Wetzel, N., Wirsching, M.* (1976): Das erste Familiengespräch. Stuttgart (Klett).
346. *Stirnimann, F.* (1940): Die Psychologie des neugeborenen Kindes. /1976. München (Kindler).
347. *Stone, B., Steadman, R.:* Was macht die Maus im Krankenhaus? Düsseldorf (Hoch).
348. *Stork, J.* (1976): Das Vaterbild in der frühkindlichen Entwicklung. In: *Biermann, G.* (Hrsg.): Handbuch der Kinderpsychotherapie, Bd. III, 14. München-Basel (Reinhardt).
349. *Strümpell, L.* (1890): Die Kindheit als Krankheit. In: *Rutschky, K.* (Hrsg.): Schwarze Pädagogik. Quellen zur Naturgeschichte der bürgerlichen Erziehung. TB 3381. Frankfurt-Berlin-Wien (Ullstein).
350. *Thalmann, Chr.* (1974): Verhaltensstörungen bei Kindern im Grundschulalter. Stuttgart (Klett).

351. *Tinbergen, N.* (1966): Instinktlehre. Berlin-Hamburg (Parey).
352. *Todorow, S.* (1978): Hirntrauma und Erlebnis. Über die Verflechtung von organischen und reaktiven Störungen. Das Dornröschen-Schlafsyndrom nach Schädelhirntraumen bei Kindern. Bern-Stuttgart-Wien (Huber).
353. *Torberg, E.* (1958): Der Schüler Gerber. DTV 884, 1973. München (Deutscher Taschenbuch Verlag).
354. *Troschke, J. v.* (1973): Furcht und Angst bei Kindern im Zusammenhang mit einem Krankenhausaufenthalt. Ergebnisse einer empirischen Untersuchung an 40 schieloperierten Kindern. In: *Biermann, G.* (Hrsg.): Jahrbuch der Psychohygiene, Bd. 1, 61. München-Basel (Reinhardt).
355. – (1974): Das Kind als Patient im Krankenhaus. München-Basel (Reinhardt).
356. *Tympner, K. D.* (1976): Florian im Krankenhaus. München (Betriebs- und Krankenhausreferat der Stadt München).
357. – (Hrsg.) (1978): 1. Harlachinger Symposion: Pflege des Eltern-Kind-Kontaktes im Kinderkrankenhaus. München (Nestle-Diät).
358. – (Hrsg.) (1981): 2. Harlachinger Symposion: Pflege des Eltern-Kind-Kontaktes im Kinderkrankenhaus. München (Nestle-Diät).
359. *Uexküll, T. v.* (1958): Funktionelle Syndrome in der Praxis. Psyche *12,* 481.
360. *Ungricht, J.* (1955): Der Sohn-Tochter-Erzähltest. Schweiz. Zeitschrift für Psychologie *14,* 27.
361. *Vaughan, G. F.* (1957): Children in hospital. Lancet *272,* 117.
362. *Veeneklaas, G. M. H., Gobée, J. I. A., van der Kloot Meijburg, W. J.* (1975): Kind im Krankenhaus. Psychosoziale Betreuung am Krankenbett. Stuttgart (Thieme).
363. *Völker, P.* (1981): Familienprobleme bei Kindern und Jugendlichen mit Hämophilie. In: *Angermeyer, M., Döhner, O.* (Hrsg.): Chronisch kranke Kinder und Jugendliche in der Familie. Stuttgart (Enke).
364. *Wallis, H.* (1979): Kinder- und Jugendpsychiatrische Gutachten zur Frage seelischer Störungen eines Kindes durch seine Aufnahme im Krankenhaus. Hamburg (Hanse-Merkur-Versicherungsgruppe).
365. *Weber, A.* (1952): Psychiatrische Durchmusterung der Schulkinder eines kant.-bernischen Schulkreises. Monatsschrift für Neurologie und Psychiatrie *124,* 1.
366. –, *Blass, J.* (1978): Elisabeth wird gesund, oder mit Bauchweh fing es an. Freiburg (Herder).
367. *Weiler, M.* (1979): Zur Frage der Integration der Zigeuner in der Bundesrepublik Deutschland. Köln (Philosoph. Dissertation).
368. *Widmer-Perrenoud, M.* (1981): Psychotherapeutische Erstgespräche mit einem Kind und seinen Eltern – die unbewußte Sinngebung einer spastischen Behinderung. In: *Biermann, G.* (Hrsg.): Handbuch der Kinderpsychotherapie, Bd. IV, 654. München (Reinhardt).
369. *Wiesse, J.* (1978): Gegenübertragung in der analytischen Psychotherapie der Adoleszenz. Praxis Kinderpsychologie *27,* 277.
369a. *Wienhuer, J.* (1981): Schulunterricht im Krankenhaus als Kompen-

sations- und Rehabilitationsfaktor. Praxis Kinderpsychologie *30,* 91.

370. *Winnicott, D. W.* (1958): Primäre Mütterlichkeit. Psyche.

371. – (1958): Von der Kinderheilkunde zur Psychoanalyse. München (Kindler).

372. – (1958): Übergangsphänomene und Übergangsobjekte. In: Von der Kinderheilkunde zur Psychoanalyse. /1976. München (Kindler).

373. – (1969): Die volle Nutzung der ersten Behandlungsstunde (Das Schnörkelspiel). In: *Biermann, G.* (Hrsg.): Handbuch der Kinderpsychotherapie, Bd. I, 269. 4/1976. München-Basel (Reinhardt).

374. *Witte, A.* (1978): Das »Haus für kranke Kinder«, eine Klinik von Modellcharakter. In: *Biermann, G.* (Hrsg.): Mutter und Kind im Krankenhaus. München-Basel (Reinhardt).

375. *Wolff, G.* (1979): Sterbebeistand bei Kindern mit onkologischen Erkrankungen. In: *Hellbrügge, Th.* (Hrsg.): Leben und Sterben in den Augen des Kindes. Lübeck (Hanseatischer Verlag).

376. – (1981): Onkologisch erkrankte Kinder und ihre Familie. In: *Angermeyer, M., Döhner, O.* (Hrsg.): Chronisch kranke Kinder und Jugendliche in der Familie. Stuttgart (Enke).

377. *Wolff, R.* (Hrsg.) (1975): Gewalt gegen Kinder. Rororo 6934. Reinbek b. Hamburg (Rowohlt).

378. *Wolffheim, N.* (1958): Kinder aus Konzentrationslagern. In: Psychoanalyse und Kindergarten. 3/1970. München-Basel (Reinhardt).

379. *Zauner, J., Stieber, A.* (1976): Klinische Psychotherapie von Jugendlichen. In: *Biermann, G.* (Hrsg.): Handbuch der Kinderpsychotherapie, Bd. III, 73. München-Basel (Reinhardt).

380. *Zierl, W.* (1959): Therapeutisches Rollenspiel im Scenotest »Scenodrama«. Praxis Kinderpsychologie *8,* 113.

381. *Ziler, H.* (1970): Der Mann-Zeichentest. Münster (Aschendorff).

382. *Zimprich, H.* (1981): Ein familientherapeutisches Konzept bei der Behandlung kindlicher psychosomatischer Störungen. In: *Biermann, G.* (Hrsg.): Handbuch der Kinderpsychotherapie, Bd. IV, 470. München (Reinhardt).

383. *Zinn, H.* (1973): Familie. Wohnbereich – Städteplanung. Monatsschrift Kinderheilkunde *121,* 427.

384. *Zülch, T.* (Hrsg.) (1979): In Auschwitz vergast, bis heute verfolgt. Zur Situation der Roma (Zigeuner) in Deutschland und Europa. Rororo 4430. Reinbek b. Hamburg (Rowohlt).

385. *Zulliger, H.* (1952): Heilende Kräfte im kindlichen Spiel. TB 6006. /1980. Frankfurt (S. Fischer).

386. – (1958): Praxis mit einer kleinen Testbatterie. Praxis Kinderpsychologie *7,* 273.

387. – (1962): Der Tafeln-Z-Test. Bern-Stuttgart (Huber).

388. – (1969): Die deutungsfreie psychoanalytische Kinderpsychotherapie. In: *Biermann, G.* (Hrsg.): Handbuch der Kinderpsychotherapie, Bd. I, 129. 4/1976. München-Basel (Reinhardt).

389. – (1969): Die Spaziergangsbehandlung – eine Form des psychotherapeutischen Umganges mit gefährdeten Jugendlichen. In: *Biermann, G.* (Hrsg.): Handbuch der Kinderpsychotherapie, Bd. I, 428. München-Basel (Reinhardt).
390. *Zweymüller, E., Sator, F.* (1980): Kinder ausländischer Arbeitnehmer in Österreich. In: *Hellbrügge, Th.* (Hrsg.): Die Kinder ausländischer Arbeitnehmer. München-Wien-Baltimore (Urban und Schwarzenberg).
391. -- (1980): Das unfallgeschädigte Kind und seine Eltern. Eltern werden zu Co-Therapeuten. Hamburg (Jugendwerk der Deutschen Shell).
392. -- (1979): Kinder im Krankenhaus. Ein kleiner Ratgeber für Eltern, deren Kinder krank sind und vielleicht ins Krankenhaus müssen. Bundeszentrale für gesundheitliche Aufklärung, Köln. Aktionskomitee Kind im Krankenhaus. Oberursel.

Nachtrag zum Literaturverzeichnis

393. *Aly, M., Aly, G., Tumler, M.* (1981): Kopfkorrektur oder der Zwang, gesund zu sein. Ein behindertes Kind zwischen Therapie und Alltag. Berlin (Rotbuch).
394. *Bloch, E.* (1959): Das Princip Hoffnung, 3 Bde. ST. W. 3 1980. Frankfurt (Suhrkamp).
395. *Helfer, R. E., Kempe, C. H.* (1978): Das geschlagene Kind. ST. W. 247. Frankfurt (Suhrkamp).
396. *Koppitz, E. M.* (1978): Die Menschendarstellung in Kinderzeichnungen und ihre psychologische Auswertung. Stuttgart (Hippokrates).
397. *Peltz, H. D.* (1969): Aufbau und Tätigkeit der psychosomatischen Abteilung einer Kinderklinik. In: *Biermann, G.* (Hrsg.): Handbuch der Kinderpsychotherapie, Bd. II, 998, 4/1976. München-Basel (Reinhardt).
398. *Schust, K., Helwig, H.* (1982): Krankenhausschulen in der Bundesrepublik Deutschland. Kinderarzt *13* 58.

Informationsschrift für Eltern bei der Krankenhausaufnahme ihres Kindes*)

Liebe Mutter,

Ihr Kind ist erkrankt und Ihr Arzt hat Ihnen geraten, es in eine Kinderklinik zu bringen, damit es schneller gesund wird. Sie sind etwas erschrocken bei dem Gedanken, sich vielleicht ein erstes Mal von Ihrem Kinde trennen zu müssen für eine noch ungewisse Zeit. Sie machen sich Sorgen, wie das Kind auf die fremden Eindrücke im Krankenhaus reagieren wird.

Kinderpsychologen wissen, wie sehr ein kleines Kind noch von seiner Mutter abhängig ist und daß es sich in einer ihm unbekannten Umgebung und unter fremden Menschen ängstigt.

Seien Sie versichert, daß die Ärzte und Schwestern alles unternehmen werden, damit sich Ihr Kind im Krankenhaus schnell einlebt und auch wohlfühlt. Es wird bald sehen, daß es dort neue Freunde gewinnt. Ärzte und Schwestern werden sich nicht nur um sein körperliches Wohlergehen bemühen, sondern ihm auch bei all seinen großen und kleinen seelischen Kümmernissen helfen.

Damit Ihr Kind aber möglichst bald wieder gesund wird, brauchen wir Ihre Unterstützung. Bereiten Sie das Kind auf die Kinderklinik so vor, daß es keine Angst zu haben braucht.

Das Büchlein, welches wir Ihnen hiermit geben, soll Ihnen dabei helfen. Lassen Sie Ihr Kind die Bilder mit fröhlichen Farben anmalen und erzählen Sie ihm die Geschichte von der kleinen Gabi, wenn es noch nicht lesen kann.

Sollten Sie den Krankenhausaufenthalt rechtzeitig planen können, dann machen Sie bitte vorher mit Ihrem Kinde einen Besuch bei der Schwester der Kinderstation; es ist ihm dann später alles vertrauter, und auch Sie selber werden beruhigter sein.

Sagen Sie Ihrem Kind:

- Wir, deine Eltern, behalten dich weiter lieb.
- Wir werden dich so oft besuchen, wie wir können.
- Du wirst bald wieder gesund werden.
- Es wird dir nachher sicher besser gehen.

Natürlich ist es nicht möglich, einem kleinen Kinde klar zu machen,

---

*) Aus Gerd und Renate Biermann: Gabi geht ins Krankenhaus. Reinhardt Verlag München

was alles im Krankenhaus es erwartet. Es ist daher wichtig, daß Sie Vertrauen haben und nicht Ihre eigenen Ängste auf das Kind übertragen.

Nach kinderpsychologischen Erfahrungen ist die Anwesenheit der Mutter der beste Schutz vor Ängsten, die das Kind leicht im Krankenhaus entwickelt.

Soweit es die Organisation unseres Krankenhauses zuläßt, wollen wir Ihnen daher häufige Besuche Ihres Kindes ermöglichen. Sie werden aber auch Verständnis dafür haben, daß die verantwortungsvolle Arbeit, die ganz dem Wohle und der schnellen Gesundung Ihres Kindes dient, Ärzte und Schwestern sehr beansprucht. So müssen die Besuchszeiten auf die Nachmittage beschränkt bleiben.

Es gibt schon viele Kinderkliniken, welche die Mitaufnahme der Mutter eines erkrankten Kindes ermöglichen. Bei Kleinkindern kann die Trennung von der Mutter Ängste auslösen, die ihnen die Eingewöhnung im Krankenhaus und damit auch die ärztliche Behandlung erschweren.

Besprechen Sie vorher mit ihrem Hausarzt, ob er in Kenntnis des Kindes Ihre Mitaufnahme empfiehlt und an welchem Krankenhaus in Ihrer Nähe sich dies realisieren läßt.

Auch dann bitten wir Sie herzlich, sich den Anordnungen der Ärzte und Schwestern anzupassen, damit die notwendige Versorgung der Kinder auf der Station reibungslos geschieht. Sicher werden Sie die Schwestern auch entlasten, indem Sie ihnen die Betreuung und das Füttern Ihres Kindes abnehmen.

Bringen Sie aber bitte nicht ohne Einverständnis von Ärzten und Schwestern Süßigkeiten mit, da viele Kinder wegen ihrer Krankheit eine besondere Diät brauchen und der Heilungsprozeß sonst evtl. verzögert wird. Sie bereiten Ihrem Kinde eine viel größere Freude, wenn Sie während der Besuchszeit mit ihm spielen oder ihm vorlesen.

Und haben Sie bitte, liebe Mutter, den Mut, sich am Ende der Besuchszeit von Ihrem Kinde zu verabschieden, auch wenn es einmal Tränen geben sollte. Sie können es ja trösten, daß Sie ganz bestimmt wiederkommen. Kinder sind oft tief enttäuscht, wenn ihre Mutter nach dem Besuch heimlich verschwindet. Sie können ein Mißtrauen entwickeln, welches noch lange anhält.

Besuchen Sie Ihr krankes Kind, so oft es sich einrichten läßt, und seien Sie in den Stunden der Besuchszeit im Krankenhaus ganz bei ihm.

Darum möchten wir Sie herzlich bitten.

Namensregister

Sachregister